中医临证读书笔记

王斌 著

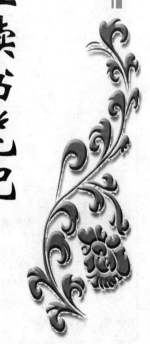

人民卫生出版社
·北京·

图书在版编目（CIP）数据

中医临证读书笔记／王斌著. — 北京：人民卫生
出版社，2020.8（2022.1重印）

ISBN 978-7-117-30354-5

Ⅰ．①中… Ⅱ．①王… Ⅲ．①中医临床–经验–中国
–现代　Ⅳ．①R249.7

中国版本图书馆 CIP 数据核字（2020）第 153198 号

人卫智网	**www.ipmph.com**	医学教育、学术、考试、健康， 购书智慧智能综合服务平台
人卫官网	**www.pmph.com**	人卫官方资讯发布平台

中医临证读书笔记

Zhongyi Linzheng Dushu Biji

著　　者：王　斌

出版发行：人民卫生出版社（中继线 010-59780011）

地　　址：北京市朝阳区潘家园南里 19 号

邮　　编：100021

E - mail：pmph @ pmph.com

购书热线：010-59787592　010-59787584　010-65264830

印　　刷：保定市中画美凯印刷有限公司

经　　销：新华书店

开　　本：710×1000　1/16　印张：14

字　　数：222 千字

版　　次：2020 年 8 月第 1 版

印　　次：2022 年 1 月第 2 次印刷

标准书号：ISBN 978-7-117-30354-5

定　　价：46.00 元

读书、临证和思考

（代序）

2000年夏天，我报考了浙江中医药大学（时名浙江中医学院）。当时恰逢教学改革，学校设立了重点班，我有幸入选。教学采用小班授课，临床课上午授课、下午跟诊，这种学院教育和师承教育结合的教学模式，为我打下了良好的中医基础。

大学毕业，我开始边临证，边研读医案典籍。仲景方证理论迅速吸引了我。对于一个中医初学者而言，这无疑是一个较为便捷的学医途径。那段时间，我阅读了大量的方证类书籍，并对日本汉方医学有了一定了解，也在一定程度上赢得了患者的肯定。

但时日稍久，却觉后续乏力，有些自认为明显方证相合的患者，用之却如水投石，枉然无效。印象最深的是一位大一的学生，手术切除腋下腺后，常觉身胀不适，口中黏腻不化。我处以黄芪防己汤，自觉方证颇应，但用药前后一月有余，竟无寸效。思考原因，应是自己仅仅看到了方证露出水平面的冰山一角。于是，我开始追问方证背后的意义，精读各类经方医籍。

进入了经方六经辨证的世界后，以真武汤治垂危的外祖母，以桂枝汤治小儿顽咳，苓甘五味姜辛夏仁汤治久咳不愈的肺炎，五苓散治顽固手掌湿疹，胶艾汤治经漏年余不净，柴胡加龙骨牡蛎汤合五苓散治顽癣，在当地小获声名。

随着医名略起，门诊各类内科杂症日渐增多，许多患者主诉纷繁复杂，辨证颇为不易，感觉又一次遇到瓶颈。此时重读黄元御《四圣心源》一书，将一气周流的理念结合自己的脉诊实践，执简驭繁，临证用药，往往能抓住关键病机。这个阶段开始，我更加重视舌诊和脉诊的运用。譬如曾遇乳腺恶性淋巴瘤患者和乳腺恶性肿瘤患者，诊脉均在右手关脉探及硬浊之脉，思及乳房属胃，从阳明痰瘀入手，取得不错疗效。顽固性失眠患者，以柴胡类方、酸枣仁汤乏效，诊脉觉左寸凝关伏，以三棱破血开气后，左关由伏弦成弦虚大之状，寸凝渐解，睡眠改善。顽固性偏头痛患者，月经迟发，大便干结，诊脉却得右寸虚大，因其为教师，辨为久言伤肺，肺气不能顺降，治用款冬花、紫菀之类润降肺气药物，药后头痛止、月经至、大便通。

有了丰富的临床实践后，再读《濒湖脉学》《临证指南医案》等书籍，对于脉象的体会，更加鲜活。当年读来艰涩的医案，也觉得十分亲切。言简案短的案例，常常根据自己的诊疗经验，补充舌脉病机，这种读书方式成为我训练自己临床思维的又一种途径。

从医以来，如果说临床水平有所进益，除了学校和老师的教育之外，最该感谢的就是这些年所读的中医书籍。在我看来，读中医书籍并验于临床，是提高诊疗水平最为便捷的途径。近几年来，积累读书笔记，收集验案经验，有了这本小册子。内容大致分为四部分：

一是我研习《濒湖脉学》过程中，结合自身临证体会的读书笔记。脉诊的实践性很强，心中了了，指下难明，这些体会，我把自身的感受以文字形式加以表达，更多的是主观感受和个人心得，可作一家之言。

二是《临证指南医案》读书笔记。这些笔记，或是简释病机，或是由医案而引发某些感叹，或是结合自身经验对叶氏未予表述的内容加以推测。明师难得，这样的方式读叶氏医案，对我而言，是一种提高辨证技巧的重要途径。

三是中医经典临证启悟。记录的是我临证时，遇疑难杂病，受经典古籍启发，遣方用药获效的案例。这一部分可以看作是我读医学经典的一点体会。

四是临证用药验证录。记录的是我读各类本草书籍、名医用药经验后，验于临床而得出的体会。由于地域差异，个人经历不同，许多用药经验都需要有内化的过程。平日为了研习药性，我常以单味药物煎煮服用，感受药性并自测脉象。这一部分可以看作是我的本草读书笔记。

成书过程中，我大学时期的班主任徐晓东老师给予了诸多鼓励。浙江省首批国医名师、浙江中医药大学原副校长连建伟老师为这本小册子题写了书名。在此一并深表谢意。

这本读书笔记，主要是记录我读书、临证、思考的一些体会。虽用心尽力，但限于学识和经验，书中不当之处在所难免，敬请各位读者批评指正。

王　斌

2020 年 7 月 20 日

目 录

目　录

《濒湖脉学》读书笔记

浮 脉

浮脉,举之有余,按之不足(《脉经》)。如微风吹鸟背上毛,厌厌聂聂(轻泛貌),如循榆荚(《素问》)。如水漂木(崔氏),如捻葱叶(黎氏)。(浮脉法天,有轻清在上之象,在卦为乾,在时为秋,在人为肺,又谓之毛。太过则中坚旁虚,如循鸡羽,病在外也。不及则气来毛微,病在中也。《脉诀》言,寻之如太过,乃浮兼洪紧之象,非浮脉也。)

笔记:初临证时,对于"微风吹鸟背上毛""如循鸡羽",久不得其要。最近几年,在肺肿瘤切除术后患者身上,体会到右寸虚浮,独异于关尺,如微风吹鸟背之状。这时深有感触:熟读王叔和,不如临证多。肺肿瘤术后患者右寸虚浮有别于外感脉证,外感虽也有独见寸口的浮脉,但脉体的寸浮到关部的不浮是连续的逐步过渡,有如滑梯状,但部分肺肿瘤患者术后右寸微浮,往往仅仅局限在右寸,其脉浮与关部往往是没有过渡的,严重的甚至浮薄如纸,如鸡羽轻飘。笔者理解应是术后肺气受损,正气亏虚所致。这类患者,右寸虚浮,非关外感者,结合舌象,如舌胖大伴齿痕,可用生黄芪调补肺气。但肿瘤患者的舌象,据笔者所见,由于浊瘀内堵,其舌质颜色往往是不均匀呈现,笔者以"浊"字形容此类舌质。并且这类患者的舌苔一般是薄腻或是厚腻,可视为湿浊聚而化热的舌象。此时用黄芪往往会加重郁火。这种情况,笔者会改用大剂党参平补气血,如伴腻苔,加用金荞麦化浊祛滞,如舌苔腻而质偏干,有湿热化燥倾向的,加用芦根,润燥化湿,可较快减轻腻苔。

浮脉用"如水漂木"四字形容较为形象,但木浮于水,越用力按,则觉抵抗力越重,与《诊宗三昧》所言"按之稍减而不空"显然有别,笔者体会,以"按之稍减而不空"形容指下感觉,比较符合实际情况,至于如捻葱叶,则易与芤脉相混,似乎也不可取。

如前所述,正气不足,也可显现浮脉,除右寸外,笔者临床体会,左寸脉轻按虚浮,稍用力按则指下无抵抗感,多为心气不足,患者常有喜悲易哭,可视为甘麦大枣汤证。轻按虚浮,稍用力按指下脉势有力,似有气充其中,往往是心气虚亢,可见入睡困难,可用龙骨、牡蛎镇逆安神。左关脉虚浮,多为肝血不足,患者常见睡眠浅显,虽易入睡,但容易早醒,为肝不藏魂的脉证,可用酸枣仁、桑椹养血安神。左尺脉浮,多系肾精阴血亏耗,在诊脉前一段时间内,经常熬夜、耗神写稿的人群中可见。而右尺脉浮(非芤脉),多见平素肾气不足,并于前一日房事之后的男性。相比右尺芤脉,笔者认为右尺浮脉程度较轻,可视为精气外泄后的生理现象,女子右尺脉呈现浮滑,往往是月经来潮或是白带增多,长期右尺滑者,则可见精不正化,带下漏精的证候。尺脉突然虚浮,还可见于遭受重大心理打击时的反应,笔者曾见过中年人遇生活创伤一夜白头,也曾见过中年人遇心理打击尺脉暴浮的情况,精神因素对身体的影响,绝对不容小觑。

体状诗:浮脉惟从肉上行,如循榆荚似毛轻。三秋得令知无恙,久病逢之却可惊。

笔记:"三秋得令知无恙,久病逢之却可惊",久病耗伤正气,虚极正气不能敛藏,浮脱于外,是为危证。外感浮脉和正虚浮脉在产生机制上有所不同,外感脉浮是正气外出抗邪所致,而正虚脉浮是正气亏虚,脉气不能敛藏所致。因此,临证见正虚所致的脉象,较之虚脉、弱脉,应当是更加严重的情景,因为虚脉也好,弱脉也好,尚没有到阴阳离决、血不敛气的地步。而气血虚弱到一定程度,阴血不能敛藏,则气与阴不能相融为一体,气离血而欲脱,形成浮脉,故而说久病逢之却可惊。从笔者经验来看,在肿瘤术后患者中,常可独见某部脉浮,如肺肿瘤术后患者右寸脉虚浮,胃肿瘤切除术后右关虚大兼浮。笔者认为,术后遇此脉,虽是正气耗伤之象,但未见浊瘀证象,且仅一脏亏虚,倒未必是不治之症。此时宜先培补元气,待脉复平和,如显现出浊瘀舌脉,再行攻伐之药。如果贸然攻伐,患者往往会体力不支。笔者曾遇乙肝伴乳腺肿瘤三阴证患者,术后服扶正攻癌中药,药后脚酸不能忍,神疲体弱几乎不可支撑。观其方药,于扶正益气药中加入大队清热抗癌药物,予改用益气养血药后,精神明显恢复,再逐步加入攻癌药物,直至患者耐受。

相类诗:浮如木在水中浮,浮大中空乃是芤。拍拍而浮是洪脉,来时虽盛去悠悠。浮脉轻平似捻葱。虚来迟大豁然空。浮而柔细方为濡,散似杨花无定踪。

（浮而有力为洪,浮而迟大为虚,虚甚为散,浮而无力为芤,浮而柔细为濡。）

笔记:笔者体会,浮脉与芤脉,最大的区别在于,芤脉有较为明显的边界感,这个边界感,是指脉管的横向边界,也可见于寸、关、尺三部之间的纵向边界,比如尺脉常见芤象,与关脉之间就会有一定的边界感,可以分出关、尺的区别。而浮脉则不同,除特殊情况,如肿瘤术后可呈现某部虚浮之外,一般浮脉较为连续,比如外感风热,见左寸脉浮,其浮象从寸部到关部往往是呈顺势递减,如滑梯状,而不是突然断裂,且邪热越重,浮象越显,甚至可由寸部波及关部。

分清浮脉和芤脉的意义十分重要,浮脉排除虚浮脉,一般多系外感,需用表散药物疏风祛邪,芤脉则要养正固涩,芤脉误用表散之药,容易进一步损伤正气而出现危象,临床常见用麻黄后心悸心慌的患者。从中医的角度来看,就是表散药物伤及了正气。现在临床所见,素体久虚的人越来越多,常可见芤脉,此类患者遇外感时,即使见到浮脉,需要用表散药物,也需同时顾护正气。笔者经常在一些正气不足的患者需要解表时,加用龙牡来固涩正气。在虚人外感遇浮芤脉象时,常在银花、荆芥、蝉蜕等药之外,加用生龙骨、生牡蛎收敛防脱,桑寄生、黑豆衣养血滋营以供汗源,颇有疗效。这一用法借鉴了张锡纯从龙汤的经验,他曾称赞龙骨敛正气而不敛邪气。同时,笔者认为因正气不足而引起的虚浮脉象,如果久虚不能得到正气滋养,进一步可以发展成为芤脉。

主病诗:浮脉为阳表病居,迟风数热紧寒拘。浮而有力多风热,无力而浮是血虚。寸浮头痛眩生风,或有风痰聚在胸。关上土衰兼木旺,尺中溲便不流通。

（浮脉主表,有力表实,无力表虚,浮迟中风,浮数风热,浮紧风寒,浮缓风湿,浮虚伤暑,浮芤失血,浮洪虚热,浮散劳极。）

笔记:迟风、数热、紧寒拘三种情况,在体质较为平和的患者身上是十分典型的,浮而迟或者浮而缓者,是桂枝汤证,一至二剂,便可邪去正安,如伴有咳嗽者,则加厚朴、杏仁。浮而数者,多为风热,银翘散可用。脉紧而拘,既可出现在右寸,也可两脉皆紧,两脉皆紧则风寒闭塞更为严重。拘紧脉的形成机制,一者是外寒郁闭,二者是正气奋力抵抗。笔者所处江南,一来体虚之人颇多,二来气候相对较暖,整体脉都见寒拘之象并不多见,曾在2012年冬天,集中见到了一批整体脉紧寒拘的患者,用麻黄类方效果明显。其中一位少年,咳嗽伴有少腹胀痛,用小青龙汤后咳喘、腹痛皆愈,贴切地应和了仲景"伤寒表不解,心下有水气,干呕发热而咳,或渴,或利,或噎,或小便不利,少腹满,或喘者,小青龙汤主之"的用法。

关于浮脉,在了解基础脉象的情况下,体会外感浮脉则更有实践意义,因为每个人的基础脉象不同,比如素体脉沉者,有外感症时,稍觉脉浮甚至是正常脉象时,就要考虑是否为浮脉,当用表散药物。但还有一种情况,虽感受外邪,但正气不足以抵抗外邪,则脉不显浮象。读古医书,先贤常先用扶正药物,使正气充足,再一汗而愈。笔者经验,可用小建中汤去饴糖调补,既有养营补血的作用,又能在血足精充时驱邪外出。

有时外邪明显,正气奋力抵抗时,基础脉象会出现完全改变的情况。笔者无事常自诊其脉,一次外感,基础脉象全无,仅见浮缓脉象,顾及原本阴血不足,以荆芥、防风等药物疏散表邪,效果不显,改用桂枝汤一剂而瘥。另一次外感,左关弦紧,周身酸痛,动则胸廓肌肉酸痛,以柴胡桂枝汤一剂症减,服至三剂却作鼻衄。再察左关脉,已非弦紧脉象。此处柴胡桂枝汤是用于解除外邪,但从基础体质来说,仍有阴血不足的基础,因此表证一除,则需中病即止,否则进一步使用柴胡桂枝就会由驱邪外出转而成为劫阴、动血,从而出现鼻衄、齿衄现象。

沉 脉

沉脉,重手按至筋骨乃得(《脉经》)。如绵裹砂,内刚外柔(杨氏)。如石投水,必极其底。(沉脉法地,有渊泉在下之象,在卦为坎,在时为冬,在人为肾。又谓之石,亦曰营。太过则如弹石,按之益坚,病在外也。不及则气来虚微,去如数者,病在中也。《脉诀》言缓度三关,状如烂绵者,非也。沉有缓数及各部之沉,烂绵乃弱脉,非沉也。)

笔记:以如石投水描述,会有一种轻按虚无、重按牢固之意,似乎并不妥帖。如绵裹砂,也有外松内坚的意味,似也不妥。或许是笔者临床所见有限,大部分的沉脉,轻按时未能感知,重按始得,似乎是脉管贴合在了腕管底部,有鱼沉潜底之象,至于在摸到脉之前,是否如水或是如绵,倒并不是关键。一般而言,正常人肾脉应沉,但沉而重按从容有力,但据笔者观察,肾脉沉而从容有力者,少之又少。很多人要么尺脉虚弱,更多的是尺脉虚浮,仲景言称"骨弱肌肤盛",这些人是典型的骨弱,至于肌肤盛不盛,形体虚胖者可称,更多的瘦弱之人,则是精气阴血不足。

体状诗:水行润下脉来沉,筋骨之间软滑匀。女子寸兮男子尺,四时如此号为平。

笔记:女子寸沉,男子尺沉,为常人脉象。从气血角度分析,女子主血,气收血敛,寸脉则沉。男子主气,气主冲上,则寸浮尺沉。但近年临床所见,女子中,教师、白领、公务员等,许多人存在左寸虚浮,甚则兼夹浊脉;从事脑力劳动的男子,尺脉也多见虚浮。这与现代人生活节奏快、压力大、耗散多有很大关系。

心思曲运,心浮则气躁,气血升而郁结于上,现代女子左寸亦多见浮象,往往这类人有失眠、心烦、易怒的症状。而男子尺脉之浮,多见于用脑耗神。曾遇一患者,三十出头,公务员,从事政策研究、文稿写作工作,以头晕不适来诊,诊得左脉虚弱,右尺脉浮芤,笑问是否房事过度,答曰常年以月计次,昨日偶动,今日便作头晕脚酸之状。其与同事私下交流,其他同事也有类似问题,笔者认为此类虚象,应是用脑耗神所致。常言房中伤肾,其实耗脑费神一样消耗肾精,甚至有过之而无不及。笔者四十岁之前,读叶天士医案,觉心动阳升,下汲肾水之语,有夸张之嫌,是为警示世人。但人到中年,伏案写稿,用心用意,一两小时之后起身,常觉腰中空虚,始信心火汲肾水并非虚妄之言。

相类诗:沉帮筋骨自调匀,伏则推筋着骨寻。沉细如绵真弱脉,弦长实大是牢形。(沉行筋间,伏行骨上,牢大有力,弱细无力)

笔记:伏脉脉位沉潜更甚于沉脉,笔者体会伏脉的脉力会更强于沉脉。弦长实大的牢脉,一般认为主阴寒积聚,此类积聚,多由寒瘀久凝而成,火神派以附子、吴茱萸等攻破通行,应该适用于这一类肿瘤。但笔者所在地区,观察到的肿瘤多见浊凝脉象,系由气滞、痰凝、血瘀而成,从这一角度来说,理气、化痰、破瘀才为正治。弱脉是气血无力鼓动,因而脉管偏于腕管底部一隅,但从沉潜的深度来说,要浅于沉脉,更多的指下体会是无力感,由于气血无力鼓动脉势而显出脉位稍沉的指感。

主病诗:沉潜水蓄阴经病,数热迟寒滑有痰。无力而沉虚与气,沉而有力积并寒。

　　寸沉痰郁水停胸，关主中寒痛不通。尺部浊遗并泄痢，肾虚腰及下元痈。

　　笔记：右寸沉所见痰郁水停，多是寒痰凝滞所致。曾见一六旬老妇，顽咳少痰一年余，初以养阴清肺乏效，二诊时依据右寸沉弦脉象，断为邪郁于肺，前方药中加入细辛 2g，药后症状大减。可见此沉弦之象，应是邪气郁闭，肺气被敛所致。而左关脉沉，急性病笔者所见不多，可能是急诊重症一般少来中医门诊的缘故，但慢性病见左关独沉者，临床十分多见，尤其是左关独沉时，往往还会兼有左寸浮浊，或是左寸兼尺部皆有浊脉，脉形似扁担挑物状。笔者体会，此类脉象往往是气血久郁兼有痰浊导致，患者常有多年情绪郁结，久而久之从肝气郁结发展成肝血瘀滞。此类脉证，适合使用三棱、莪术破血通脉，张锡纯《医学衷中参西录》提到："两药皆微温，化血之力三棱优于莪术，理气之力莪术优于三棱。"三棱偏于破血，莪术偏于破气，左关沉弦，笔者习用三棱破血中之气，右关沉弦用莪术破气中之血。用药后，患者往往会矢气频频，且矢气多攻冲有力，左关多能由沉弦变成弦浊而大，此时如果脉变药不变，则患者会觉得药后体虚乏力，宜根据脉象减破血行气之药，以生瓦楞子、牡蛎、鳖甲、僵蚕等药物化痰软坚，等脉象转成虚大时，则为痰瘀渐去而营血未复，宜加用养血滋肾药物。

　　（沉脉主里，有力里实，无力里虚。沉则为气，又主水蓄，沉迟痼冷，沉数内热，沉滑痰食，沉涩气郁，沉弱寒热，沉缓寒湿，沉紧冷痛，沉牢冷积。）

　　笔记：沉脉主里，当无疑义。但据笔者所见，沉弦脉，多属气血郁滞，见于左寸，可有头痛头晕之象，宜活血养血。见于右寸，多为气郁较深，可用麻黄、细辛散邪。见于关部，多是气凝血滞，可以桂枝通润厥阴。有久瘀舌脉时，可用三棱、莪术行气破血。沉涩之脉，多见津伤血耗，血凝成涩。曾遇一例顽固性失眠老妇，脉沉涩近乎不可触及，舌红赤而裂，面潮红，肌肉干瘪，以大剂养阴填精药物后，夜寐好转，脉象渐渐显露，此时再诊其脉，见左寸脉浊而郁数，行甲状腺超声及功能检查，诊断为甲状腺功能亢进症（简称甲亢），此例沉涩脉象显然是因火灼津凝，津枯血涸所致，待营血津液渐复，左寸郁浊脉象才显现出来。这也提示我们，即使是明确的火灼津凝的证候，也应根据脉象，先滋养营血肾精，待脉势起而藏奸之处显露，再以药物化痰清散，则更为合理。

迟 脉

迟脉,一息三至,去来极慢(《脉经》)。

(迟为阳不胜阴,故脉来不及。《脉诀》言,重手乃得,是有沉无浮。一息三至,甚为易见。而曰隐隐、曰状且难,是涩脉矣,其谬可知。)

笔记:脉为气鼓血动而成,气盛阳旺则数,气虚阳损则迟。迟脉无关脉位沉浅,仅言脉中营血前行动势。笔者所称脉势,不仅指脉率,因为有些脉虽然脉率正常,但营血通过脉管时,似乎前行动力不足,从某种程度上来说,也可以称之为迟脉,可以考虑使用补气、温阳、行血的药物。而涩脉则是营血通过脉管时,似乎脉管中有"铁锈"附于管壁,血行脉中有不流利之感,既可因气滞血瘀而成,也可由血虚日久凝涩导致。

体状诗:迟来一息至唯三,阳不胜阴气血寒。但把浮沉分表里,消阴须益火之原。

笔记:迟脉多属气虚甚或是阳虚证,笔者所见,老年气血不足、中年心气受损最为多见。偶尔也有气郁导致的迟脉,缘由气郁不能推动营血前行,此类迟脉往往局限于寸、关、尺的某一部,疏理气机后多能复常。浮而迟者,外感风邪,常为桂枝汤证。沉而迟者,则属里寒,可用附子、吴茱萸等温药行而通之。

相类诗:脉来三至号为迟,小快于迟作缓持。迟细而难知是涩,浮而迟大以虚推。(三至为迟,有力为缓,无力为涩,有止为结,迟甚为败,浮大而软为虚。黎氏曰:迟小而实,缓大而慢;迟为阴盛阳衰,缓为卫盛营弱,宜别之。)

笔记:脉率略快于迟者,称为缓,缓脉常兼有柔软无力之感,迟细而难的涩脉,往往由血虚日久导致血流涩滞,临床还可见脉形并不细小,但有涩象,甚至浊、涩同见,看似矛盾,其实浊为痰,涩为瘀,是痰瘀互结的脉象。浮而迟大为虚脉,常人如果平素脾胃偏弱,正常饮食后,右关可呈现虚大脉。

主病诗:迟司脏病或多痰,沉痼癥痕仔细看。有力而迟为冷痛,迟而无力定虚寒。寸迟必是上焦寒,关主中寒痛不堪。尺是肾虚腰脚重,溲便不禁疝牵丸。(迟脉主脏,有力冷痛,无力虚寒。浮迟表寒,沉迟里寒。)

笔记:一般而言,迟脉是阳虚脏病,代谢气化功能降低,气血运化能力衰弱导致痰浊壅滞。这里所讲的痰，除了右关脾胃脉所见之外，更是全身水液代谢不能顺畅而致的病理产物，即广义之痰，所谓怪病多从痰治。一般认为，脉率由心脏搏动而产生，三关至数应当一致，但脉书常分部论之，见古人医案，也有某部脉迟的说法。笔者认为迟数二字，不仅仅是至数，更是指下感觉，即前文所言"脉势"。一般而言，常人脉顺以畅，三关之间，即使有寸大尺小的变化，也是流线型改变，且区别不大，但当出现病理脉象时，三关脉会有明显的区别感，比如，整体脉象迟而缓，但右关滑浊，如物堵脉，此时在病案描述时，就会出现右寸迟关滑浊之语，由此指导用药时，也会有分部的不同。

数　脉

数脉，一息六至（《脉经》）。脉流薄疾（《素问》）。（数为阴不胜阳，故脉来太过。浮、沉、迟、数，脉之纲领。《素问》《脉经》皆为正脉。《脉诀》立七表、八里，而遗数脉，止歌于心脏，其妄甚矣。）

笔记："脉流薄疾"四字形象贴切，在急性发热性疾病时，可见数脉。此时指下感觉营血争相通过脉管，有唯恐不及之感。笔者小儿曾因病毒感染，高烧不退，当时把脉，就有脉流薄疾的感觉，以凉血透表药物治疗后，脉静身凉热退。小儿外感脉数，脉流薄疾，由热入营血导致；前文提及的甲亢老妇脉象，先是沉涩，津复血充后，左寸显示郁数脉象，则是阴虚火旺所致。

体状诗：数脉息间常六至，阴微阳盛必狂烦。浮沉表里分虚实，惟有儿童作吉看。

相类诗：数比平人多一至，紧来如数似弹绳。数而时止名为促，数见关中动脉形。（数而弦急为紧，流利为滑，数而有止为促，数甚为疾，数见关中为动。）

笔记：紧数脉如弹绳，往往是寒邪从外而郁，内热由里而发，此时的里热，与麻杏石甘汤的外紧内郁不同之处在于：麻杏石甘汤的郁热在于热气郁闭，轻取脉紧，再按则觉指下脉管中有充气急迫的感觉。而紧数脉，如果见轻取脉紧，再按指下并非充气感，而是有滑浊的指感，往往是内有实邪，可见于日常饮食肥甘厚味郁化为热的人群，复感外来寒邪，从而形成外郁内热的脉象。此外，还有一种体会，就是某部脉象，独现外紧内数的指感，笔者姑且称之为郁数。比如甲状腺功能亢进患者,左寸常现郁数,而关脉则可呈弦凝脉象。从病机理解,可认为肝气久郁成瘀,化热而成心火上盛之势。遇到这种情况时,清心散结的同时,配合使用疏肝化瘀药物,能使肝郁得解,心火有复归之途。右关脉郁数时,往往是脾胃积滞化热,除消食化积药物外,宜酌加清热不伤正气的药物。

主病诗:数脉为阳热可知,只将君相火来医。实宜凉泻虚温补,肺病秋深却畏之。

寸数咽喉口舌疮,吐红咳嗽肺生疮。当关胃火并肝火,尺属滋阴降火汤。(数脉主腑,有力实火,无力虚火。浮数表热,沉数里热,气口数实肺痈,数虚肺痿。)

笔记:一般而言,数脉是阳热所致,热迫血行。曾遇一中年男子,每逢夏季,便易出现胃出血,已经连续数年,诊见左寸脉急数。夏令主火,火旺则母病及子,迫血外溢。如前面所讲,脉率由心脏搏动而来,似乎不该分部而论,在经络气血较为通畅的人群中,出现的数脉,应是寸关尺三部脉均有急数之象。但有病理产物积于五脏经络时,或是痰,或是瘀,则急数脉象仅显于某部的情况常有发生,虽然脉率不快,但有一种血流急于通过该部位的脉势,笔者医案记录时,常将其描述为“郁急”或是“郁数”,郁急脉并不见得是此部脉率快于他部,但指下该部脉象有营血急于通过,但又被物所挡的感觉。

曾接诊一位八旬老妇,患有糖尿病,肺结核复发,步行不稳,气急而促,六脉皆郁浊,右寸却是浊中带有空洞感,指下兼有浮而郁数的感觉,显然异于其他几部脉象。分析是由年老体弱,无以运化痰浊等代谢产物,而见脉浊。同时肺痨虫蚀,肺脏受损,肺气阴皆不足,故独显右寸虚浊郁数,辨证用药时将整体与局部结合考虑,以生瓦楞子、生牡蛎、僵蚕、丝瓜络化痰,稍用三棱破血行气,更以大剂党参、仙鹤草、麦冬补益右寸肺之气阴,加半夏、浙贝母化肺中痰浊,桑白皮、郁金清泻肺中郁热。经过近半年的调养,患者精神明显好转,脉亦较前柔和。

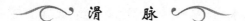

滑　脉

滑脉,往来前却,流利展转,替替然如珠之应指(《脉经》)。漉漉如欲脱。(滑为阴气有余,故脉来流利如水。脉者,血之府也。血盛则脉滑,故肾脉宜之;气盛则脉涩,故肺脉宜之。《脉诀》云:按之即伏,三关如珠,不进不退。是不分浮滑、沉滑、尺寸之滑也,今正之。)

笔记:滑脉如珠应指,这点应无疑问,但细究滑象,却又有不同。如脾胃偏虚之人,正常饮食后,显出虚而略大之脉,在饱食之后,右关可见滑象,但一般滑而不实,重按可散。如进食粽子等黏腻不化食物,则右关脉滑而偏实。女子经前右尺脉常显滑象,初读脉书,觉妊娠右尺亦是滑脉,难以辨别。临床日久,发现两者之滑有明显区别,经前滑脉,右尺整体如圆珠状,而妊娠滑脉则似乎尺脉中藏有一颗小珠,有按之不散,流动于指下的感觉。就其形成机制而言,月经的滑脉,是血聚胞宫所致,而妊娠滑脉,则是父精母血所结胚胎长于胞宫,对于身体而言,是有形之"异物",因而虽同属滑脉,指感却有所不同。同时,以笔者有限的临床所见,并不是所有的孕妇,都可以在尺部诊及滑脉,或许是和基础体质有关。

临床所见,有一种脉,比之滑脉更有凝滞的感觉,若将脉管比之水管,似乎水管中粘有浊垢异物,水流不畅。王光宇先生在《精准脉诊带教录》中提出"浊脉"一说,笔者以为其合现代临床所见。现代人饮食结构改变,许多难以代谢的食物摄入,身体不能识别、代谢,久则留滞于中,形成浊瘀脉象。对于脉中有浊象的人,如不先处理痰瘀,一般病症的用药,往往难以药达病所。对于浊脉的认识和处理,是治疗许多疑难顽症的重要基础。

体状相类诗:滑脉如珠替替然,往来流利却还前。莫将滑数为同类,数脉惟看至数间。(滑则如珠,数则六至)

笔记:滑脉是指脉体脉势,数脉指脉率至数,应该不难分辨,但急性支气管炎,痰热郁肺之时,如伴有发热,往往右寸脉可见滑数脉象,滑数相兼时,脉流加快会使滑象更加明显。

主病诗:滑脉为阳元气衰,痰生百病食生灾。上为吐逆下蓄血,女脉调时定有胎。

寸滑膈痰生呕吐,吞酸舌强或咳嗽。当关宿食肝脾热,渴痢癫淋看尺部。(滑主痰饮,浮滑风痰,沉滑食痰,滑数痰火,滑短宿食。《脉诀》言:关滑胃寒,尺滑脐似冰。与《脉经》言关滑胃热,尺滑血蓄,妇人经病之旨相反,其谬如此。)

笔记:"滑脉为阳元气衰,痰生百病食生灾",此句点出了滑脉形成的原理,元气衰于先,脏腑经络无法处理痰浊和食物,留滞于经络脏腑,显现于脉象当中。但痰也好、食也罢,病情尚浅,未成积聚,因而显示出滑象。从部位来看,左脉属血,右脉主气,右脉之滑,多属食滞痰凝,左脉之滑,多由血瘀痰浊导致,较为难处理。但即使右脉之滑,日久由滑转浊,往往也可指向有形异物生于脏腑经络,比如右关脉浊见于乳腺肿瘤或是乳腺恶性淋巴瘤患者。左寸脉滑多属心经痰郁,患者常有失眠、多梦证候,而且此类失眠,往往是入睡困难。入暮阳气被痰瘀阻隔于上,心经郁火不能潜降,故而入睡困难。笔者诊见左寸脉有点浊者(所谓点浊,就是似乎某部脉管之中,有几个分散的小圆点,有别于单纯滑脉的整体脉形成圆珠状),多嘱患者查甲状腺超声,许多都能查出甲状腺结节。左关脉滑多见脂肪肝,如进一步,见浊脉按之不散,属肝经凝痰,对应疾病较多,可见乳腺、子宫等部位病症。姚梅龄教授在《临证脉学十六讲》中提出,以"脉象形成机制"代替"脉象主病"一说,笔者十分赞同,脉是用来为辨证用药服务的,以脉言病能取得患者的信任,但中医脉诊,更多对应的是"证"而非"病",以脉对"证"能为临床用药提供更多思路。右关脉滑,按之能散,多属脾胃积食,小儿多见,成人脾胃虚弱者正常进食后,右关脉会略大,进食油腻之物,则有滑象,积滞难化,甚至可见滑浊脉象。

曾在乳腺肿瘤患者右关脉中见到浊脉,其中一例如薏苡仁状,按之不散,初诊时患者几乎行走即欲倒地,以健脾化痰散结药物调治两年余,右关脉硬物方消散,脉呈缓弱夹有浊涩,各类生化指标正常,体力恢复如常。临床体会,滑浊脉,在右关者,相对于左关易于消散。在右寸者,多为痰热阻于肺部,较之左关也易消散。尺脉滑,见于月经脉、妊娠脉以及带下增多,系由精血聚于下焦所致。笔者曾在治疗女性性冷淡过程中,在运用补肾药物后,右尺出现滑象,患者称服药后情欲萌动,这或许也可作为治疗取效的一个标准。

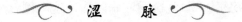

涩　脉

涩脉,细而迟,往来难,短且散或一止复来(《脉经》)。参伍不调(《素问》)。如轻刀刮竹(《脉诀》)。如雨沾沙(《通真子》)。如病蚕食叶。(涩为阳气有余,气盛则血少,故脉来塞滞,而肺宜之。《脉诀》言:指下寻之似有,举之全无。与《脉经》所云,绝不相干。)

笔记:涩脉临床多见,笔者体会脉管似有铁锈所附,以至于营血流经之时,细而艰涩。细涩脉往往由营血衰少而致血流凝涩所致。但临床也可见到涩而不细的脉象,或许古人饮食结构相对单纯,今人肥甘厚味,多有痰瘀互结,则可在浊脉的基础之上复见涩象。

体状诗:细迟短涩往来难,散止依稀应指间。如雨沾沙容易散,病蚕食叶慢而艰。

笔记:病蚕食叶,较为形象,此类涩脉多是营血衰少而致血流不畅,就如自来水管,由于储水罐空虚,点滴行于脉管当中。

相类诗:参伍不调名曰涩,轻刀刮竹短而难。微似秒芒微软甚,浮沉不别有无间。(细迟短散,时一止曰涩。极细而软,重按若绝曰微。浮而柔细曰濡,沉而柔细曰弱。)

笔记:微脉是弱而似乎指下难及,濡脉是浮细柔和,弱脉是沉而柔细,但均无营血流通困难的指感,不难与涩脉相别。

主病诗:涩缘血少或伤精,反胃亡阳汗雨淋。寒湿入营为血痹,女人非孕即无经。

寸涩心虚痛对胸,胃虚胁胀察关中。尺为精血俱伤候,肠结溲淋或下红。(涩主血少精伤之病,女人有孕为胎病,无孕为败血。杜光庭云:涩脉独见尺中,形散同代,为死脉。)

笔记:曾遇一少年,因体质虚弱由父母带来诊治,予以益气养血之药,稍有改善,但每每诊脉皆觉右尺弦涩略数,思及血少伤精之语,遂问是否常有遗精,少年羞涩点头。遂在前方中加入生山药、生鸡内金滋肾化瘀,药后弦涩脉象渐减,遗精止而体渐健。脉涩兼浊,笔者称为浊涩脉,可由浊精败血导致。曾诊一中年男子,该男子是中医科的常客,平素体质尚可,那日右尺脉弦浊而涩,彼时诊间并无他人,便问及前一日是否有行房异常,回答说行房至半,因故中断房事,今日觉会阴酸胀隐痛。这一例就是典型的浊精败血留于精道,导致脉象浊涩。男子萌生情欲时,如果常常用意念控制,久而久之,也会形成浊精败血,右尺脉也可见浊涩脉象。而左尺脉弦涩,笔者体会,往往与情欲之事无关,常是精血长期不足导致,长期熬夜后容易出现,而女子左尺见涩脉,往往还和血虚月经量少有关,同时可见唇上长出细小胡须。

虚 脉

虚脉,迟大而软,按之无力,隐指豁豁然空(《脉经》)。(崔紫虚云:形大力薄。其虚可知。《脉诀》言:寻之不足,举之有余。止言浮脉,不见虚状。杨仁斋言:状似柳絮,散漫而迟。滑氏言:散大而软。皆是散脉,非虚也。)

笔记:笔者以为虚脉形大力薄四字十分贴切,大而非空,似按棉絮,按之易散。虚脉与散脉,稍加指力,都有按及棉絮之感,但虚脉管壁的指感虽也薄而无力,但较散脉明显。

体状相类诗:举之迟大按之松,脉状无涯类谷空。莫把芤虚为一例,芤来浮大似慈葱。(虚脉浮大而迟,按之无力。芤脉浮大,按之中空,芤为脱血。虚为血虚,浮散二脉见浮脉。)

笔记:虚脉浮大而软,脉壁指感较薄,再加指力则如按棉絮,而芤脉则是脉管边界感明显,但稍重按则觉中空无物,区别还是十分明显的。

主病诗:脉虚身热为伤暑,自汗怔忡惊悸多。发热阴虚须早治,养营益气莫蹉跎。

血不荣心寸口虚,关中腹胀食难舒。骨蒸痿痹伤精血,却在神门两部居。(《经》曰:血虚脉虚。曰:气来虚微为不及,病在内。曰:久病脉虚者死。)

笔记:脉虚身热是气血耗散不足导致,暑热则腠理开泄,汗血同源,汗伤血虚,气随津泄,气血虚少则鼓动脉管显示虚大而软的脉象,可用生脉散调治。民间常用藿香正气水、十滴水防暑,其实不然。江浙地区所谓“中暑”,系指暑热内闭,往往是津伤气泄在先,再加出入温差较大的房间,或是暑热时突然进食冷饮,经脉收引,暑气郁闭不能通达,此时以藿香正气水(含酒精)或是十滴水芳香开闭,使气血通达,为治标救急的举措。但尚未中暑时,先用开闭药物,显然会无端耗伤气血,进一步加重气血津液的不足。从脉而论,笔者所见“中暑”的脉象,往往是郁数脉象,也就是在正常的脉内营血流动中,似乎有一股力量在内欲作冲撞之势,此时正气不虚的人群,用刮痧法开泄腠理,使气血通达,症状就能很快减轻,须臾再行诊脉,郁数脉象即可解除,这与暑伤气血的虚大脉象有着很大区别。

左寸脉虚涩,属于营血不能通达于上,患者往往会有头晕的症状,红景天可以改善此类头晕。右寸脉虚,是肺气不足的脉象,可用人参、麦冬益气养阴。但如果右寸虚浮,与关尺差异明显,兼有月经迟至、大便不通,则是肺虚不能顺降,酌加炙款冬花、炙紫菀润降肺气,往往能使肺金润降而生肾水,经行复常,或是肺气复降而得通利二便之效。左关脉虚见于肝血不足、肝经痰瘀之人,过度使用破瘀化血的中药或是抗血小板聚集、降脂等西药,日久也可显现左关虚脉。右关脉虚,见于脾虚之人,平时右关脉尚可,进食后可见虚大脉象,可以认为是生理反应。尺脉虚大为精血不足,较之芤脉程度尚浅,但仍宜滋润补养。

实 脉

实脉,浮沉皆得,脉大而长微弦,应指幅幅然(《脉经》)。(幅幅,坚实貌。《脉诀》言:如绳应指来。乃紧脉,非实脉也。)

笔记:实脉脉体大而不中空,按之似有物壅塞于脉管,但与紧脉之如绳应指不同,实脉虽感有物壅塞于脉管,但按压时,管壁仍可散开,只是需较为用力,以脉力相类比,作用于管壁的指力应小于紧脉。

体状诗:浮沉皆得大而长,应指无虚幅幅强。热蕴三焦成壮火,通肠发汗始安康。

笔记:实脉是有物内堵,因此或是泻下,或是发汗,使邪气或散或下。临床所见实脉,患者体型多彪悍而壮,如非急症见实脉,多有高血脂,平素喜肉食。

相类诗:实脉浮沉有力强,紧如弹索转无常。须知牢脉帮筋骨,实大微弦更带长。(浮沉有力为实,弦急弹指为紧,沉而实大,微弦而长为牢。)

笔记:实脉的指感,似乎是脉管中被有形物质堵塞,脉体比弦脉宽大,指下有充盈感,一般实而脉管顺滑者,多是良性病变,实而脉兼浊象,脉管不顺滑者,多是痰瘀阻滞,部分恶性肿瘤患者中可见。紧脉是脉管表面绷紧有力,所以称弹索,牢脉则是脉位沉伏,弦紧而长。

主病诗:实脉为阳火郁成,发狂谵语吐频频。或为阳毒或伤食,大便不通或气疼。

寸实应知面热风,咽疼舌强气填胸。当关脾热中宫满,尺实腰肠痛不通。(《经》曰:血实脉实。曰:脉实者,水谷为病。曰:气来实强是谓太过。

《脉诀》言尺实小便不禁，与《脉经》尺实小腹痛、小便难之说何反。洁古不知其谬，诀为虚寒，药用姜附，愈误矣。)

笔记：实脉主阳郁火成，笔者以为这里的阳，既可以是指阳热实邪，在现代更可以指许多身体代谢不了的病理产物，久郁成实化火。出现实脉的患者，往往基础体质就是痰瘀内结，经络脏腑被痰瘀所堵，一有风吹草动，则作郁而化火。左寸为心火，右寸为肺郁化热，左关可见肝经郁火，颜面痤疮。笔者曾诊治一二十余岁女性，肺炎经西医抗生素治疗后，体温已退，但仍咳嗽频作，并见面部泛生痤疮，脉左关仍弦而凝急，是肝郁化火上冲肺金的脉象，清肝降肺后，咳嗽减轻，气色转华，因其新婚，嘱其暂时避孕，三诊时见左关弦郁而急，类似实脉，甚为奇怪，询问是否妊娠，得到否定回答。但第二日来告，回家测试，的确是早孕。这位患者原本就肝经痰凝化火，妊娠气血鼓动欲下养胎元，但肝经郁堵明显，则实脉见于左关。

在急性热病之外，左关实而兼浊，往往是肝经痰瘀满实，多见于脂肪肝患者，这类患者即使不服中药，使用西药降脂药后，左关脉实浊之象也能减轻。笔者也常在男性恶性肿瘤患者身上见到实脉，且此类实脉指感脉管不均匀顺滑，有实浊之象。这类实浊脉象，一般草木之药很难改变，可以加入守宫、僵蚕、蜈蚣等药物化浊破邪，有一定效果，可以使脉象逐步柔和，部分患者肿瘤指标也能下降。右关实脉常见于饱食粽子、肥腻等难以消化食物后，如伴有腹痛腹胀，宜用化食消积药物。尺脉一般多虚，如见实脉，多与肠腑积滞有关，如实而郁急，则是积滞化热，宜用下法祛邪。老年男子见尺脉实，往往是因虚致实，多询小便是否难解，常用牡蛎、泽泻二味，化痰祛浊。

长　脉

长脉，不大不小，迢迢自若(朱氏)。如揭长竿末梢为平；如引绳，如循长竿，为病(《素问》)。(长有三部之长，一部之长，在时为春，在人为肝；心脉长，神强气壮；肾脉长，蒂固根深。《经》曰：长则气治。皆言平脉也。)

笔记：如揭长竿末梢，指脉长而柔和，是气血充旺之象，如缺少柔和，则为病脉。心脉长是神气有余，长而柔和是佳象。但临床所见，更多的见于心火亢盛，脉气跃出本位，多有头痛、失眠等证。比如有些患者，素体心火肝火偏旺，一时遇事情急，心火上炎，也可见寸脉跃出本位而现长脉，用词语"着急上火"形容十分贴切。

关脉的长,主要见于左关,其实这个长,指下有左关脉势较急,上升至寸部或下垂入尺部之势。也就是在寸脉和尺脉的脉势中,有一种似乎是由关脉延伸而来的感觉。读叶天士医案,常可见脉垂入尺之语,应该是指关部脉弦长的指感延伸至尺脉。一般而言,三部之脉虽为一体,但往往都能明显感知不同,关部长脉,就会有脉势顺延上下的体会。

肾脉长是肾气有余的表现,笔者见健康老年人,多见弦长之脉,以弦而言,似有不够柔和之意,但对于老年人精血渐虚,弦长脉象亦为佳象。

体状相类诗:过于本位脉名长,弦则非然但满张,弦脉与长争较远,良工尺度自能量。(实、牢、弦、紧,皆兼长脉)

笔记:长脉主要体现在寸与尺,与弦脉不同之处在于,生理性的长脉,较弦脉柔和,柔和而长的脉是气血充盈调和的表现,门诊少见,下乡义诊见健康人群可有长而柔和之脉。但实际上,病理状态下,弦长多兼杂而见,为气火过盛。

主病诗:长脉迢迢大小匀,反常为病似牵绳。若非阳毒癫痫病,即是阳明热势深。(长主有余之病)

笔记:长脉反常如绳,即是指脉力较为拘急,与弦脉不同之处在于,脉体较弦脉应偏宽。一些阳明热毒之类的患者,基础体质应当不错,所以体内浊瘀不多,急性出现阳明热势,才会表现出脉长而急,这与热病出现实脉的机制似有异曲同工之意,此时可用清热解毒,清泄阳明之法。这里所谓的"急",不一定是脉率偏快的"数脉",而是一种脉势,比如上流水势湍急,但遇大坝阻挡,此时水流速度不一定快,但张力气势均十分强大。

短 脉

短脉,不及本位(《脉诀》)。应指而回,不能满部(《脉经》)。(戴同父云:短脉只见尺寸,若关中见短,上不通寸,下不通尺,是阴阳绝脉,必死矣。故关不诊短。黎居士云:长短未有定体,诸脉举按之,附过于本位者为长,不及本位者为短。长脉属肝宜于春。短脉属肺宜于秋。但诊肝肺,长短自见。短脉两头无,中间有,不及本位,乃气不足以前导其血也。)

笔记:短脉为气血收引之象,立秋过后,常在正常人的脉象中诊及,但正常的短脉并非寸尺全无,而是两关独显,较之寸尺明显,且此时脉之纵轴似乎缩短,但往往双关脉体较平常会略宽略大,笔者玩笑称之为"热胀冷缩"。秋季许多疾病,如过敏性鼻炎容易多发,就是气血回纳欲收归肾元,如大海之退潮,此时肺气自然显得不足,肺气不足而不能固涩肺津,则清涕自出。

体状相类诗:两头缩缩名为短,涩短迟迟细且难。短涩而浮秋喜见,三春为贼有邪干。(涩、微、动、结,皆兼短脉)

笔记:短脉的脉体不窄,特别是因季节变化产生的短脉,更有脉体较前略微增宽的感觉。血虚而凝所致的涩脉,往往脉体较细,同时,除细涩之脉,临床可见涩而兼夹痰浊者,则脉管虽不见细,但有脉管中有铁锈相堵之感,营血流行之时,脉管壁兼有艰涩之感。秋日天人相应,肺气下潜,故短脉秋日喜见。但素体肺虚的人,右寸脉潜而见短时,容易出现各类肺虚症状,宜用润补肺气药物。

主病诗:短脉惟于尺寸寻,短而滑数酒伤神。浮为血涩沉为痞,寸主头疼尺腹疼。(《经》曰:短则气病。短主不及之病)

笔记:短脉见于尺寸,是气血凝缩之象,酒客多湿热,常在酒客脉中,诊及右关脉滑,寸尺相较之偏弱,一般可描述为滑脉,但醉酒饱食,伤及气血,寸尺脉不显,就可描述为短滑脉。可以理解为酒食伤气的递进。寸脉脉短则是心血不荣头目,患者可见头痛、头晕,右寸脉短系肺气不足之象,可见鼻衄,清涕频作,受风即欲作外感。尺短为肾虚脉象,亦可见气血收引所致腹痛,但肾虚短脉,脉体窄,腹疼见尺短,有短缩之象,脉体反而略略较宽。常谓尺脉主肾,但有时见尺脉有短缩,也要考虑肠腑病。

洪　脉

洪脉,指下极大(《脉经》)。来盛去衰(《素问》)。来大去长(《通真子》)。(洪脉在卦为离,在时为夏,在人为心。《素问》谓之大,亦曰钩。滑氏曰:来盛去衰,如钩之曲,上而复下。应血脉来去之象,象万物敷布下垂之状。詹炎举言如环珠者,非。《脉诀》云:季夏宜之,秋季、冬季、发汗通肠,俱非洪脉所宜。盖谬也。)

笔记:来盛去衰,来大去长,都是描述洪脉虽大而后劲不足之象,脉为气鼓血动而成,来盛去衰则是气盛于血。夏日气盛,一来汗出津泄,营血常有损耗，二来经脉扩张，营血相对不足，脉可见洪，是为常态。但即使夏日，脉象过于洪大，也是病理现象，为气盛伤津之故。

体状诗:脉来洪盛去还衰，满指滔滔应夏时。若在春秋冬月分，升阳散火莫狐疑。

笔记:除夏日暑热火盛之外，其余季节见到洪脉，可视为阳气有余，宜泄火气。曾治电视台某记者之子，时年十余岁，读小学，突发高热，自服布洛芬混悬液取效一时，旋即热起，如此反复。本应详查病原，因临近期末考试，其母要求是否先予退热。诊脉洪大，辨为阳明气分热盛而伤津，以白虎加人参汤试治，三剂热退而愈。

相类诗:洪脉来时拍拍然，去衰来盛似波澜。欲知实脉参差处，举按弦长愊愊坚。(洪而有力为实，实而无力为洪)

笔记:洪脉来盛去衰，其盛更多地体现在初始脉势，后劲不足。而实脉有力，如脉中堵物，重按减而不衰，前者如惊涛拍岸，后者则如水管中有物堵塞，而管腔的另一头似乎有负压吸引，脉实势急。

主病诗:脉洪阳盛血应虚，相火炎炎热病居。胀满胃翻须早治，阴虚泄痢可踌躇。

寸洪心火上焦炎，肺脉洪时金不堪。肝火胃虚关内察，肾虚阴火尺中看。(洪主阳盛阴虚之病，泄痢、失血、久嗽者忌之。《经》曰:形瘦脉大多气者死。曰:脉大则病进。)

笔记:洪脉既是气盛，则宜清气火之热，但不宜过用苦寒，过用苦寒，气分之热未清，阴血之虚愈重。现代社会虚人越来越多，对于攻邪药物的耐受区间越来越窄，笔者曾遇数例肿瘤患者，服扶正抗肿瘤药物后出现脚酸至不能行步，身软欲仆地。观其药方，清热解毒药物也并不算多，剂量也未超过常用剂量，予以扶正为主方药后，情况好转，再逐步少量加用化痰祛浊药物，方能耐受。

虚人、幼儿，左寸脉洪，舌体不瘦、色红者，可用竹叶、灯心草清泻火气，舌体瘦、色红、不耐利水者，用浮小麦以清心火，加黑豆衣、桑椹养阴血以息火气，如洪中带虚可加用龙骨、牡蛎收纳龙雷之火。右寸关之洪，可用石膏清气，《名医别录》论石膏"解肌发汗"之功，张锡纯谓:"解肌者，其力能达表，使肌肤松畅，而内蕴之热息息自毛孔透出也，其解肌兼能发汗者，言解肌之后，其内蕴之热又可化汗而出也。"因此，石膏虽谓大寒，却仅清气分而不伤血分,虚人可用,常加山药、党参,一来扶正,二来助生汗之化源。

妇女更年期,潮热汗出,左关脉洪者,为血虚生风之象,《素问·阴阳应象大论》言:"年四十,而阴气自半也,起居衰矣。"此类潮热,笔者常以地骨皮、桑椹子、酸枣仁养血息风。脉弦而见潮热,则用银柴胡,清疏肝经郁热。

微 脉

微脉,极细而软,按之如欲绝,若有若无(《脉经》)。细而稍长(戴氏)。(《素问》谓之小。又曰:气血微则脉微。)

体状相类诗:微脉轻微潋潋乎,按之欲绝有如无。微为阳弱细阴弱。细比于微略较粗。(轻诊即见,重按如欲绝者,微也。往来如线而常有者,细也。仲景曰:脉潋潋如羹上肥者,阳气微;萦萦如蚕丝细者,阴气衰;长病得之死,卒病得之生。)

笔记:按之欲绝四字颇为妥帖,初遇微脉,笔者以常用指力下指,似乎指下无脉,再将手指略微提起,能感知脉动,脉细而小弱,稍按又无。比之细脉,微脉更软,脉势更弱。羹上肥者,如粥油漂于粥面,稍一用力即无,仲景称为阳气衰微。蚕丝细者,脉细如丝,仲景称为阴气衰。久病见微脉,为真气衰绝,而卒病得之,应是邪去正衰,但是否一定能"生",笔者认为仍要看正气能否恢复。

主病诗:气血微兮脉亦微,恶寒发热汗淋漓。男为劳极诸虚候,女作崩中带下医。

寸微气促或心惊,关脉微时胀满形。尺部见之精血弱,恶寒消瘅痛呻吟。(微主久虚血弱之病,阳微恶寒,阴微发热。《脉诀》云:崩中日久肝阴竭,漏下多时骨髓枯。)

笔记:微脉为气血衰弱之象,虚人汗出后可见。笔者临证所见微脉,常见于尺脉,女子可见月经衰少,男子则为精气不足。笔者所见最为典型的微脉,是在一位中年男子身上诊得,当时按正常指力下指,竟不能察觉其脉,细细体会,指下有一极细极软的脉管,稍用力按即无。该患者年纪方才四十出头,行政官员,身形极瘦,眼眶凹陷,有糖尿病史,常觉体力不支,时作上火口疮,自述几无情欲之事,但工作激情澎湃,常常匆匆而来,匆匆而去,反复用药,脉微有起色,一经劳累,又复如常。

又曾见一女子,常年漏下,自嘲上一次月经歇止,是在一年之前,用止血药后稍止复来,予以胶艾汤后漏止,面色渐渐转华,但该患者脉象虽微,仍不及前面这位中年男子的微弱欲绝的指感。读《临证指南医案》论及心火汲阴,常有馆客劳形,心思曲运之语,劳心伤人更甚于劳形。

紧　脉

紧脉,来往有力,左右弹人手(《素问》)。如转索无常(仲景),数如切绳(《脉经》),如纫箄线(丹溪)。(紧乃热为寒束之脉,故急数如此,要有神气。《素问》谓之急。《脉诀》言:寥寥入尺来。崔氏言:如线。皆非紧状。或以浮紧为弦,沉紧为牢,亦近似耳。)

笔记:紧脉指下有弹手之意,外感紧脉,冬天多见,印象中2012年的冬天似乎更多,当时开了许多麻桂附之类的药物,左右弹手容易和弦脉混淆。但笔者体会,紧脉的表面张力要比弦脉更有急迫感,且外感紧脉,往往是六脉皆紧,气势急迫。

体状诗:举如转索切如绳,脉象因之得紧名。总是寒邪来作寇,内为腹痛外身疼。

笔记:寒邪作寇,往往是六脉皆紧,此时也是运用麻黄剂最为合适的契机,虚人外感风寒,似乎很少见六脉皆紧,概由正气营血不足,不能奋力抵抗寒邪,此时笔者习用荆芥、防风以代麻黄。紧脉所致腹痛,十余年间似乎仅仅遇到一二例,这与中医内科就诊急诊患者数量少有关,曾遇尺脉紧兼少腹痛连及睾丸者,用小茴香理气散寒,效果明显。风寒外感身疼不能转侧,时常可以遇到。气血为寒邪所束,经脉失去荣养,则身疼作痛,解表散寒之后,身疼痛往往能很快缓解,古人所谓覆杯而愈,此时常能体会。

相类诗:见弦、实。

主病诗:紧为诸痛主于寒,喘咳风痫吐冷痰。浮紧表寒须发越,紧沉温散自然安。

寸紧人迎气口分,当关心腹痛沉沉。尺中有紧为阴冷,定是奔豚与疝疼。(诸紧为寒为痛,人迎紧盛伤于寒,气口紧盛伤于食,尺紧痛居其腹。况乃疾在其腹。中恶浮紧、咳嗽沉紧,皆主死。)

笔记:感受风寒,轻者仅现于右寸,如素体有内热,复感外寒,会有右寸脉外紧内空之象，笔者称之为右寸郁脉，遇此脉即用麻杏石甘汤，效如桴鼓。早年辨证水平不高时，常以麻杏石甘汤用作治疗咳嗽的探路方，疗效颇高，但部分体虚患者用后出现心悸、汗出较多等副反应，后以右寸郁脉作为辨证依据，副反应明显减少。尺部单纯的紧脉，笔者所遇不多，往往介于弦紧之间，结石、泌尿男性疾病多见。以弦为主者，予以四逆散，偏紧者，加用吴茱萸、小茴香温通经脉。

缓　脉

　　缓脉，去来小快于迟（《脉经》），一息四至（戴氏），如丝在经，不卷其轴，应指和缓，往来甚匀（张太素），如初春杨柳舞风之象（杨玄操），如微风轻飐柳梢（滑伯仁）。（缓脉在卦为坤，在时为四季，在人为脾。阳寸、阴尺，上下同等，浮大而软，无有偏胜者，平脉也。若非其时，即为有病。缓而和匀，不浮不沉，不疾不徐、不微不弱者，即为胃气。故杜光庭云：欲知死期何以取？古贤推定五般土。阳土须知不遇阴，阴土遇阴当细数。详《玉函经》。）

　　笔记：缓脉的指感，重点在于脉力，指下轻柔感，常态之下，脾胃偏虚之人，右关脉常能触及缓脉，这类人在进食后半小时左右，右关脉可显示出虚大脉象，若是脾胃虚弱明显，或是进食较多，则是虚滑之象，进食油腻难化之物，则显示滑浊脉。而三部脉象整体的缓脉，多见于桂枝汤证浮缓之脉。

　　体状诗：缓脉阿阿四至通，柳梢袅袅飐轻风。欲从脉里求神气，只在从容和缓中。

　　笔记：健康的老年人，脉力往往偏弦硬，应当是气血津液渐耗的生理现象。笔者观察，安装过冠脉支架的老年患者（非心脏起搏器），脉力偏弦而硬，脉体往往大于普通老年人，血流经过脉管，似乎背后有个无形的泵在推动，指下有"噗噗噗"的感觉。并非气血旺盛，而是气血衰弱，无力推动，因而失去了从容和缓意味，和结脉、代脉形成的机制有一定相通之处，笔者常以益气养血方药调治，多能改善体力和精力。

　　相类诗：见迟脉。

　　主病诗：缓脉营衰卫有余，或风或湿或脾虚。上为项强下痿痹，分别浮沉大小区。

　　寸缓风邪项背拘，关为风眩胃家虚。神门濡泄或风秘，或是蹒跚足力迁。(浮缓为风,沉缓为湿,缓大风虚,缓细湿痹,缓涩脾薄,缓弱气虚。《脉诀》言:缓主脾热口臭、反胃、齿痛、梦鬼诸病。出自杜撰,与缓无关。)

笔记:缓脉可由营血不足复受风邪所致,正气虽欲抗邪却无力形成奋力抗争之势,脉象显现为浮缓,如敌临城下,满城皆是老弱妇孺,虽有抗争之意,却无抗争之力。右寸见缓脉,常为风邪袭扰肺卫,左关脉缓则是肝血不足,右关濡缓,常是脾胃虚弱,尺脉缓为肾虚。整体性的浮缓脉常为太阳中风证,沉缓则是湿阻气血,多有风湿见证。

芤 脉

芤脉,浮大而软,按之中央空,两边实(《脉经》)。中空外实,状如慈葱。(芤,慈葱也。《素问》无芤名。刘三点云:芤脉何似?绝类慈葱,指下成窟,有边无中。戴同父云:营行脉中,脉以血为形,芤脉中空,脱血之象也。《脉经》云:三部脉芤,长病得之生,卒病得之死。《脉诀》言:两头有,中间无,是脉断截矣。又言主淋沥、气入小肠。与失血之候相反,误世不小。)

笔记:芤脉按之如葱管,是指脉管壁略有厚度,按之却是中空之势。脉为气鼓血行而成,此时营血精血耗伤,而独留脉中之气虚亢。轻按即觉脉管壁,稍用指力则有气充脉管之象。

体状诗:芤形浮大软如葱,边实须知内已空。火犯阳经血上溢,热侵阴络下流红。

笔记:火迫阳经,血从上溢,或是热侵阴络,血从下泄,都可见芤脉,男子相火常动,精泄于下,也能见到芤脉。

相类诗:中空旁实乃为芤,浮大而迟虚脉呼。芤更带弦名曰革,芤为失血革血虚。

笔记:芤脉中空,脉管壁略有厚度,边界感明显,虚脉脉管壁较薄,边界感不明显。浮大而迟是虚脉,虚脉虽然也是中空,但脉中似有棉絮飘浮。革脉,脉管边界感进一步明显,笔者认为,如果芤脉是急性的失血、失精,而革脉则可以看作是慢性虚损所致,脉管失于濡润,日久指下感觉似乎脉管壁增厚而成革脉。

主病诗:寸芤积血在于胸,关里逢芤肠胃痈。尺部见之多下血,赤淋红痢漏崩中。

笔记：临床左寸芤尚未遇到，右寸芤脉偶在肺肿瘤术后，肺结核复发复治空洞形成的患者身上诊及，关尺芤脉却十分常见，左关脉芤者，多是肝血不足，患者常有失眠之证，这类失眠往往入睡较易，但易早醒或是睡眠较浅。另常见到脂肪肝、高血脂患者，长期以降脂药维持，使血脂处于正常水平，此时左关也可见到芤脉。尺芤是失精脉象，左尺芤脉，往往是由熬夜伤及精血所致，右尺芤脉，往往是急性失精，多见于男子同房失精之后，肾气不足之人，房事之后，右尺脉可见虚浮，如平素肾精亏虚较重者，房事失精后，甚至平时，右尺脉可见芤象。

弦　脉

弦脉，端直以长（《素问》），如张弓弦（《脉经》），按之不移，绰绰如按琴瑟弦（巢氏），状若筝弦（《脉诀》），从中直过，挺然指下（《刊误》）。（弦脉在卦为震，在时为春，在人为肝。轻虚以滑者平，实滑如循长竿者病，劲急如新张弓弦者死。池氏曰：弦紧而数劲为太过，弦紧而细为不及。戴同父曰：弦而软，其病轻；弦而硬，其病重。《脉诀》言时时带数，又言脉紧状绳牵。皆非弦象，今削之。）

笔记：弦脉端直以长，如张弓弦，如按琴瑟弦，对于脉形的体会，应该较为简单。临床最常见于左关脉，右关见弦，常是肝木乘克脾土，患者可有腹痛、腹胀。双尺见弦，为精血损伤，急性失精见芤脉，素体精血不足无以濡养则可见弦脉。

体状诗：弦脉迢迢端直长，肝经木旺土应伤。怒气满胸常欲叫，翳蒙瞳子泪淋浪。

笔记：弦脉应肝，肝气不舒者见弦脉，正位应在左关，如右关见弦脉，往往是木乘土，比之单纯的左关脉弦，应是更进一步。早年所见弦脉，单纯脉弦多见，近年来所见弦脉，往往弦而兼浊。单纯弦脉，如按琴弦，纯以疏肝理气即可，四逆散往往能应手而愈，但脉见弦浊，或是弦浊兼涩，往往是痰瘀阻碍气机而致肝气不畅，仅用柴胡、香附之类往往力有不逮，反而耗伤肝阴肝血，笔者习用少量三棱、莪术单刀直入，左关弦浊辅以瓦楞子、牡蛎、僵蚕，右关弦浊辅以半夏、金荞麦、山慈菇。山东名医张志远教授谓柴胡劫肝阴之说不实，然笔者在临床中曾遇到本院中药房主任的父亲，在使用柴胡后，出现口干、心烦的症状,予以其他疏肝理气药,也常出现此类反应,或许是江南人体质虚弱之故。因此,柴胡劫肝阴之说,在不同地域、不同人群中,会有不同的体会。

相类诗:弦来端直似丝弦,紧则如绳左右弹。紧言其力弦言象,牢脉弦长沉伏间。(又见长脉)

笔记:弦来端直,是指脉管形成如丝弦的整体脉感,而紧脉,由外感风寒所致者,指下脉管表面有急迫收紧之感,稍加指力即能区分脉管和营血,但内伤紧脉,脉书称为弹指脉,笔者体会,多与弦脉同时出现,可称弦紧,常由肝郁寒凝所致。

主病诗:弦应东方肝胆经,饮痰寒热疟缠身。浮沉迟数须分别,大小单双有重轻。

寸弦头痛膈多痰,寒热癥瘕察左关。关右胃寒心腹痛,尺中阴疝脚拘挛。(弦为木盛之病。浮弦支饮外溢,沉弦悬饮内痛。疟脉自弦,弦数多热,弦迟多寒。弦大主虚,弦细拘急。阳弦头痛,阴弦腹痛。单弦饮癖,双弦寒痼。若不食者,木来克土,必难治。)

笔记:弦脉的正位,在春日的左关,春日左关微弦,是肝木升发的生理现象。肝藏血,血为寒郁而生饮邪,经方家有左关脉弦以大小青龙解凝散寒的说法,可资参考。左关弦大,为肝血不能敛藏肝阳,患者常有失眠多梦、情绪急躁等见证,笔者常用酸枣仁养肝血,黑豆衣息肝风,桑椹子滋肾水。右关弦大,为肝木乘克脾土,一般而言,往往与左关脉弦并见,且是左关脉弦的进一步发展,宜宗"见肝之病,知肝传脾,当先实脾"之说,健脾土以生肝血,不宜过用伐肝药物。弦细拘急,为血虚脉象,较之弦大,弦细脉程度反而较轻。所谓阳弦,应是弦见于寸,为肝火上炎而生心火,病位在心,用药却宜敛肝。所谓阴弦,应是弦见于尺,为厥阴肝寒下乘,可见腹痛,常用吴茱萸、小茴香暖肝缓痛。

革 脉

革脉,弦而芤(仲景),如按鼓皮(丹溪)。(仲景曰:弦则为寒,芤则为虚,虚寒相抟,此名曰革。男子亡血失精,妇人半产漏下。《脉经》曰:三部脉革,长病得之死,卒病得之生。时珍曰:此即芤弦二脉相合,故均主失血之候。诸家脉书,皆以为牢脉,故或有革无牢,有牢无革,混淆不辨。不知革浮牢沉,革虚牢实,形证皆异也。又按:《甲乙经》曰:浑浑革革,至如涌泉,病进而危;弊弊绰绰,其去如弦绝者死。谓脉来混浊革变,急如涌泉,出而不反也。王贶以为溢脉,与此不同。)

笔记:笔者以为革脉是芤脉的进一步演变,芤脉往往是急性失精失血,气血亏虚日久,则容易出现革脉之象,近年来,把到革、芤脉象的机会越来越多,常感叹今人光鲜亮丽的外表下,气血亏虚于中的事实。

体状主病诗:革脉形如按鼓皮,芤弦相合脉寒虚。女人半产并崩漏,男子营虚或梦遗。

笔记:革脉如鼓皮,芤脉如葱管,两者一比较,更觉革脉是芤脉的进一步发展。临床还可见一种脉象,革脉或是芤脉的鼓皮、葱管之中兼夹有浊象,形象地说,就是鼓皮的质地不是十分平滑,笔者常描述为芤浊之脉,应是虚而兼痰瘀之象,宜在填精养正的同时,兼用祛痰化瘀之药。

相类诗:见芤、牢。

牢 脉

牢脉,似沉似伏,实大而长,微弦(《脉经》)。(扁鹊曰:牢而长者,肝也。仲景曰:寒则牢坚,有牢固之象。沈氏曰:似沉似伏,牢之位也;实大弦长,牢之体也。《脉诀》不言形状,但云寻之则无,按之则有。云脉入皮肤辨息难,又以牢为死脉,皆孟浪谬误。)

体状相类诗:弦长实大脉牢坚,牢位常居沉伏间。革脉芤弦自浮起,革虚牢实要详看。

笔记:沉脉、伏脉更多的是从脉位上来描述,而牢脉除了脉位沉潜之外,更有脉力上坚牢不移的感觉。

主病诗:寒则牢坚里有余,腹心寒痛木乘脾。疝㿉癥瘕何愁也,失血阴虚却忌之。(牢主寒实之病,木实则为痛。)

笔记:寒则脉凝,脏腑里寒,血流凝滞,可见牢坚脉象。左关牢坚则为肝郁久凝,是否一定由肝寒所致,笔者以为未必尽然,笔者所见寸郁而关牢者,往往是肝经气滞血瘀日久而来,常用三棱破血行气。实证见牢脉,攻破之药用之或可见效。左关牢脉,在使用破血行气药物后,患者常常矢气频频,脉象可渐成松软虚大之势。而失血阴虚见牢脉,则是独阳无阴,应该辨为危证。

(扁鹊云:软为虚,牢为实。失血者,脉宜沉细,反浮大而牢者死,虚病见实脉也。《脉诀》言:骨间疼痛,气居于表。池氏以为肾传于脾,皆谬妄不经。)

笔记:失血之脉,沉细为正象,出现浮大,则是血虚不能敛藏血中之气,而成虚张的脉势。脉势出现牢象,则是血虚之极,虚亢之气欲脱。

濡 脉

濡脉,极软而浮细,如帛在水中,轻手相得,按之无有(《脉经》),如水上浮沤。(帛浮水中,重手按之,随手而没之象。《脉诀》言:按之似有举还无。是微脉,非濡也。)

体状诗:濡形浮细按须轻,水面浮绵力不禁。病后产中犹有药,平人若见是无根。

笔记:如绵浮水,倒是贴切,经不得稍用指力。病后邪去正伤,产后失血伤精,见濡象为虚损之意,平人见之常是体虚弱极。笔者临床所见,除产妇患者之外,坐于办公室之中的文弱书生多见濡脉。

相类诗:浮而柔细知为濡,沉细而柔作弱持。微则浮微如欲绝,细来沉细近于微。(浮细如绵曰濡,沉细如绵曰弱,浮而极细如绝曰微,沉而极细不断曰细。)

笔记:濡脉偏浮,弱脉偏沉,微脉则是轻按即有欲绝之象。濡脉需轻轻取之,以常用指力取脉,往往不得。而弱脉则可用常用指力取得。

主病诗:濡为亡血阴虚病,髓海丹田暗已亏。汗雨夜来蒸入骨,血山崩倒湿侵脾。

寸濡阳微自汗多,关中其奈气虚何。尺伤精血虚寒甚,温补真阴可起疴。(濡主血虚之病,又为伤湿。)

笔记:营血无法充养血脉而成濡脉,若非亡血阴虚,就是髓海暗亏。究其缘由,盗汗骨蒸之人,常可见到濡脉,一来阴虚生热则蒸化营血作汗外泄,二来汗出营血亏损则虚火更甚。女子血崩漏下,久则血虚不能充养血脉,而见濡脉。笔者所见濡脉,以右关为常见,脾虚湿侵之象,常予益气健脾药物。

其次则是尺脉濡缓,女子多有经漏或是带下日久。再次见于右寸,患者常动则自汗,可用参芪补益肺气。

弱 脉

弱脉,极软而沉细,按之乃得,举手无有(《脉经》)。(弱乃濡之沉者。《脉诀》言轻手乃得,黎氏譬如浮沤,皆是濡脉,非弱也。《素问》曰:脉弱以滑,是有胃气。脉弱以涩,是谓久病。病后老弱见之顺,平人少年见之逆。)

笔记:弱脉是指脉力而言,按之觉无力,病后老弱见之为顺,其实现在青少年中,也常见脉力偏弱,患者往往是白面书生型,瘦高个多见,主诉中常有反复外感症状,一般予以补益肺脾之气后,可有好转。弱脉见滑,尚有胃气,弱脉兼涩,则是气血久虚,经络失去濡润而成虚瘀脉象。

体状诗:弱来无力按之柔,柔细而沉不见浮。阳陷入阴精血弱,白头犹可少年愁。

笔记:弱脉按之无力而脉位沉潜,弱脉为气血不足之象。脉由气鼓血行而成,阳气不足则不能充盈脉管,陷于阴血之位,老年人精血渐衰,尚可接受。但笔者临床所见,老年人弱脉倒是少见,少年体弱却常可见到,体质堪忧。

相类诗:见濡脉。

主病诗:弱脉阴虚阳气衰,恶寒发热骨筋痿。多惊多汗精神减,益气调营急早医。

寸弱阳虚病可知,关为胃弱与脾衰。欲求阳陷阴虚病,须把神门两部推。(弱主气虚之病。仲景曰:阳陷入阴,故恶寒发热。又云:弱主筋,沉主骨,阳浮阴弱,血虚筋急。柳氏曰:气虚则脉弱,寸弱阳虚,尺弱阴虚,关弱胃虚。)

笔记:弱脉为气血衰弱所致,既可以是阴血不足,亦可以是阳气不旺,阳主外,阴主内,阳气虚弱而不能护卫肌表,被迫入里则作恶寒发热,可以理解为虚人外感。临床见虚人外感,而无脉浮,常需考虑气血不足,可用小建中汤扶正养营,待营气足而邪自退。弱脉既是精血不足,也可指向骨弱筋痿。笔者所见,左寸脉弱,心气不足,易惊多汗,右寸脉弱,肺气不旺,时时清涕鼻衄。左关脉弱肝血不足,常胆小易怒,夜寐不安。右关脉弱,为脾胃中土不足之象,尺脉弱则为肾气不足。

散 脉

散脉,大而散。有表无里(《脉经》),涣漫不收(崔氏),无统纪,无拘束,至数不齐,或来多去少,或去多来少。涣散不收,如杨花散漫之象(柳氏)。(戴同父曰:心脉浮大而散,肺脉短涩而散,平脉也。心脉软散,怔忡;肺脉软散,汗出;肝脉软散,溢饮;脾脉软散,胕肿,病脉也。肾脉软散,诸病脉代散,死脉也。《难经》曰:散脉独见则危。柳氏曰:散为气血俱虚,根本脱离之脉,产妇得之生,孕妇得之堕。)

笔记:散脉可以看作是虚脉的进一步发展,虚而涣散,体虚之人,平素有虚大脉象者,在夏天运动之后,脉近乎散。新闻常有长跑运动之后猝死的报道,从中医角度来看,应是气血大散,心气不能接续所致。笔者临床,对于患者的运动指导,常嘱适度为要。

体状诗:散似杨花散漫飞,去来无定至难齐。产为生兆胎为堕,久病逢之不必医。

笔记:孕妇尺脉散大,为胎儿欲脱离母体。久病逢散脉,系气血不能敛藏而欲脱之象。

相类诗:散脉无拘散漫然,濡来浮细水中绵。浮而迟大为虚脉,芤脉中空有两边。

笔记:濡脉缓而如绵,而散脉则如柳絮状松散,笔者以为散脉可看作虚脉的一种发展,虚大到一定程度,便如柳絮散漫状。

主病诗:左寸怔忡右寸汗,溢饮左关应软散。右关软散胕胕肿,散居两尺魂应断。

笔记:左寸主心,素体心气不足之人,夏日运动后出现散脉,按之虚而即散,可以用生脉散预防、治疗。左关主肝胆,肝为藏血之器,曾读经方书籍,谓大小青龙汤及麻黄类方,溢饮见左关弦紧可用,因血脉流行被抑,麻黄可解血中之寒。但麻黄所解寒饮,应有弦紧脉象,溢饮见软散脉则不宜,应以温通药物为主。右关脉散为中土大虚,脾主四肢,脾不运化水液而致小腿水肿。尺为肾与命门所居,尺脉见散自然是元阴元阳耗散不收之象。

细　　脉

　　细脉,小于微而常有,细直而软,若丝线之应指(《脉经》)。(《素问》谓之小。王启玄言如莠蓬,状其柔细也。《脉诀》言往来极微,是微反大于细矣,与《经》相背。)

　　笔记:细而软,轻触不得,重按已失,豆蔻少女月经迟发,面色无华,许多都有气血不足之象,诊其脉象,可见细脉,予以补血药物,常常腻膈碍胃,应是气虚无以运化厚味,笔者常补气以生血,而非直接用四物汤补血,有一定效果。

　　体状诗:细来累累细如丝,应指沉沉无绝期。春夏少年俱不利,秋冬老弱却相宜。

　　笔记:细脉的脉体窄而不宽,是气血无力鼓动脉管所致,春夏气血开泄,少年生气正旺,脉体不宜见细。但临床上,青少年尤其是瘦长体型、面色偏白的男生,细脉见得不少。这类男生胡子长得较少,倒与气血不足相符,但也未至于“不利”二字。至于老弱,近年接诊八十岁以上,甚至九十岁以上的老年患者,脉见细者不多,多是虚大或是虚大兼浊。细脉与虚大脉,都是气血不足的脉象,气血不足无力鼓动是一方面,气血更虚的情况下,不能敛藏,则会显现成为虚大之脉象。

　　相类诗:见微、濡。

　　主病诗:细脉萦萦血气衰,诸虚劳损七情乖。若非湿气侵腰肾,即是伤精汗泄来。

　　寸细应知呕吐频,入关腹胀胃虚形。尺逢定是丹田冷,泄痢遗精号脱阴。(《脉经》曰:细为血少气衰。有此证则顺,否则逆。故吐衄得沉细者生。忧劳过度者,脉亦细)

　　笔记:气血衰少不能鼓动脉管,湿气侵腰肾或是伤精汗泄,可见尺脉独细,即与关部有明显的界线感,此类患者,如果是久病体虚,如舌净少苔者,可用大剂填精补肾药物。但如舌苔偏腻,往往填精补肾之药难以受纳,药后容易出现腹胀不适,另一部分药后出现阴囊湿疹,应是肾精气血久虚,经络因虚而致瘀闭,一时大剂滋腻进入,难以容受。笔者常以桑寄生、黑豆衣、山药、桑椹等平淡补肾之药,佐以少量土鳖虫、生鸡内金化瘀通络,缓缓用之,对于临床改善症状、强壮体质有较好作用。但尺部细脉要得以长期改善,在临床症状改善后,仍需较长时间调理才能见效。

伏 脉

伏脉,重按着骨,指下裁动(《脉经》)。脉行筋下(《刊误》)。(《脉诀》言:寻之似有,定息全无。殊为舛谬。)

体状诗:伏脉推筋着骨寻,指间裁动隐然深。伤寒欲汗阳将解,厥逆脐疼证属阴。

笔记:伏脉较之沉脉,脉位更为沉潜,用推筋着骨来形容,的确很贴切,临床多年,六脉皆伏尚未遇到,左关伏脉偶能遇到,笔者认为此类伏脉是沉之甚,气郁血滞更甚于沉脉。

相类诗:见沉脉。

主病诗:伏为霍乱吐频频,腹痛多缘宿食停。蓄饮老痰成积聚,散寒温里莫因循。

食郁胸中双寸伏,欲吐不吐常兀兀。当关腹痛困沉沉,关后疝疼还破腹。(伤寒,一手脉伏曰单伏,两手脉伏曰双伏,不可以阳证见阴为诊。乃火邪内郁,不得发越,阳极似阴,故脉伏,必有大汗而解。正如久旱将雨,六合阴晦,雨后庶物皆苏之义。又有夹阴伤寒,先有伏阴在内,外复感寒,阴盛阳衰,四肢厥逆,六脉沉伏,须投姜附及灸关元,脉乃复出也。若太溪、冲阳皆无脉者,必死。《脉诀》言:徐徐发汗。洁古以麻黄附子细辛汤主之,皆非也。刘元宾曰:伏脉不可发汗。)

笔记:临床读书不可偏废,火邪内郁,不得发越,伏阴在内,外复感寒,而见伏脉,从脉理上来说,十分符合逻辑,但笔者临证却很少遇见。曾遇一例右寸脉郁者,加细辛2g邪透咳减后,认为机制当与伏脉火郁阴伏类似。体质素虚的患者,复感寒邪,清涕不止,脉虚大者,可用桂枝加龙骨牡蛎汤和营卫、敛正气为治。而寒邪较盛,正气郁闭者,可用麻辛附温阳透邪。笔者在2012年用此方较多,应与当年气候较冷有关。至于痰瘀积聚,久凝久郁而成者,结合舌象,或从瘀辨,或从寒辨,从瘀者,破血化瘀之外尚须辅以益气养血药物;从寒辨者,温通药可选附子、吴茱萸,附子通行十二经脉,吴茱萸开破厥阴之闭。

动　脉

动乃数脉,见于关上下,无头尾,如豆大,厥厥动摇。(仲景曰:阴阳相搏名曰动,阳动则汗出,阴动则发热,形冷恶寒,此三焦伤也。成无己曰:阴阳相搏,则虚者动,故阳虚则阳动,阴虚则阴动。庞安常曰:关前三分为阳,后三分为阴,关位半阴半阳,故动随虚见。《脉诀》言:寻之似有,举之还无,不离其处,不往不来,三关沉沉。含糊谬妄,殊非动脉。詹氏言其形鼓动如钩、如毛者,尤谬。)

体状诗:动脉摇摇数在关,无头无尾豆形团。其原本是阴阳搏,虚者摇兮胜者安。

笔记:动脉在关,无头无尾,应是惊、痛之急症,笔者至今未能见到,应该是急诊患者中能见到此类脉象,现在中医在急诊发挥作用的机会越来越少。

主病诗:动脉专司痛与惊,汗因阳动热因阴。或为泄痢拘挛病,男子亡精女子崩。(仲景曰:动则为痛为惊。《素问》曰:阴虚阳搏,谓之崩。又曰:妇人手少阴脉动甚者,妊子也。)

笔记:手少阴脉动甚,妊子。一般而言,笔者所见的妊娠脉,多在右尺,虽说滑脉主妊娠,但妊娠之滑脉与妇女经期之滑脉有明显区别,妊娠之滑脉似有小珠子一点藏于脉中,经期之滑脉则是尺脉整体有流利之象。妊娠之脉,用动脉来形容,可资鉴别,倒也妥帖。至于手少阴脉动之语,医家有不同见解,有谓手少阴经所在神门穴者,有谓左寸脉者。笔者曾在怀二胎的妇人身上诊及左寸脉滑如有小珠藏之于中,脉形如一般妇人妊娠在右尺所见基本相同。至于月崩所致动脉,往往见于右尺,常为动数脉,患者往往有月经量多之虞,验之较准。

促　脉

促脉,来去数,时一止复来(《脉经》)。如蹶之趣,徐疾不常(黎氏)。(《脉经》但言数而止为促,《脉诀》乃云并居寸口,不言时止者,谬矣。数止为促,缓止为结,何独寸口哉!)

体状诗:促脉数而时一止,此为阳极欲亡阴。三焦郁火炎炎盛,进必无生退可生。

笔记:促脉为数而时止,为阳极亡阴之象,此时阳极,既可以是实热所致,也可以是精气营血亏虚所致虚热。但时而一止,从气鼓血行的脉象形成机制来说,定是由痰瘀等邪气阻滞经络,有如河水,平时溪水潺潺,顺流而畅,一旦形成洪水之势,原有的石块、土堆在湍急的流水中则能形成旋涡,影响水流。

相类诗:见代脉。

主病诗:促脉惟将火病医,其因有五细推之。时时喘咳皆痰积,或发狂斑与毒疽。(促主阳盛之病。促、结之因,皆有气、血、痰、饮、食五者之别。一有留滞,则脉必见止也。)

笔记:促脉由火热之邪所致,喘咳痰积由肺胃痰热积聚所致,狂斑、毒疽皆是心火热毒蕴积,气、血、痰、饮、食皆是阻碍脉流前行的石块和土堆。但从根本上来说,促脉由热邪所致,或清热解毒,或养阴除热,才是根本之治。

结 脉

结脉,往来缓,时一止复来(《脉经》)。(《脉诀》言:或来或去,聚而却还。与结无关。仲景有累累如循长竿曰阴结,蔼蔼如车盖曰阳结。《脉经》又有如麻子动摇,旋引旋收,聚散不常者曰结,主死。此三脉,名同实异也。)

体状诗:结脉缓而时一止,独阴偏盛欲亡阳。浮为气滞沉为积,汗下分明在主张。

笔记:结脉缓而时一止,显然是元气不能推动营血前行之象,气滞、积聚所致的结脉,结而往往有力,更有一种气虚所致的结脉,如老人挑担,数步一歇,结而指下无力。在心脏冠脉支架植入术后(非安装人工起搏器)的老年人中,常有脉律尚齐,但脉体较宽,指下脉力较强,似乎每次营血前行,背后都有泵在推动感,笔者认为这与元气衰弱引起的结脉形成机制,或可视为同源。老年心梗多由气虚血凝而致脉道闭塞,人为强行扩张后,元气不足的根源仍在,因此每次搏动都仍需元气"用力"推行。此类患者,常有气短、乏力、口干等临床症状,予以生晒参、黄芪等药物大补元气后,可以有不同程度改善。曾与某三甲医院心内科专家交流,其在心脏介入支架术后常予患者独参汤,患者恢复每获良效,亦可作为佐证。

相类诗:见代脉。

主病诗:结脉皆因气血凝,老痰结滞苦沉吟。内生积聚外痈肿,疝瘕为殃病属阴。(结主阴盛之病。越人曰:结甚则积甚,结微则气微,浮结外有痛积,伏结内有积聚。)

笔记:气虚阳虚基础上,复有气血凝滞经络脏腑,血脉通行遇阻而不畅,脉象显现出缓而一止之象,老痰、积聚、痛肿、疝瘕均可因气虚阳弱、凝而成痰所致,痰瘀阻滞脉络,周流不畅,则缓而时止。由此分析,推动气血在脉管中运行的能量不足是基础,在此基础上,形成痰积瘕聚,营血流经时受阻,则出现歇止脉象。现在临床所见结脉,心脏期前收缩患者最为多见,往往结脉与其他脉象复合而见,如弦脉兼有结脉,濡而兼有结脉等。曾治一例心脏频发室性期前收缩患者,初以柴胡加龙骨牡蛎汤而愈,后此患者因肿瘤手术,再次频发室性期前收缩,以参芪补气而愈。同一人之结脉,用药不同,是因基础脉象不同,前者兼弦,后者兼濡弱脉象。但总体机制皆是气血行动迟缓,脉遇痰瘀阻滞而歇止。

代　脉

代脉,动而中止,不能自还,因而复动(仲景)。脉至还入尺,良久方来(吴氏)。(脉一息五至,肺、心、脾、肝、肾五脏之气,皆足五十动而一息,合大衍之数,谓之平脉。反此则止乃见焉,肾气不能至,则四十动一止;肝气不能至,则三十动一止。盖一脏之气衰,而他脏之气代至也。《经》曰:代则气衰。滑伯仁曰:若无病,羸瘦脉代者,危脉也。有病而气血乍损,气不能续者,只为病脉。伤寒心悸脉代者,复脉汤主之,妊娠脉代者。其胎百日。代之生死,不可不辨。)

体状诗:动而中止不能还,复动因而作代看。病者得之犹可疗,平人却与寿相关。

笔记:动而中止,不能自还,一般解释为止有定数,李士懋、田淑霄教授在《脉学心得》一书中认为止有定数的二联律、三联律,非必死之脉,笔者十分认同。古人言脉,更多的是指下感觉,现代研究时,将脉象和脉率、脉律结合,是一种很好的客观化方向,但笔者体会,诊脉更要关注指下脉气流通的"脉势"。譬如,观古人医案,常会有左关脉数,右关脉缓之类的描述,笔者在临证时,常会察觉某部脉,通过脉管时,指下有急迫之感,而其余他部则没有这种急迫的感觉,便会将其描述为郁数,按照心率而言,左右两手六部之脉,脉率一致,不可能出现某部独数的感觉。因此,我认为数脉有时候可以是因脉率加快,此时左右六部脉象均应是数脉,但也有某个脏腑因痰瘀浊邪胶着,而致脉过某部时有脉势上的急迫感,但并非脉率加快,此类脉象也应归于数脉。同理,代脉除了脉率歇止之外,更应重视指下感觉。李士懋教授解释为脉无定候,疏数、强弱、歇止交替出现,是因为某脏脏气衰败无法输注该部脉气之后,其他四脏脉前来输注之意。从理论上来说,十分妥帖,具体可以参见《脉学心得》一书。同时,笔者以为,脉势脉气,比单纯的客观数据可能更有意义,当然,这是在经过长期大量实践和锻炼的基础上形成的。有医家认为中医师把脉,要有气感,应该练习气功,或是应该素食以增加对脉气的感知,笔者近年来站桩、练习八段锦后,确实感觉指感会有所增加,应该是导引气血后可使指尖更加敏感。

相类诗:数而时至名为促,缓止须将结脉呼。止不能回方是代,结生代死自殊途。(促、结之止无常数,或二动三动,一止即来。代脉之止有常数,必依数而止,还入尺中,良久方来也。)

笔记:脉数而止为促,脉缓而止为结,止不能回称代。脉由气鼓血行而成,五脏元气充和,如五匹高头大马拉动人体这架马车,而某一脏腑气血衰败,有如其中一头大马倒毙于地,须由其他四马代而运行。所谓止而不能回者,应是原本由该脏元气所负责推动的部分,无法由该脏腑完成,则由其他四脏来代替工作,所以称之为代。至于是否止有定数,笔者认为或许并不是关键所在。

主病诗:代脉元因脏气衰,腹疼泄痢下元亏。或为吐泻中官病,女子怀胎三月令。(《脉经》曰:代散者死。主泄及便脓血。)

五十不止身无病,数内有止皆知定。四十一止一脏绝,四年之后多亡命。三十一止即三年,二十一止二年应。十动一止一年殂,更观气色兼形证。

两动一止三四日,三四动止应六七。五六一止七八朝,次第推之自无失。(戴同父曰:脉必满五十动,出自《难经》;而《脉诀》五脏歌,皆以四十五动为准,乖于经旨。柳东阳曰:古以动数候脉。是吃紧语。须候五十动,乃知五脏缺失。今人指到腕臂,即云见了。夫五十动,岂弹指间事耶?故学者当诊脉、问证、听声、观色,斯备四诊而无失。)

笔记：由前所述，代脉是脏腑元气虚衰所致，元气虚衰，既可以是腹泻下痢，呕吐伤正之类的急性疾病耗损气血所致，也可能是女子怀胎，气血养胎而元气不能推动脉行所致，而慢性疾病出现代脉，从脉学书籍而言，往往就是死脉，此段主病诗甚至提出了以代脉歇止的频率定人之存活年限之说。

笔者初上临床时，曾接诊一八旬老僧，以高血压、冠心病、肺部感染等病因收住入院，某夜笔者夜班，老僧汗出如油，脉有代象，笔者心惊不已，以为系阴阳离决之象，然对症治疗，病情逐渐好转。只是当时脉诊不精，所见之脉，未必真是代脉，或者如李士懋教授所言，即使是脉止有定数，也不一定是真正意义上的代脉。吐泻所致的代脉，除却患者原本就有心律不齐的基础疾病之外，笔者尚未见到。

女子怀胎三月见代脉，是血聚养胎而致气血生化不及所致，但怀孕过程一般所见多是尺部滑脉，笔者也曾见到素有肝郁的孕妇，妊娠见左关弦滑郁数的脉象，应是气血养胎时，原有的肝经痰瘀导致较为虚弱的气血通过时更加费力所致，此与怀胎三月出现代脉应是一理，因此，虽说怀胎三月出现代脉无大碍，但至少说明孕妇素体气血不足的基础，也应予以重视。至于以代脉歇止之数来测命期，笔者经验尚浅，暂不予置评。

笔者有一臆想体会，安装心脏起搏器后的患者，脉搏大而有力，但指下脉势，显然非本身气血推动所致，从代脉形成的中医原理上来说，本脏气血不能输注，以其他脏器气血代为成脉，起搏器的动力，应该也是自身元气输注脉搏的一种能量替代，虽脉律整齐，也可在一定程度上视同代脉。既是元气不足，予以大补元气，很大程度上可以改善症状，延年益寿。

笔者姑父曾发生心肌梗死，几近不治，延请上海某著名三甲西医院心内科主任紧急会诊，当时本地医院尚未开展介入治疗，专家提出只能予以药物溶栓，勉为一试。同时提出立即予以野山参灌服，连续使用近一月，病情稍稳定后，赴上海计划放置支架，当时造影检查冠脉已经完全再通。无独有偶，曾与本地一 ICU 专家探讨这一问题，该专家告知笔者，他对中医认识的改变，系由独参汤而起，曾有一心源性休克患者，当时已经用尽所有措施，血压依然无法回升，似乎回天乏力，科室里一医生建议灌注野山参，第二天上班时患者床位上未见人在，他以为已经不治，后居然在窗台边见该患者站着，让他颇为吃惊。

《临证指南医案》读书笔记

中　　风

钱　偏枯在左，血虚不萦筋骨，内风袭络，脉左缓大。（肝肾虚，内风动）

制首乌（四两，烘）、枸杞子（去蒂，二两）、归身（二两，用独枝者，去梢）、怀牛膝（二两，蒸）、明天麻（二两，面煨）、三角胡麻（二两，打碎，水洗十次，烘）、黄甘菊（三两，水煎汁）、川石斛（四两，水煎汁）、小黑豆皮（四两，煎汁）。

用三汁膏加蜜丸极细，早服四钱，滚水送。

笔记：身左属血，右属气。血虚则生内风，故而脉左缓大，脉大系由血不敛气所致，治从养血息风着手。血郁于上者，可用牛膝下引，其脉或是寸大关平尺小，呈倒锥体状，指力稍加，仍觉脉中有物。而虚大之脉，指力稍加，则顿觉空虚无力。方中怀牛膝一味，笔者曾用于左脉虚大之患者，用后反馈患者觉面部皮肤干燥，去牛膝后则症减，应是体内阴血不足，不耐下引所致。

金　失血有年，阴气久伤，复遭忧悲悒郁，阳夹内风大冒，血舍自空，气乘于左，口喎肢麻，舌喑无声，足痿不耐行走。明明肝肾虚馁，阴气不主上承。重培其下，冀得风熄，议以河间法。

熟地（四两）、牛膝（一两半）、萸肉（二两）、远志（一两半，炒黑）、杞子（二两）、菊花（二两，炒）、五味（一两半）、川斛（二两四钱）、茯神（二两）、淡苁蓉干（一两二钱）。

加蜜丸服四钱。

笔记：以案推测，应是先有常年失血之证，血失则阴伤，血以载气，血伤气亦伤，再遭生活变故，忧悲悒郁，五志化火，气血失于周流。血虚则生风，左侧口歪伴有肢体麻木，舌为心之苗，肝肾精血充足则能润养心神而舌体灵活发声,现在精血不足,只有厥逆之气上升,却未能携带精血上以润养舌体,故而舌喑无声。肝肾亏损,髓枯筋痿,自然足痿不耐行走。方用培补精血而息虚风之法,肝风多兼痰阻,用远志一味以化痰开窍。

沈(四九) 脉细而数,细为脏阴之亏,数为营液之耗。上年夏秋病伤,更因冬暖失藏,入春地气升,肝木风动,遂令右肢偏痿,舌本络强,言謇,都因根蒂有亏之症,庸俗泄气降痰,发散攻风,再劫真阴,渐渐神愦如寐。倘加昏厥,将何疗治?议用仲景复脉法。(液虚风动)复脉汤去姜、桂。

又 操持经营,神耗精损,遂令阴不上朝,内风动跃,为痹中之象。治痰攻劫温补,阴愈损伤,枯槁日甚,幸以育阴熄风小安。今夏热益加发泄,真气更虚。日饵生津益气勿急,大暑不加变动,再商调理。固本丸去熟地,加北味。

天冬、生地、人参、麦冬、五味。

笔记:一诊,脉细而数,精血不足而生虚热。夏秋所伤气血,本可在冬日潜藏之际得以培补滋养,但因遇到暖冬,气血未能好好收藏,待到春天,肝气应季而动,发为中风。既然中风的原因在于肝肾精血不足,他医仅见痰气上壅之标象,而不明此痰气上壅系由厥气上逆夹痰上行所致,或用降气化痰之法,或用发散攻风之药,肝肾之阴日益耗散,神气日渐衰弱。如寐一证,仲景少阴病但欲寐系由阳气不足所致,此处则是精血亏虚而成。

二诊,操持经营,神耗精损。读此八字,颇有感慨,劳神耗伤,今人尤甚,临床所见白领,形不动而思不停,常有形弱脉大之叹。阴液渐亏则虚风内动,见症治痰,或许是清代治疗中风的风气,就如现今治疗中风,常用丹参针、银杏叶一般。阴血下亏、厥风上冒之中风,育阴息风自然是正治,所以小安。但夏季阳气开泄,真气进一步损伤。方药虑及夏日气泄,可谓精当。现今夏日防暑,常以藿香正气水、十滴水,实在是倒病为因。

叶天士用复脉汤常去姜桂,学者批评去姜桂,已非仲景复脉汤,笔者以为,脉由阳鼓阴动所成,阳气鼓动营血系正常生理现象,既然此处是精血不足所致偏颇,复脉汤去阳药以养精血是理所当然之举。复脉汤作为叶氏常用的一张处方,拆解使用,灵活机动,无可厚非。

金(六九) 初起神呆遗溺,老人厥中显然,数月来夜不得寐,是阳气不交于阴。勿谓痰火,专以攻消,乃下虚不纳。议与潜阳。

龟腹甲心、熟地炭、干苁蓉、天冬、生虎胫骨(今已禁用,狗骨代。全书同）、怀牛膝、炒杞子、黄柏。

笔记：中风攻消痰火应是当时流弊。神呆遗溺，夜不得寐，应当是阴精亏虚于下，厥阳虚风上逆，阴阳不能相交之故。此案叶氏再次提出不可仅从痰火之标论治。

卢　嗔怒动阳，恰值春木司升，厥阴内风乘阳明脉络之虚，上凌咽喉，环绕耳后清空之地，升腾太过，脂液无以营养四末，而指节为之麻木。是皆痱中根萌，所谓下虚上实，多致巅顶之疾。夫情志变蒸之热，阅方书无芩连苦降、羌防辛散之理。肝为刚脏，非柔润不能调和也。（阳升热蒸液亏）

鲜生地、元参心、桑叶、丹皮、羚羊角、连翘心。

又　生地、阿胶、牡蛎、川斛、知母。

笔记：春日动怒，厥阴风动，下虚上实，血升于上，自然无法达于四肢末梢，故而指节麻木。再用辛散之药，更是伤阴，宜柔养调和。

近有经方家提出以大小续命汤治疗中风，仲景时代，寒而脉凝者，用此方多效，所谓寒凝并非专指外风，麻黄在解表散寒作用之外，《日华子本草》称其："通九窍，调血脉。"即有解凝通脉之意。时代变迁，到了叶氏所在年代，下元不足、厥风上逆者成为了重要原因，再以耗散之药，显然不合时宜。今时之人，以笔者江南所见，比之叶氏所处年代，心思曲运，汲伤肾水，下元不足者更是比比皆是。

钱（五八）　用力努挣，精从溺管沥出，已经两耳失聪，肾窍失司，显然虚象。凡肾液虚耗，肝风鸱张，身肢麻木，内风暗袭，多有痱中之累。滋液熄风，温柔药涵养肝肾。经言肝为刚脏，而肾脏恶燥，若攻风劫痰，舍本求末矣。（阴阳并虚）

熟地、枸杞、苁蓉、石菖蒲、当归、沙苑、巴戟、远志。

笔记：肾精亏虚而失固涩之力，精血不能荣养周身，故而精从溺管沥出，身肢麻木。虚风夹痰，而致两耳失聪。用药自然还是柔养息风兼化心经之痰。

张（四九）　中风以后，肢麻言謇，足不能行，是肝肾精血残惫，虚风动络，下寒，二便艰阻。凡肾虚忌燥，以辛润温药。

苁蓉、枸杞、当归、柏子仁、牛膝、巴戟、川斛、小茴。

笔记：此案之机，仍是肝肾精血不足，厥风动络，出现二便艰阻之症，于填精润养药中加入小茴香以开尿窍。笔者见下元精血不足，尿窍不利者，常有尺脉弦涩,用润养药加小茴。精血虚而偏热者,小茴毕竟偏温,笔者常以生山药、生鸡内金并用以润化虚瘀。

周 大寒土旺节候,中年劳倦,阳气不藏,内风动越,令人麻痹,肉瞤心悸,汗泄烦躁。乃里虚欲暴中之象,议用封固护阳为主,无暇论及痰饮他歧。(阳虚卫疏)

人参、黄芪、附子、熟术。

笔记:阳气者,烦劳则张。下元精血亏虚,厥风上逆可致中风,阳气不足,亦可导致内风动越,故以温阳益气之法。现今临床也可见到此类案例,平素常有皮腠疏松,动则汗出,中风后常见右脉虚大,一派气虚之象,补气温阳为正治。

某 阳明脉络空虚,内风暗动,右肩胛及指麻木。(胃虚表疏)

玉屏风散加当归、天麻、童桑。

笔记:血虚可致内风暗动,而气虚不敛亦可导致动风,言脉络空虚者,笔者臆测指下之感,应是脉虚而大,玉屏风加当归,宗当归补血汤之意,补气生血以敛虚风。

俞(氏) 寡居一十四载,独阴无阳,平昔操持,有劳无逸,当夏四月,阳气大泄主令,忽然右肢麻木,如坠不举,汗出麻冷,心中卒痛,而呵欠不已,大便不通。诊脉小弱。岂是外感?病象似乎痱中,其因在乎意伤忧愁则肢废也。攻风劫痰之治,非其所宜。大旨以固卫阳为主,而宣通脉络佐之。(卫虚络痹)

桂枝、附子、生黄芪、炒远志、片姜黄、羌活。

笔记:独阴无阳,有劳无逸,气血先伤于平素,加之夏日汗泄,更伤气阴。汗出麻冷,诊脉小弱,应是辨证眼目。呵欠不已系心肺居上,乏气荣养,附子温阳,桂枝、片姜黄活血通阳,黄芪补气,炒远志祛痰以治标。既已汗出麻冷,用羌活之意笔者不明,存疑。笔者曾以黄芪建中汤调治中风后遗症老妇,颇效,亦是补气通阳之法。

沈 风中廉泉,舌肿喉痹,麻木厥昏,内风亦令阻窍,上则语言难出,下则二便皆不通调。考古人吕元膺每用芳香宣窍解毒,勿令壅塞致危也。(胞络热邪阻窍)

至宝丹四丸,匀四服。

笔记:舌肿喉痹,语涩便闭,显然是痰阻窍闭,标急之象,以至宝丹开窍通闭。今时流行,谓某节气服安宫牛黄丸可防心脑疾病,用开破之药,更伤渐损之阴血,大谬。

葛(三八) 年未四旬,肌肉充盈,中病二年,犹然舌强言謇,舌厚边紫,而纳食便溺仍好。乃心胞络间久积之热弥漫,以致机窍不灵,平昔酒肉助热动风为病。病成,反聚于清空之络,医药之治痰治火,直走肠胃,是以久进多投无效。

至宝丹。

笔记:中年中风,肌肉充盈,纳食便溺仍有,系正气未虚。舌强言謇,舌厚边紫,平素多食酒肉,可知痰郁化热,观证正气未颓,故而虽病已两年,仍可用至宝丹开窍通闭。

吕(五九) 阳邪袭经络而为偏瘫,血中必热,艾灸反助络热,病剧废食。清凉固是正治,然须柔剂,不致伤血,且有熄风功能。(艾灸络热)

犀角(今已禁用,水牛角代。全书同)、羚角、生地、玄参、连翘、橘红、胆星、石菖蒲。

笔记:阴虚血热而致偏瘫,医者却以艾灸通络,实是火上添油。仲景曾言,火气虽微,内攻有力。思及现今艾灸、三伏贴盛行,似乎百病皆可用灸,实不可取。

丁 大寒节,真气少藏,阳夹内风旋动,以致痹中,舌边赤,中有苔滞。忌投攻风劫痰,益肾凉肝,治本为法。

生地、玄参、麦冬、川斛、远志、石菖蒲、蔗浆。

笔记:大寒时节,原是真气封藏之季,竟然内风旋动,可知下元虚极。肝风夹痰,舌边赤为内风化热之象,苔滞为痰浊之标,临证察中风患者,此类舌苔多见,仍用息风化痰之法。

曾(五二) 脉弦动,眩晕耳聋,行走气促无力,肛痔下垂。此未老欲衰,肾阴弱,收纳无权,肝阳炽,虚风蒙窍,乃上实下虚之象。质厚填阴,甘味熄风,节劳戒饮,可免仆中。

虎潜去锁阳、知母,加大肉苁蓉,炼蜜丸。

笔记:中风多有先兆,眩晕耳聋,是精亏而生厥阴虚风,气促痔垂是阳明气虚之兆,填阴息风以防仆中。似乎按照描述,还可加益气健脾之药,不知是否画蛇添足?

张 脉细小带弦,冬季藏纳少固,遂至痹中,百余日来诸患稍和。惟语言欲出忽謇,多言似少相续。此皆肾脉不营舌络,以致机窍少宣,乃虚象也。

早用地黄饮子煎法以治下,晚用星附六君子以益虚宣窍。

笔记: 脉细小带弦,显然是阴血不足之象,语言謇涩,系肾虚不能荣养舌络。案中虽未提脾胃不足,但地黄饮子煎法以及星附六君益虚都是顾护脾胃之举。中风日久,多卧少动,脾虚气弱为常见之证,顾脾治中可为王道之法。

某(妪) 今年风木司天,春夏阳升之候,兼因平昔怒劳忧思,以致五志气火交并于上,肝胆内风鼓动盘旋,上盛则下虚,故足膝无力。肝木内风壮火,乘袭胃土,胃主肌肉,脉络应肢,绕出环口,故唇舌麻木,肢节如痿,固为中厥之萌。观河间内火召风之论,都以苦降辛泄,少佐微酸,最合经旨。折其上腾之威,使清空诸窍毋使浊痰壮火蒙蔽,乃暂药权衡也。至于颐养工夫,寒暄保摄,尤当加意于药饵之先。上午服:

金石斛(三钱)、化橘红(五分)、白蒺藜(二钱)、真北秦皮(一钱)、草决明(二钱)、冬桑叶(一钱)、嫩钩藤(一钱)、生白芍(一钱)。

笔记: 人生于天地之间,于先天禀赋,后天调养,饮食情志之外,五运六气、四季更替都与人之气血潮汐相应。风木司天则肝气偏旺。加之春夏之季,阳气上升。怒则气升,劳则气耗,忧思气结。诸多因素而致五志化火,上盛下虚,则足膝无力,木盛克土,则唇舌麻木,肢节如痿。方药平肝泻火,兼用酸收,以治标为主。

又 前议苦辛酸降一法,肝风胃阳已折其上引之威,是诸症亦觉小愈,虽曰治标,正合岁气节候而设。思夏至一阴来复,高年本病,预宜持护,自来中厥最防于暴寒骤加,致身中阴阳两不接续耳。议得摄纳肝肾真气,补益下虚本病。

九制熟地(先用水煮半日,徐加醇酒、砂仁,再煮一日,晒干再蒸,如法九次,干者炒存性,八两)、肉苁蓉(用大而黑色者,去甲切片,盛竹篮内,放长流水中浸七日,晒干,以极淡为度,四两)、生虎膝骨(另捣碎,研,二两)、怀牛膝(盐水蒸,三两)、制首乌(四两,烘)、川萆薢(盐水炒,二两)、川石斛(八两,熬膏)、赤白茯苓(四两)、柏子霜(二两)。

上药照方制末,另用小黑稆豆皮八两煎浓汁,法丸,每早百滚水服三钱。

议晚上用健中运痰,兼制亢阳。火动风生,从《外台》茯苓饮意。

人参(二两)、熟半夏(二两)、茯苓(四两,生)、广皮肉(二两)、川连(姜汁炒,一两)、枳实(麸炒,二两)、明天麻(二两,煨)、钩藤(三两)、白蒺藜(鸡子黄拌煮,洗净炒,去刺,三两)、地栗粉(二两)。

上末用竹沥一杯,姜汁十匙,法丸,食远开水服三钱。

笔记:治标得小效,夏至一阴复,气血始呈下收之势,方药便转用固本之法,滋补之药治法烦琐,复用《外台秘要》茯苓饮健脾化痰,无非考虑胃纳。古时医者用药,或因药后脉证更迭,或因节气交变,则方药随之更替。而观今人求医,或因医者诊务繁忙,或因患者厌烦复诊,常执一方连服数月甚或一年,实不可取。

又 近交秋令,燥气加临,先伤于上,是为肺燥之咳。然下焦久虚,厥阴绕咽,少阴循喉,往常口燥舌糜,是下虚阴火泛越。先治时病燥气化火,暂以清润上焦,其本病再议。

白扁豆(勿研,三钱)、玉竹(三钱)、白沙参(二钱)、麦冬(去心,三钱)、甜杏仁(去皮尖,勿研,二钱)、象贝母(去心,勿研,二钱)、冬桑叶(一钱)、卷心竹叶(一钱)。

洗白糯米七合,清汤煎。

又 暂服煎方:

北沙参(三钱)、生白扁豆(二钱)、麦冬(三钱)、干百合(一钱半)、白茯神(一钱半)、甜杏仁(去皮尖,一钱半)。

又 痰火上实,清窍为蒙。于暮夜兼进清上方法。

麦冬(八两)、天冬(四两)、苡米(八两)、柿霜(四两)、长条白沙参(八两)、生白扁豆皮(八两)、甜梨汁(二斤)、甘蔗浆(二斤)。

水熬膏,真柿霜收,每服五钱,开水送下。

笔记:入秋燥气加临,肺燥加之肝肾久虚,外邪内虚相合,燥咳、口燥、舌糜,先以润肺燥以治标。

又 夏热秋燥,阳津阴液更伤,口齿咽喉受病,都属阴火上乘,气热失降使然。进手太阴清燥甘凉方法甚安。其深秋初冬调理大旨,以清上实下,则风熄液润,不致中厥。至冬至一阳初复再议。

燕窝菜(洗净,另熬膏,一斤)、甜梨(去皮核,绢袋绞汁,熬膏,二十个)、人参(另熬收,三两)、九制熟地(水煮,四两)、天冬(去心,蒸,二两)、麦冬(去心,四两)、黄芪皮(生用,四两)、炙黑甘草(二两)、五味(二两,蒸)、云茯神(三两,蒸)。

笔记：秋日暂以润肺，节气至深秋初冬，天地潜藏，则宜顺势滋肾填精以息虚风。

又　左关尺脉独得动数，多语则舌音不清，麻木偏着右肢，心中热炽，难以名状。此阳明脉中空乏，而厥阴之阳夹内风以纠扰，真气不主藏聚，则下无力以行动，虚假之热上泛，为喉燥多咳，即下虚者上必实意。冬至后早服方，从丹溪虎潜法。

九制熟地（照前法制，八两）、肉苁蓉（照前制，四两）、天冬（去心，蒸，烘，四两）、当归（炒焦，二两）、生白芍（三两）、川斛（熬膏，八两）、黄柏（盐水炒，二两）、怀牛膝（盐水蒸，三两）。

上为末，另用虎骨胶三两溶入，蜜捣丸，服五钱，滚水送。

笔记：左关尺脉独得动数，是乙癸肝液肾水沸腾之象，虚风化火上扰心苗，则心中热炽，舌音不清。天冬清心滋液，归、芍养血润肝，黄柏下泻肾火，熟地黄、肉苁蓉、川斛填精滋肾，怀牛膝引降虚火。

又　太太诸恙向安，今春三月，阳气正升，肝木主乎气候，肝为风脏，风亦属阳，卦变为巽，两阳相合，其势方张，内风夹阳动旋，脂液暗耗而麻痹不已。独甚于四肢者，风淫末疾之谓也。经云：风淫于内，治以甘寒。夫痰壅无形之火，火灼有形之痰，甘寒生津，痰火风兼治矣。

天冬（四两）、麦冬（八两）、长白沙参（八两）、明天麻（四两，煨）、白蒺藜（照前制，四两）、甜梨汁（一斤）、芦根汁（流水者可用，八两）、青蔗浆（一斤）、鲜竹沥（八两）、柿霜（四两）。

先将二冬、沙参、天麻、白蒺藜加泉水煎汁滤过，配入四汁同熬成膏，后加柿霜收，每日下午食远服五钱，百滚水调服。

笔记：又至春日，风木引动肝阳，夹痰上攻，形成痰火交攻之势，以天麻、白蒺藜平肝，沙参、二冬养阴清金，芦根汁、鲜竹沥清润化痰，更以柿霜降金气而折火势。

又　下虚上实，君相火亢，水涸液亏，多有暴怒跌仆之虞。此方滋液救焚，使补力直行下焦，不助上热。议铁瓮申先生琼玉膏方。

鲜生地水洗净，捣自然汁二斤，绵纸滤清，随和入生白沙蜜一斤，另置一铅罐或圆铅球，盛前药封坚固，用铁锅满盛清水，中做井字木架，放罐在上，桑柴火煮三昼夜，频添水，不可住火，至三日后，连器浸冷水中，一日顷取出，入后项药。

人参(蒸,烘,研细末,六两)、白茯苓(蒸,研粉,十六两)、真秋石(银罐内煅,候冷研,一两)。

三味拌入前膏,如干豆沙样,收贮小口瓷瓶内,扎好,勿令泄气,每早百滚水调服五六钱。

笔记:身心不二,水涸液亏,君相火亢,则易生暴怒之气、跌仆之虞。暴怒之气,又助火涸液。所谓心胸宽广,即有心血足、肺津充之意。血足津充,则不易生嗔怒之心。临证用药,常有患者气血通达之后,言心境亦有宽广之感。

又 立冬后三日,诊得左脉小弦动数,右手和平略虚。问得春夏平安,交秋后有头晕,左目流泪,足痿无力,不能行走,舌生红刺,微咳有痰。此皆今年天气大热已久,热则真气泄越,虚则内风再旋。经言痿生大热,热耗津液,而舌刺、咳嗽、流泪者,风阳升于上也,上则下焦无气矣。故补肝肾以摄纳肾气为要,而清上安下,其在甘凉不伤脾胃者宜之。

制首乌(四两)、杞子(炒,一两半)、天冬(去心,二两)、芫蔚子(蒸,二两)、黄甘菊(一两半)、黑稆豆皮(二两)、茯苓(蒸,二两)、川石斛(熬膏,八两)、虎骨胶(二两,水溶)。

上末,以川斛膏同溶化,虎骨胶捣丸,早上滚水服三四钱。

笔记:左脉小弦动数,为虚风内动脉象,经年用清润滋填药物,而得春夏平安。虽说春夏平安,但天热气耗,真气外泄,秋季始有虚风之象,立冬后更是内风再旋,冬日仍以摄纳肾气为主。甘凉不伤脾胃一句,值得标注。久患中风之人,多静少动,脾胃定虚,用药时时顾及脾胃,方是王道。

肝 风

王 阳夹内风上巅,目昏耳鸣不寐,肝经主病。

熟地(炙)、炙龟甲、萸肉、五味、磁石、茯苓、旱莲草、女贞子。

笔记:寥寥数语,乙癸下虚、肝风上扰之象尽显。磁石、龟甲金石介类潜降心火以归肾宅,五味收气纳肾,熟地、萸肉、二至填精清养,茯苓有健脾引气助降之意。

陈(四五) 操持烦劳,五志阳气夹内风上扰清空,头眩耳鸣,目珠痛。但身中阳化内风,非发散可解,非沉寒可清,与六气火风迥异。用辛甘化风方法,乃是补肝用意。

枸杞子、桂圆肉、归身、炙草、甘菊炭、女贞子。

笔记:操持烦劳,皆耗气血,五志过极皆能化火,汲伤乙癸之阴,故而头眩耳鸣、目珠作痛。彭子益言,虚火宜养。郁火可发,实火可清,皆不是此例病机。桂圆肉虽说是养心血之药,今人用之则多助心火,师叶氏法,亦宜因时制宜而不泥其方。

凌　交节病变,总是虚症。目泛舌强,脊背不舒,溲淋便涩,皆肾液不营,肝风乃张。当宗河间浊药轻服,名曰饮子。

熟地(五钱)、咸苁蓉(八钱)、炒杞子(三钱)、麦冬(二钱)、云苓(一钱半)、川石斛(三钱)、生沙苑(一钱)、石菖蒲(一钱)、远志肉(四分)。

饮子煎法。

笔记:虚人气虚血弱,不能耐受节气变化,肾液亏,肝风张,宜滋肾养液。虚人体弱,故用浊药轻服之法。所谓饮子煎法,即清水微煎,久煎则药浊味重,脾胃虚弱之人不能受纳。如今医家患者,但凡煎药,都喜"浓煎"二字,以为尽得药效,饮子煎法日益少见。

某　高年水亏,肝阳升逆无制,两胁染染如热,则火升面赤,遇烦劳为甚。宜养肝阴和阳为法。

九蒸何首乌(四两)、九蒸冬桑叶(三两)、徽州黑芝麻(三两)、小黑稆豆皮(三两)、巨胜子(二两,即胡麻)、浸淡天冬(去心,一两)、真北沙参(二两)、柏子仁(一两半,去油)、云茯神(二两)、女贞实(二两)。

上为末,青果汁法丸,早服三钱,开水送。

笔记:水亏肝逆,胁热面赤,一派上热下亏之势,烦则心动火炎,劳则体虚气耗,自然加重,润养之药,看似平淡无奇,久久却可为功。

丁(四三)　因萦思扰动五志之阳,阳化内风,变幻不已,夫阳动莫制,皆脏阴少藏,自觉上实下虚。法当介以潜之,酸以收之,味厚以填之。偏寒偏热,乌能治情志中病?

熟地、萸肉、五味、磁石、茯神、青盐、鳖甲胶、龟板胶。

即溶胶为丸。

笔记:介类潜阳,酸收养肝,胶味浓填精,皆是治本之法,见阳亢则用苦寒之法,见下虚即用温补之药,皆不是正治。反观今时,附子盛行,以阳动阴随为由,岂知肾水已亏,再用温阳,正如火烧空壶,何来水液蒸腾化气?

朱(妪)　心中热辣,寤烦不肯寐。皆春令地气主升,肝阳随以上扰,老年五液交枯,最有痫痉之虑。

生地、阿胶、生白芍、天冬、茯神、小黑稆豆皮。

笔记:心中热辣,当指膻中灼热,系五液交枯,无以养心之阴液所致,加之春日阳气上升,阳更不能入于阴而得安寐,天冬最养心阴滋心液,茯神助降心气,生地、阿胶、生白芍、黑豆皮养肝血肾阴,乙癸水足,心火自降。

王(氏)　痛从腿肢筋骨上及腰腹,贯于心胸。若平日经来带下,其症亦至。此素禀阴亏,冲任奇脉空旷。凡春交,地中阳气升举,虚人气动随升,络血失养,诸气横逆,面赤如赭,饥不欲食,耳失聪,寤不成寐。阳浮,脉络交空显然。先和阳治络。

细生地、生白芍、生鳖甲、生龟甲、生虎骨、糯稻根。

煎药,送滋肾丸一钱半。

又　前用滋肾丸,痛缓,面浮跗肿。血气俱乏,内风泛越。经言:风胜则动,湿胜则肿。阴虚多热之质,议先用虎潜丸,每服四钱,四服。

笔记:阴亏日久,伤及冲任奇脉。带下亦是肾精所化,经来带下则精亏证至。面赤如赭,耳失聪,寤不成寐皆是下元亏虚,阳气独旺之证,介潜润养后痛缓,面浮跗肿亦是内风所致。

周　怒动肝风,筋胀胁板,喉痹。

阿胶、天冬、柏子仁、牡蛎、小麦。

笔记:文简案短,推测应是肝血不足在先,再以怒气动肝,故致筋胀胁板,喉痹应是下元水亏,无以上呈,心窍失于润养。天冬清润心阴,柏子仁养心血,阿胶养肝血,牡蛎潜肝阳,小麦护心气。

某(妪)　脉右虚左数,营液内耗,肝阳内风震动,心悸眩晕少寐。(心营热)

生地、阿胶、麦冬、白芍、小麦、茯神、炙草。

笔记:脉右虚左数,右虚为阳明气血不足,左数系肝风内动,营虚风动,故而心悸眩晕。少寐则是阴血不足以敛藏心神所致。方中除润肝养血之外,更加麦冬、炙草顾护阳明气血,肝脾同治之意。

汪　如寐舌喑,面赤亮,汗出,未病前一日顿食面颇多,病来仓促,乃少阴肾脏阴阳不续,厥阴肝风突起,以致精神冒昧,今七八日来声音不出,乃机窍不灵。治法以固护正气为主,宣利上焦痰热佐之,若地冬养阴,阴未骤生,

徒使壅滞在脘,急则治标,古有诸矣。挨过十四十五日,冀有转机。(痰热阻窍)

人参、半夏、茯苓、石菖蒲、竹沥、姜汁。

笔记:足少阴肾经循喉咙、夹舌本,患者如寐舌喑,可知少阴阴精不能上呈,应是肝肾阴虚之体,复加食面过多,一来饮食壅滞中脘,右路阳明不降,二来面食助益肝风,左路虚风上扰,面赤而亮,虚风不携阴液以润喉咙,故而舌喑。病起于过食,虽有阴液不足之患,仍以通降阳明为先。

人参、茯苓、半夏组合,为叶氏通补阳明之法,人参补脾气以顾本,半夏化痰以治标,茯苓一味,笔者通读《临证指南医案》,以为叶氏用药手法,应有顺降阳明水气之意,江南人群体弱,不耐厚味攻伐,笔者临床见右关脉虚浊而滑之人,以此三味通补阳明,颇有疗效。

关于米面偏性,粳米略略偏凉,且略有利湿之意,江南人多食。面偏温,且略有助湿之意,北方人多食。笔者最初未予在意,临证日久方觉,于虚人而言,肝之阴血不足者,食面多有过敏表现,嘱戒面食后好转,曾屡遇此类患者,乃知饮食之偏,亦需留意。

江 左胁中动跃未平,犹是肝风未熄,胃津内乏,无以拥护。此清养阳明最要,盖胃属腑,腑强不受木火来侵,病当自减,与客邪速攻,纯虚重补迥异。(肝胃阴虚)

酸枣仁汤去川芎,加人参。

笔记:左胁动跃系肝血亏虚,肝风内动之象,仲景有"见肝之病,知肝传脾"之语,方中以酸枣仁汤去燥烈之川芎,酸枣仁养肝之阴血,人参、茯苓、知母、甘草益脾气润脾阴。客邪速攻,纯虚重补,八字值得细细玩味。客邪外来,正气未虚,以祛邪为要,笔者临证常见慢性病调理患者,偶遇外邪感冒,脉象与平日大变,分经论治之后,邪退正安,再诊其脉,则基础脉象方显。纯虚之人,无痰瘀内堵,可予重补,现今临床,所见之人,多有瘀浊之象,稍以腻味投之,立现苔腻之象,笔者常在化瘀浊基础上,予以清补之药,方可缓缓见功。

又 诸恙向安,惟左胁中动跃多年,时有气升欲噎之状。肝阴不足,阳震不息,一时不能遽已。今谷食初加,乙癸同治姑缓。

人参、茯神、知母、炙草、朱砂染麦冬,调入金箔。

笔记:见肝风之象,而用通补阳明之药。笔者临床见阴血不足之人,右关缓弱,或缓滑者,不耐调补肝肾之腻药,则在顾护阳明基础上,予以寄生、黑豆衣等平和润养之药,常可缓缓获效。

又 鲜生地、麦冬(朱砂拌)、竹叶心、知母,冲冷参汤。

笔记:此诊方见生地润肝滋肾,足可见顾护脾胃之要。

席(五七) 脉来弦动而虚,望六年岁阳明脉衰,厥阴内风暗旋不熄,遂致胃脉不主束筋骨以利机关,肝阳直上巅顶,汗从阳气泄越,春月病发,劳力病甚,此气愈伤,阳愈动矣。法当甘温益气。攻病驱风,皆劫气伤阳,是为戒律。(胃虚表疏)

人参、黄芪、当归、炙草、冬桑叶、麦冬、地骨皮、花粉。

笔记:脉来弦动而虚,笔者临床之见,既有左关弦动重按无力而虚者,又有左关弦而右关虚大者,皆是土虚风动之象。病发在春月,恰逢木气升腾之令,因虚而动,天士润养厥阴阳明以安虚风。攻病驱风之药,大犯虚虚之戒。

辨别虚实二字,读医案时觉颇易,临证用药时则颇难,形体虽盛,脉弦大不耐重按者,虚者居多,可资借鉴。

孙(氏) 胃虚,肝风内震,呕痰咳逆,头痛眩晕,肢麻,汗出寒热。(胃虚痰滞)

二陈汤加天麻、钩藤。

笔记:胃虚一则右路不降,痰浊内生,二则土虚木乘,以天麻、钩藤平肝以降左路,二陈和胃化痰以降右路,甚为妥当。

沈(五六) 色苍形瘦,木火体质,身心过动,皆主火化。夫吐痰冲气,乃肝胆相火犯胃过膈,纳食自少,阳明已虚。解郁和中,两调肝胃,节劳戒怒,使内风勿动为上。(滋肝和胃)

枸杞子、酸枣仁、炒柏子仁、金石斛、半夏曲、橘红、茯苓。

黄菊花膏丸。

笔记:色苍形瘦四字颇为传神。心动阳升,更耗阴液,虚火犯胃则纳食减少,方以润肝和胃也是正治。唯枸杞一味,本草书多谓之性平,然笔者验之临床,略觉偏温,且有动阳之效。他案之中,叶氏常用炒枸杞,应是减其升发之性。枣仁一味,临床多以为安神必用之药,见叶案多用之养肝血,平肝风。笔者验之临床,左关脉虚大者,或证见虚汗,或见寐而早醒,或见胆虚易惊,用之养肝平肝颇效,而左关脉浊者,用之安神,脉络瘀浊,药难达病所,用之乏效,宜与化瘀祛痰药并进。

梁 木火体质,复加郁勃,肝阴愈耗,厥阳升腾。头晕目眩心悸,养肝熄风,一定至理。近日知饥少纳,漾漾欲呕,胃逆不降故也。先当泄木安胃为主。(泄肝安胃)

桑叶(一钱)、钩藤(三钱)、远志(三分)、石菖蒲(三分)、半夏曲(一钱)、广皮白(一钱半)、金斛(一钱半)、茯苓(三钱)。

笔记:前案心动阳升下汲乙癸之水,此案郁勃而耗肝阴,皆致厥气上逆,治以平肝阳,降阳明。见远志、石菖蒲可知肝风兼夹痰浊。

身心不二,情志多可致病,体质又可影响情志,门诊调脉治病,身体渐复之后,患者情绪常常亦可转佳。

沈 年岁壮盛,脘有气瘕,嗳噫震动,气降乃平,流痰未愈,睾丸肿硬。今入夜将寐,少腹气冲至心,竟夕但痛不寐,头眩目花,耳内风雷,四肢麻痹,肌腠如刺如虫行。此属操持怒劳,内损乎肝,致少阳上聚为瘕,厥阴下结为疝,冲脉不静,脉中气逆混扰,气燥热化,风阳交动,营液日耗。变乱种种,总是肝风之害,非攻消温补能治,惟以静养,勿加怒劳,半年可望有成。(怒劳伤肝,结疝瘕)

阿胶、细生地、天冬、茯神、陈小麦、南枣肉。

笔记:怒劳则肝气冲逆,气上攻冲,入夜阳气不能复归,诸证种种,皆是肝风夹痰之象,用药也合情理。唯觉上瘕下疝,仅用润养之药,且需半年方有望可成,非大家风范者不能。

临证之初,笔者恩师嘱读明清医案,读叶案时,颇有似懂非懂之感,而读书临证日久,常觉叶案读来亲切,此案"脉中气逆混扰"之语,读之会心一笑。笔者临证,遇患者暑日贪凉,热气内闭,常脉之外,似有杂气扰动,刮痧之后,杂气则减。

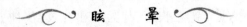

眩 晕

某 痰火风在上,舌干头眩。

天麻、钩藤、菊花、橘红、半夏曲、茯苓、山栀、花粉。

笔记:此案记录颇简,笔者读叶案,常喜臆测,似有跟随大家临证之感,痰火风在上,脉似应有两寸浊滑,脉势上攻之象,半夏曲、茯苓和阳明以降右路,余药清痰火以平左路。

某　酒客中虚痰晕。

二陈加术、白蒺藜、钩藤、天麻。

笔记:酒客阳明虚而痰湿内生,眩晕由痰湿所致,二陈化痰湿,白蒺藜、钩藤、天麻平虚风,加白术更是健脾以杜生痰之源。

汪(五十)　脉弦动,眩晕痰多,胸痹窒塞。此清阳少旋,内风日沸,当春地气上升,最虑风痱。(内风夹痰)

明天麻、白蒺藜、桂枝木、半夏、橘红、茯苓、苡仁、炙草。

笔记:脉弦动,应是弦中带有动跃之感,脉势欲作上冲之意,左路肝风上旋,右路阳明痰阻不降,桂枝一味用以疏肝,本草书谓桂枝有平冲降逆之功,笔者以为意在疏通,木曰曲直,欲直被抑,解其郁即是平逆气。笔者地处江南,临证所见之人,多有郁火,常改桂枝为桑枝。

吴(四五)　诊脉尢弱,痰多眩晕。心神过劳,阳升风动,不可过饮助升。治痰须健中,熄风可缓晕。

九蒸白术、炒杞子、白蒺藜、茯苓、菊花炭

笔记:尢弱之脉系乙癸精血亏虚之象,下元亏则虚风动,心神过劳、过饮又皆能助阳动风,方以炒杞子、菊花炭、白蒺藜润平左路,白术、茯苓健脾以杜痰源。

叶氏杞子用炒,菊花用炭,应是减其上升之势。曾以为生麦芽平和,予阴血不足之人作为疏肝之用,用后颜面红而起屑,用炒麦芽则无碍,药物制法,宜深究。

某　两寸脉浮大,气火上升,头眩,甚则欲呕吐。厥阴上干,久则阳明失降,土被木克,脾胃俱伤。先当镇肝阳。

制首乌、稆豆皮、炒杞子、柏子仁、紫石英、茯神、天冬、南枣。

笔记:两寸脉浮大,气火皆冲逆于上焦,阳明自然不能顺降,稆豆皮,天士常用以养血平肝,笔者试之临床,甚为平和有效,茯神如前所述,叶氏用来,有导气引水下行之意。

某　操持惊恐,相火肝风上窜,目跳头晕,阴弱欲遗,脉左弦劲,右小平。

生地、白芍、丹皮、钩藤、天麻、白蒺藜、黄菊花、橘红。

笔记:脉左弦劲,为肝风上窜之象,右小平,系阳明土气尚可,故方仅以养血平肝之药即可。

某(二四)　晕厥,烦劳即发。此水亏不能涵木,厥阳化风鼓动,烦劳阳升,病斯发矣。据述幼年即然,药饵恐难杜绝。(阴虚阳升)

熟地(四两)、龟板(三两)、牡蛎(三两)、天冬(一两半)、萸肉(二两)、五味(一两)、茯神(二两)、牛膝(一两半)、远志(七钱)、灵磁石(一两)。

笔记:幼年即发,当是先天即亏,见方药,想来脾胃尚强,若是脾土不旺,浊药一投,恐难承受。

牛膝一味,引血下行,笔者曾用于脉虚大之人,或是滋填之药未敢多用,用后头晕乏力,虚人血气有限,稍一下引,上即空乏,用之虚人,宜慎。

田(二七)　烦劳,阳气大动,变化内风,直冒清空,遂为眩晕。能食肤充,病不在乎中上。以介类沉潜真阳,咸酸之味为宜。

淡菜胶、龟板胶、阿胶、熟地、萸肉、茯苓、川斛、建莲。

山药浆丸。

笔记:能食则土旺,肤充则金润,烦劳动阳,虽作眩晕,因由下焦虚损,仅用介潜滋填即可。读叶氏医案,最喜其方药之简,能推论病机药理,以师其法。

头　风

徐(四一)　头风既愈,复发痛甚,呕吐不已。阳明胃虚,肝阳化风愈动,恐有失明之忧。(胃虚风阳上逆)

炒半夏、茯苓、苦丁茶、菊花炭、炒杞子、柏子霜。

笔记:头风因由左路血虚肝旺,右路阳明不降所致,杞子用炒,菊花用炭,减其上升之性,茯苓并用半夏,系叶氏经典清降阳明组合,茯苓淡渗化饮,引阳明气水下行,半夏燥而化痰,顺应阳明通降之性。

朱(五四)　阳明脉弦大而坚,厥阴脉小弦数促,面赤,头痛绕及脑后,惊惕肉瞤,絷絷汗出,早晨小安,入暮偏剧。此操持怫郁,肝阳夹持内风直上巅顶,木火戕胃为呕逆,阳越为面赤汗淋。内因之病,加以司候春深,虑有暴厥痉痓之幻。夫肝为刚脏,胃属阳土,姑议柔缓之法,冀有阳和风熄之理。

复脉去参、姜、桂,加鸡子黄、白芍。

笔记:案首即言脉象,阳明脉弦大而坚,应是胃失柔润而致肝木来乘,厥阴脉小弦数促,肝风已然化火。人卧则血归于肝,一夜休养,晨起小安,烦劳一日,入暮则剧。复脉去参姜桂之温热助气,有养厥阴、润阳明之药,复加鸡子黄养心阴,白芍柔肝阴,甚为恰当。至于有医家认为,复脉去参姜桂则不应再称复脉之说,笔者以为,成方重在结构,用时取其所需,随证取用,不必拘泥方药名称。

朱(三四) 头风目痛昏赤,火风上郁最多,及询病有三四年,遇风冷为甚。其卫阳清气久而损伤,非徒清散可愈,从治风先治血意。(血虚)

杞子、归身、炒白芍、沙苑、菊花、钩藤。

笔记:头风目痛昏赤,病短势急者,多从火风上郁立论,病有三四年,则需顾虑厥阴肝血不足,遇风冷为甚,则思虚火久郁上焦,损及卫阳清气,方中仅用养血平肝之药,应是血润肝平,清气自复之意。

虚　劳

王(二二) 此少壮精气未旺,致奇脉纲维失护。经云,形不足者,温之以气;精不足者,补之以味。今纳谷如昔,当以血肉充养。(阴虚)

牛骨髓、羊骨髓、猪骨髓、茯神、枸杞、当归、湖莲、芡实。

笔记:纳谷如昔,可知中焦脾土尚旺,故以血肉有情充填奇脉。调治虚劳,最应顾及脾胃,脾胃受损,则生化乏源。

陈(二一) 春病至夏,日渐形色消夺,是天地大气发泄,真气先伤,不主内守,为损怯之症。不加静养,损不肯复,故治嗽治热无用。交节病加,尤属虚象。脉左数甚,肛有漏疡,最难全好。

熟地、炒山药、建莲、茯苓、猪脊筋。

笔记:春夏阳气外泄,故而形色日见消夺,嗽为金气不降,热由血虚而生,皆非有形实邪,故治热治嗽无用。交节大气变动,虚者难以耐受。肛之漏疡,亦是精气外泄之机窍,自然难以全好。

静养治损,思及站桩,亦是静以宁神安气,以充填精元气血。体内多浊瘀者,站后多有排病反应,若先以汤药涤荡,八段锦等动功导气引血,再以站桩静养气血,是否更佳?

徐(四一) 清金润燥热缓,神象乃病衰成劳矣。男子中年,行走无力,寐中咳逆。温补刚燥难投。

天冬、生地、人参、茯苓、白蜜。

笔记:初读医书,不解金能生水之意,临证日久,见虚劳之人,或是咳逆,或是经水迟而不来,或是腰酸脚痿无力,见右寸脉虚而缓大,舌无腻苔,常投以益气润金之药,多见获效。

钱 阳外泄为汗,阴下注则遗,二气造偏,阴虚热胜。脑为髓海,腹是至阴,皆阳乘于阴。然阳气有余,益见阴弱,无以交恋其阳,因病致偏,偏久致损。坐功运气,阴阳未协,损不肯复,颇为可虑。今深秋入冬,天令收肃,身气泄越,入暮灼热,总是阴精损伤而为消烁耳。

川石斛、炒知母、女贞子、茯神、糯稻根、小黑稆豆皮。

笔记:汗泄下遗皆是气血损耗之途,精血不足,则虚热内生,入冬原本天气收敛,身气仍然泄越,可见症情之重。所选之药,皆轻灵之品,甚符虚人体质。

汗血同源,微微汗出可畅达气血,虚人气血不足者,不宜大汗淋漓,常遇白领夜跑出汗,谓之锻炼身体,久之却见月汛稀发,是为伤阴,宜慎。

又 暮夜热炽,阴虚何疑?但从前表散,致卫阳疏泄,穿山甲钻筋流利,后致经络气血劫撤,内损不复,卫阳藩篱交空。斯时亦可撑半壁矣,失此机宜,秋收冬藏主令,其在封固蛰藏耳,张季明谓元无所归则热灼,亦是。

(丸方) 人参、河车、熟地、五味、莲肉、山药、茯苓。

食后逾时服六神汤。

笔记:表散助汗,卫疏气泄,穿山甲通络内攻,亦耗气血,外散内耗,精气消弥,幸在秋冬,用益气填精之法。

今人养生,喜用汗蒸、刮痧,谓之排毒,岂知正气耗伤,虚人益虚,实为害生。常见体虚之人,喜食辛辣刺激,亦是耗血之途。笔者常嘱阴血不足之人,少食葱、蒜、香菜之属,虽为调味,久久食之,气血亦损。

穿山甲钻筋流利,内攻耗伤正气。思及肿瘤科治疗,多用攻破解毒之品,常遇患者药后神疲乏力,四肢酸软,窃以为虚实兼夹之体,当时时不忘扶固正气。

张(六七) 有年呼气颇和,吸气则胁中刺痛,是肝肾至阴脏络之虚。初投辛酸而效,两和肝之体用耳。大旨益肾当温,复入凉肝滋液,忌投刚燥。

大熟地、天冬、枸杞、柏子霜、茯苓、桂圆肉、女贞子、川斛。

蜜丸。

笔记:《难经·四难》:"呼出心与肺,吸入肾与肝。呼吸之间,脾受谷气也。"此例呼气颇和,当知心肺尚健,吸气胁中刺痛,当虑肝肾虚瘀。窃以为,因虚致瘀,润液滋养即是通络之法,叶氏谓之辛润通络。

徐　今年长夏久热,伤损真阴,深秋天气收肃,奈身中泄越已甚,吸短精浊,消渴眩晕,见症却是肝肾脉由阴渐损及阳明胃络,纳谷减,肢无力。越人所云阴伤及阳,最难充复,诚治病易,治损难耳。

人参、天冬、生地、茯神、女贞、远志。

笔记:人生于天地之间,天人实为一体。叶氏论病,重视节气更替,夏热耗散,真阴受损,吸短精浊,显是肝肾已虚。日久损及胃气,纳谷减。张锡纯言:"后天资生,纳谷为宝。"脾气受损,生化乏源。益气健脾,清养滋肾为治。

钟(二十)　少年形色衰夺,见症已属劳怯,生旺之气已少。药难奏功,求医无益。食物自适者,即胃喜为补,扶持后天,冀其久延而已。

鱼鳔、湖莲、秋石、芡实、金樱子。

笔记:胃喜为补四字,妙极。今人常以营养学为由,勉强进食,曾遇一老妪,饮牛奶则泄,前来就诊,望调养以适应牛奶,笔者处方四字:不饮牛奶。

周(七十)　脉神形色,是老年衰惫。无攻病成法,大意血气有情之属栽培生气而已。每日不拘用人乳或牛乳约茶盏许,炖暖,入姜汁三分。

笔记:老年衰惫,乃生理现象,培补有情之品,可以延年,人乳、牛乳皆为精血所化,以姜汁并用,可助脾胃受纳,姜汁撞奶亦是此意。然老年衰惫亦当分别气血阴阳,并非一味牛乳可以囊括,而今老人脾虚湿浊者不在少数,再以牛乳润补,则有壅滞阳明之嫌。

某(女)　交夏潮热口渴,肌肤甲错。此属骨蒸潮热。

生鳖甲、银柴胡、青蒿、黄芩、丹皮、知母。

笔记:此例显然是暑热熏灼营阴,阴血不足而致瘀滞,养阴通络即是正治。

王(十二)　稚年纯阳,诸阳皆聚于骨,阴未充长,阳未和谐,凡过动烦怒等因,阳骤升巅为痛,热寐痛止,阳潜入阴也。此非外邪,常用钱氏六味丸加龟甲、知母、咸秋石,以滋养壮阴。

笔记:钱乙六味之方,即为少年所设。今人动辄谓六味补肾,岂知无阳以化,岂不枉然?过动烦怒,皆可升阳,今人心思烦扰者不在少数,心火往往下汲乙癸之水。加之白日无暇运动,气血不能顺势布散,夜间健身夜跑,阳气不能顺势潜降,久之阴血耗伤,心烦易怒,夜不能寐。

施(三二) 脉尺垂少藏,唾痰灰黑。阴水内亏,阳火来乘,皆损怯之萌,可冀胃旺加餐耳。年岁已过三旬,苟能静养百天,可以充旺。

熟地、天冬、川斛、茯神、远志、山药、建莲、芡实、秋石。

猪脊髓丸。

笔记: 读叶氏论脉,颇觉形象,尺垂之脉,今人更多。相火妄动,当以滋填,但虚劳之证,最需顾及脾胃。所谓静养百天,当是心火不动,欲念不起,肾精乃能充旺。心火已动,欲念已起,以意志强忍不动,无非增加浊精败血而已。方中茯神、远志亦有化痰宁心之意。

张 劳烦,夏秋气泄而病,交小雪不复元,咽中微痛,血无华色。求源内损不藏,阴中之阳不伏,恐春深变病。

熟地炭、清阿胶、川斛、浸白天冬、秋石(二分)。

笔记: 常人夏秋气泄,入冬潜藏,此例小雪仍不复元,可知精损之深,秋石为引,咸而入肾,今人少用。

许(三二) 阴伤及阳,畏风外冷,午后潮热,舌绛渴饮,刚峻难进,腰脊坠,音哑心嘈。姑与柔阳滋液。

首乌、枸杞、天冬、黑穞豆皮、茯神、建莲。

笔记: 畏风外冷,系由阴伤不能涵养卫气所致,并非外邪,叶氏用药,治病求源,养阴滋液,卫气自复。

黄 当纯阳发泄之令,辛散乱进,火升,咽干气促。病根在下焦,阴虚成劳,最难调治。

熟地、炒山药、五味、芡实、茯神、湖莲。

笔记: 辛散乱进四字,读之痛快。今时江南之地,川味盛行,脾胃气血不足之体,平常饮食不能感知其味,健脾养血方为正治。世人不知,乃用辛辣刺激,谓之舒爽,实是饮鸩止渴,久则耗气伤阴。

宋 劳损三年,肉消脂涸,吸气喘促,欲咳不能出声,必蹻按季胁,方稍有力,寐醒喉中干涸,直至胸脘。此五液俱竭,法在不治。援引人身脂膏为继续之算,莫言治病。

鲜河车、人乳汁、真秋石、血余灰。

笔记: 五液比之人身的汽油,汽油燃尽,则生命耗竭。读此案,思及笔者曾治一老妪,秋冬就诊,形瘦骨弱,骨蒸心悸,风吹欲仆,诊脉弦细欲断,幸得胃纳未绝,恰逢时令收藏,以益气滋填之药,竟缓缓而起,至今健在。

沈 脉细涩入尺泽,下元精亏,龙旺火炽,是口齿龈肿,皆下焦之虚阳上越。引火归窟,未尝不通,只以形瘦液少,虑其劫阴,致有疡痛起患,当预虑也。

虎潜去广归、锁阳,加山药、苁蓉、青盐。

羊肉胶丸。

笔记:引火归原之法,当是乙癸水液充足,用之方效。火归巢而无以水涵之,阴血更为劫夺。形瘦液少,虑其劫阴,此句提醒,甚为重要。

郑 脉数,垂入尺泽穴中。此阴精未充早泄,阳失潜藏,汗出吸短,龙相内灼,升腾面目,肺受熏蒸,嚏涕交作,兼之胃弱少谷,精浊下注,溺管疼痛,肝阳吸其肾阴,善怒多郁,显然肾虚如绘。议有情之属以填精,仿古滑涩互施法。

牛骨髓(四两)、羊骨髓(四两)、猪脊髓(四两)、麋角胶(四两)、熟地(八两)、人参(四两)、萸肉(四两)、五味(三两)、芡实(四两)、湖莲(四两)、山药(四两)、茯神(四两)、金樱膏(三两)。

胶髓丸。

笔记:嚏涕交作,胃弱少谷,仅以虚火熏灼论之,似乎未全其机,窃以为脾虚不能生金亦是一由,笔者常见虚人嚏涕交作,以培土生金之法而得佳效。

此案善怒多郁,叶氏责之肾虚,确系临证指南之语。今人治郁治怒,多用疏肝理气之法,未知肝肾精血匮乏,亦多见郁怒之证,且郁怒与敏感、胆怯可以同见,较之肝气郁结,更为难治,健脾填精,缓缓图之,可得小效。

姚(二三) 脉左细右空,色夺神夭,声嘶,乃精伤于下,气不摄固,而为咳汗。劳怯重病,药难奏功,用大造丸方。

笔记:读此案,脉象颇似笔者一患者,从事文案工作。年少得志,思虑耗精,复加超强锻炼,跳绳数以千计,跑步亦从千米而起,烦劳伤精四字,当之无愧。年方四十,形瘦眼凹,时作声嘶,血糖升高,诊其脉亦是左细右空,用益气填精法,稍能复原,再作烦劳,便可打回原形,虽屡经调治,自觉气血稍复,脉仍左细右空,劳损之久,果难速奏全功。

程 脉左弦搏,着枕眠卧,冷痰上升,交子后干咳。此肾虚阳不潜伏,乃虚症也。从摄固引导,勿骤进温热燥药。

熟地炭、生白芍、山药、茯苓、丹皮、泽泻、车前、牛膝、胡桃肉。

笔记:五脏六腑皆令人咳。夜半干咳,昼之浮阳欲入肾宅而不得,故气逆作咳。熟地、胡桃非能治痰,滋肾填精,而使阳气纳归于肾。虚证脾胃多弱,以熟地制炭入药,可以师法。

朱(二九)　真阴久伤不复,阳气自为升降,行动即觉外感,皆体质失藏,外卫不固矣。治在少阴,用固本丸之属,加入潜阳介类。

固本丸加淡菜、秋石、阿胶。

笔记:行动即觉外感,气少不耐扰动所致。临证常有虚人,跑步之后,即受风外感,刮痧之后,亦作外感,甚作体乏,行动欲仆。实是正气孱弱,不耐扰动所致。常嘱先从散步而起,复加益气养血之药,多能渐渐复原。

胡　厥阳上冲,心痛振摇,消渴齿血,都是下焦精损。质重味厚,填补空隙,可冀其效。

熟地(四两)、五味(二两)、茯神(二两)、建莲(二两)、芡实(二两)、山药(二两)、人乳粉(二两)、秋石(二两)。

生精羊肉胶丸,早服四钱。

笔记:常见久患肝病之人,夜卧口渴,晨起齿血,养阴止血之药,用之暂效,停药复作。实是乙癸受损,虚火迫血所致。然肝病之人,脾胃常弱,质重味浓不纳,二至丸改汤缓缓服之,或可见效。

金　肝血肾精无藏,阳乏依附,多梦纷纭,皆阳神浮越。当以介属有情填补下焦。

熟地、淡菜、阿胶、黄肉、小麦、龙骨、牡蛎。

笔记:久病失眠,非痰瘀则多虚,下焦精血不足,神魂不能回纳,介潜滋填,可为正治。今人往往痰瘀兼有精血亏虚,寸关脉浊而尺脉虚,治之更难,纯补精血不受,祛痰化瘀清补缓缓可见功效。

陈(二十)　喉痹,目珠痛,吸气短促,曾咯血遗精,皆阴不内守,孤阳上越诸窍。当填下和阳。

熟地、枸杞炭、旱莲草、菊花炭、女贞、茯苓。

笔记:喉痹,今以咽炎名之,见炎清火,似为正治,常犯虚虚之戒。笔者所见,今人喉痹,虚者甚多,足少阴脉循咽喉,系舌本,精虚不能上润,咽中自然不爽。久虚脉络失充而瘀虚并见,滋养润行,常可缓见其功。

某(二十)　少壮形神憔悴,身体前后牵掣不舒。此奇经脉海乏气,少阴肾病何疑?

淡苁蓉、甘枸杞、当归、牛膝、沙苑、茯苓。

笔记: 身体前后牵掣不舒,今人多从气血郁滞论治,理气活血通络药叠进,常常乏效。经络气血,有气滞不通者,亦有虚损不润而成瘀滞之势者,此案以滋润养血之药,以润养为通,可资借鉴。

张　汗多亡阳,是医人不知劳倦受寒,病兼内伤,但以风寒外感发散致误,淹淹半年,乃病伤不复。能食者以气血兼补。

人参、白术、茯苓、沙苑、苁蓉、归身、枸杞。

笔记: 体虚劳倦之人,纵使外感,终需考虑不耐发散攻伐,一来用药宜轻宜短,二来表证显然时,或脉有虚大之感,宜疏风散邪药与敛正药并用。张锡纯谓生龙骨、生牡蛎敛正气而不敛邪气,验之临床,虚人外感,确有其效。

吴(三六)　虚损,至食减腹痛便溏。中宫后天为急,不必泥乎痰嗽缕治。

异功散去术,加炒白芍、煨益智仁。

笔记: 脾虚致痰,不治痰标,补益中土后天。加炒白芍者,见脾治肝,以缓腹痛,煨益智仁兼顾中下,添柴暖釜之法。叶氏少用白术,嫌白术固守有余,灵动不足,余案亦可见。

时(二十)　脉细属脏阴之损。平素畏寒怯冷,少年阳气未得充长,夏令暴泻,是时令湿热,未必遽然虚损若此。今谷减形瘦,步履顿加喘息,劳怯显然,当理脾肾。(下损及中)

早服加减八味丸,晚服异功散。

笔记: 叶氏常有早晚分服之法,晨服滋肾药以利受纳,晚服健脾药以顾中土。

王(二四)　脉如数,垂入尺泽,病起肝肾下损,延及脾胃。昔秦越人云:自下焦损伤,过中焦则难治。知有形精血难复,急培无形之气为旨。食少便溏,与钱氏异功散。

笔记: 脉如数三字,笔者以为非仅言脉率之快,而是指下之脉势。临床常可见患者脉率如常,但脉势较急,似乎营血通过指下时,有急迫意,常是虚损脉象。病由肝肾延及脾胃,再以滋填则损中焦,故与异功散,调中焦以复生生之气。

蔡　久嗽气浮,至于减食泄泻,显然元气损伤。若清降消痰,益损真气。大旨培脾胃以资运纳,暖肾脏以助冬藏,不失带病延年之算。

异功散,兼服：

熟地炭、茯神、炒黑枸杞、五味、建莲肉、炒黑远志。

山药粉丸,早上服。

笔记：久嗽气浮,源于脾肾虚损,气逆于上,肺金失降,从本而治,补脾滋肾为上。今常见医者治咳,动辄麻、辛宣散,桑皮、葶苈清降,偶可取效一时,病者却是日见虚象。熟地制炭,常意是为止血之用,观叶氏脉案,似乎为减其腻膈之性,以利受纳,枸杞炒黑应是缓其上升之药势。

吕　冲年久坐诵读,五志之阳多升,咽干内热,真阴未能自旺于本宫。诊脉寸口动数,怕有见红之虑。此甘寒缓热为稳,不致胃枯耳。(阴虚阳浮,兼胃阴虚)

生地、天冬、女贞、茯神、炙草、糯稻根须。

笔记：身静心动,阳升汲水,更有甚于劳形之伤,脉寸口动数,已是气血冲逆欲出之象。常有小儿,放假休闲则可,求学则作挤眉弄眼之状,甚则鼻衄时作,小儿稚阳,心思一动,阳冲于上即化为肝风心火。

王　春半寐则盗汗,阴虚。当春阳发泄,胃口弱极,六黄苦味未宜,用甘酸化阴法。

人参、熟地、五味、炙草、湖莲、茯神。

笔记：阴虚盗汗又逢胃口弱极,叶氏以健脾滋肾法,换之今人,恐熟地亦难受纳。

某(四十)　脉弦,胁痛引及背部,食减。此属营损传劳。

桂枝木(四分)、生白芍(一钱半)、炙草(四分)、归身(一钱半)、茯神(三钱)、生牡蛎(三钱)、煨姜(一钱)、南枣(三钱)。

笔记：气血充旺,脉弦多见气郁少阳,常用柴胡剂取效。气虚血弱,所见脉弦,多为厥阴失于润养,宜用当归建中汤温润厥阴。

汪　脉左小右虚,背微寒,肢微冷,痰多微呕,食减不甘。此胃阳已弱,卫气不得拥护,时作微寒微热之状,小便短赤,大便微溏,非实邪矣。当建立中气,以维营卫。东垣云：胃为卫之本,营乃脾之源。偏热偏寒,犹非正治。

人参、归身(米拌炒)、桂枝木、白芍(炒焦)、南枣。

笔记：脉左小系营血不充之象,故而背寒肢冷,右虚为脾气不足之征,则作痰多食减,归芪建中切中病机。笔者临证常以左小弦、右虚大为建中汤用药指征。

陆 劳伤阳气,不肯复元。秋冬之交,余宗东垣甘温为法,原得小效,众楚交咻,柴、葛、枳、朴是饵,二气散越,交纽失固,闪气疼痛,脘中痞结,皆清阳凋丧。无攻痛成法,唯以和补,使营卫之行,冀其少缓神苏而已。

人参、当归、炒白芍、桂心、炙草、茯神。

笔记:脘中痞结,系由中阳不运,营卫气血不行所致,他医见痞则用理气攻消,中气益虚,叶氏以归芪建中法和营行气,可谓王道。然见痞用攻,至今仍然盛行。

汪 劳倦阳伤,形寒骨热,脉来小弱。非有质滞着,与和营方。

当归、酒炒白芍、炙草、广皮、煨姜、大枣。

笔记:虽见形寒骨热,但脉来小弱,可见未有滞浊,可用养血和营法。有谓脉为四诊之末,其实不然,定夺表里虚实,脉乃重要凭证。

程 脉左甚倍右,病君相上亢莫制,都因操持劳思所伤。若不山林静养,日药不能却病。(劳伤心神)

鲜生地、玄参心、天冬、丹参、茯神、鲜莲肉。

笔记:脉左甚倍右,系厥阳上逆之象,因由劳思,当以静养。今人汲汲营营,劳心者更众,即使山林静养,手机在手,心神虚火燔灼依然。

某 神伤精败,心肾不交,上下交损。当治其中。(中虚)

参术膏,米饮汤调送。

笔记:上下交损治中,临证常见虚劳之人,右关脉大,颇合仲景脉大为劳之语,若舌淡而无腻苔者,投以参术补中,常可见效。舌红苔腻,浊堵脉络,参术守中,则为不宜。

严(二八) 脉小右弦,久嗽晡热,着左眠稍适。二气已偏,即是损怯,无逐邪方法,清泄莫进,当与甘缓。

黄芪建中去姜。

笔记:嗽而发热,似有外证。然脉小右弦,虚损显然。纵有外邪,亦不可急急攻邪,黄芪建中法颇合。笔者常以建中汤治虚人外感,养正而不留邪,营卫调和则外邪自去。

王(二六) 脉大而空,亡血失精,午食不运,入暮反胀。阴伤已及阳位,缠绵反复至矣。

归芍异功散。

笔记:脉大而空,气血皆虚,叶氏治以归芍异功散,看似平淡无奇,实是王道之法。然亡血失精,药亦勉力为之。

刘(女) 年十六天癸不至,颈项瘰痰,入夏寒热咳嗽。乃先天禀薄,生气不来,夏令发泄致病,真气不肯收藏,病属劳怯,不治。

戊己汤去白术。

笔记:二七天癸当至,年十六而未至,若非先天不足,便是后天失养,夏日气泄汗出,真气少藏,气逆上冲而作寒热咳嗽。颈项瘰痰,气足血旺者可攻,气虚血弱者宜养。虚病夏日培中,叶氏常用手法。

金(七十) 寐则心悸,步履如临险阻,子后冲气上逆。此皆高年下焦空虚,肾气不纳所致。八味丸三钱,先服四日。

淡苁蓉(一两)、河车胶(一具)、紫石英(二两)、小茴(五钱)、杞子(三两)、胡桃肉(二两)、牛膝(一两半)、五味(一两)、茯苓(二两)、沙苑(一两半)、补骨脂(一两)、桑椹子(二两)。

红枣肉丸。

笔记:寐则阳潜于阴,寤则阳出于阴,寐则心悸,显然心之虚阳无以涵养。高年精血皆亏,潜藏收纳乏力,子时一阳始生,厥逆之气即起,可见虚极。

朱(十二) 奔走之劳,最伤阳气,能食不充肌肤,四肢常自寒冷。乃经脉之气不得贯串于四末,有童损之忧。(劳动伤经脉)

苁蓉(二两)、当归(二两)、杞子(一两)、茯苓(二两)、川芎(五钱)、沙苑(五钱)。

黄鳝一条为丸。

笔记:能食不充肌肤,四肢常自寒冷,显然是气血不能贯通经络,润养药加黄鳝通行流利气血,亦是一法。

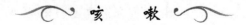

咳　嗽

某(三九) 劳伤阳气,形寒咳嗽。
桂枝汤加杏仁。
笔记:笔者体会,正虚受寒,肺气逆,脉弦缓,桂枝汤调营和卫复加杏仁、厚朴,甚有效验。

吴(四一)　咳嗽,声音渐窒。诊脉右寸独坚,此寒热客气,包裹肺俞,郁则热。先以麻杏石甘汤。(寒包热)

又　苇茎汤。

笔记:外感风寒,内有郁热,脉右寸外坚内空,用麻杏石甘汤甚效。然药后证减脉变,不宜再原方追用,宜清化痰热余邪。此案法度,甚合笔者临床所见病机。若右寸脉不坚者,仍见咳而用此方,素体虚弱之人,常有乏力、汗出、心悸之感。

邱　向来阳气不充,得温补每每奏效。近因劳烦,令阳气弛张,致风温过肺卫以扰心营,欲咳心中先痒,痰中偶带血点。不必过投沉降清散,以辛甘凉理上燥,清络热,蔬食安闲,旬日可安。(风温化燥)

冬桑叶、玉竹、大沙参、甜杏仁、生甘草、苡仁。

糯米汤煎。

笔记:向来温补奏效,此次却是风温扰及心营,可见体质寒热,不可印定辨证眼目,仍需见症求证,只是素有阳气不充,清润之药,用之不可太过,免伤其阳。

陆(二三)　阴虚体质,风温咳嗽,苦辛开泄,肺气加病。今舌咽干燥,思得凉饮,药劫胃津,无以上供。先以甘凉,令其胃喜,仿经义虚则补其母。

桑叶、玉竹、生甘草、麦冬(元米炒)、白沙参、蔗浆。

笔记:阴虚体质,复受风温,宜用润养,却以苦辛开泄,肺气肺津更虚,以清润之药,全培土生金之法。见咳辄用辛散,流弊至今。

某　外受风温郁遏,内因肝胆阳升莫制,斯皆肺失清肃,咳痰不解,经月来犹觉气壅不降,进食颇少,大便不爽。津液久已乏上供,脘中之气亦不宣畅。议养胃阴以杜阳逆,不得泛泛治咳。

麦冬、沙参、玉竹、生白芍、扁豆、茯苓。

笔记:内有阴虚而生厥阳上逆,外来风温邪气郁肺,津液耗伤,肺气不能顺降,用培土生金法。白芍一味,则是敛降左路肝阳,以助右路顺降。

某　温邪外袭,咳嗽头胀,当清上焦。(温邪)

杏仁、桑皮、桔梗、象贝、通草、芦根。

笔记:咳嗽头胀,皆是肺气上郁不能润降,药以清润,降肺气则头胀自愈。

某 脉细数,咳嗽痰黄,咽痛,当清温邪。

桑叶、杏仁、川贝、苡仁、兜铃、鲜芦根。

又 照前方加白沙参、冬瓜子。

笔记:细数之脉,应是阴虚见证,治以清润,二诊加冬瓜子者,或是痰气郁滞,肺气尚不能降之故。

王(二六) 脉小数,能食,干咳暮甚。冬藏失纳,水亏温伏,防其失血,用复脉法。

复脉汤去参、姜、桂。

笔记:脉小数,为阴血不足,能食,则是脾土未伤,复脉去参姜桂之温,以润其阴。

张(十七) 冬季温邪咳嗽,是水亏热气内侵,交惊蛰节嗽减。用六味加阿胶、麦冬、秋石,金水同治,是泻阳益阴方法,为调体治病兼方。近旬日前咳嗽复作,纳食不甘。询知夜坐劳形,当暮春地气主升,夜坐达旦,身中阳气亦有升无降,最有失血之虞,况体丰肌柔,气易泄越。当暂停诵读,数日可愈。

桑叶、甜杏仁、大沙参、生甘草、玉竹、青蔗浆。

笔记:读叶案,心动阳升之语,时时可见,笔者初不以为然,年增岁长,案牍劳心,端坐半日,至暮腰酸如折,夜寐不宁,方知动心升火汲阴,更是甚于劳形伤气。

杨(二四) 形瘦色苍,体质偏热而五液不充。冬月温暖,真气少藏,其少阴肾脏先已习习风生,乃阳动之化。不以育阴驱热以却温气,泛泛乎辛散为暴感风寒之治,过辛泄肺,肺气散,斯咳不已。苦味沉降,胃口戕而肾关伤,致食减气怯,行动数武,气欲喘急,封藏纳固之司渐失,内损显然,非见病攻病矣。静养百日,犹冀其安。(阴虚感温邪)

麦冬(米拌炒)、甜沙参、生甘草、南枣肉。

冲入青蔗浆一杯。

笔记:正虚而易受外贼,五液不充之人,又逢暖冬不能助潜助藏,复受外来温热之气,自然咳嗽不已,他医却用辛散流弊之药,肺气益散,叶氏以润养之药,一来填充五液,二来纠正前医之偏。米拌炒应是助养脾胃之意。

范(四十) 脉左弱,右寸独搏,久咳音嘶,寐则成喧阻咽,平昔嗜饮,胃热遗肺。酒客忌甜,微苦微辛之属能开上痹。

山栀、香淡豉、杏仁、瓜蒌皮、郁金、石膏。

笔记：脉左弱为血虚，右寸独搏，虚热之气郁于肺金，酒客素有湿热，则以轻药开肺金之郁。笔者见此证，或会加用黑豆衣、寄生之属润养左路肝血。

某 嗽已百日，脉右数大。从夏季伏暑内郁，治在气分。

桑叶、生甘草、石膏、苡仁、杏仁、苏梗。

笔记：脉右数大，气分有热，笔者常见右寸脉郁治以麻杏石甘汤，此例叶氏未用麻黄者，一来应是脉之郁象不显，二是津液已伤，不宜再用辛散。

陆 秋暑燥气上受，先干于肺，令人咳热。此为清邪中上，当以辛凉清润，不可表汗，以伤津液。（暑）

青竹叶、连翘、花粉、杏仁、象贝、六一散。

笔记：暑热燥气，皆伤津液，再以表汗，津液更虚，方用清润之法。

倪（二三） 两寸脉皆大，冷热上受，咳嗽无痰。是为清邪中上，从暑风法。

竹叶、蒌皮、橘红、滑石、杏仁、沙参。

笔记：两寸脉皆大，心肺皆受热气所扰，方用清气凉心法。

某 渴饮咳甚，大便不爽。

石膏、花粉、通草、紫菀、木防己、杏仁、苡仁。

笔记：肺与大肠互为表里，清肺润咳即是通行肠腑。

某 雨湿，寒热汗出，痰多咳嗽，大小便不爽，胸脘不饥，脐左窒塞。（湿痰阻气）

杏仁、莱菔子、白芥子、苏子、郁金、蒌皮、通草、橘红。

笔记：雨湿上扰肺卫，肺郁痰阻，上焦不通，气机不转，胸脘脾胃肠腑皆受波及，究其根本，治肺以通气机。

朱（五十） 中虚少运，湿痰多阻气分，咳嗽舌白。

炒半夏、茯苓、桂枝木、炙草、苡仁。

笔记：苓桂术甘汤以炒半夏易术，叶氏常嫌术守中呆滞，半夏化痰浊而通阳明，颇合江南众人体质，笔者常师其法，有效。

冯 脉右弦大而缓，形瘦目黄，久嗽声嘶而浊。水谷气蕴之湿，再加时序之湿热，壅阻气分，咳不能已，久成老年痰火咳嗽。无性命之忧，有终年之累。（湿热痰火）

芦根、马勃、苡仁、浙茯苓、川斛、通草。

笔记：脉右弦大而缓，土虚生湿复有木乘之象，脾为生痰之源，湿热化燥，既不可用燥痰之法，又不可过用滋腻，清润化痰之法最宜。

施　脉沉弦为饮，近加秋燥，上咳气逆，中焦似痞。姑以辛泄凉剂，暂解上燥。

瓜蒌皮、郁金、香豉、杏仁、苡仁、橘红、北沙参、山栀。

笔记：脉沉弦为有里饮，古称"邪火不杀谷"，燥邪亦不解里饮。秋燥外迫，肺气上逆，外邪为急，先以辛凉润燥以治燥邪。

胡（六六）　脉右劲，因疥疮频以热汤沐浴，卫疏易伤冷热，皮毛内应乎肺，咳嗽气塞痰多，久则食不甘，便燥结，胃津日耗，不司供肺，况秋冬天降燥气上加，渐至老年痰火之象。此清气热以润燥，理势宜然。倘畏虚日投滞补，益就枯燥矣。

霜桑叶、甜杏仁、麦冬、玉竹、白沙参、天花粉、甘蔗浆、甜梨汁。

熬膏。

笔记：脉右劲，气分郁热之象。汤浴开泄腠里，卫疏汗泄伤津，肺津借由阳明胃津滋生，日久胃津亦耗，肺胃顺降失常，痰热内郁，复加外燥，痰热更是凝结，滞补更阻阳明气机顺转，清润甘养肺胃为治。

某（二四）　鼻渊三载，药投辛散，如水投石，未能却除辛辣炙爆耳。近复咳嗽音嘶，燥气上逼肺卫使然。

杏仁、连翘、象贝、白沙参、桑皮、兜铃。

笔记：辛药常用，耗伤肺阴，思及今时治咳必用麻黄，久之小儿山根发青，成人汗泄肾虚，皆是药误。

僧（三十）　脉右寸独大，气分咳，有一月。

桑叶、杏仁、玉竹、苡仁、沙参、茯苓。

糯米汤煎。

笔记：右寸脉大，肺有郁热，外不搏坚者，桑叶清疏即可，不必麻黄开破，仍是开肺解郁之法。

朱（女）　肝阴虚，燥气上薄，咳嗽夜热。

桑叶、白沙参、杏仁、橘红、花粉、地骨皮。

糯米汤煎。

笔记：笔者管见，左关脉浮大内空，肝血不足而成虚风上叩肺金之象，平肝润肺常可见效。

戎 咽阻咳呛,两月来声音渐低,按脉右坚,是冷热伤肺。

生鸡子白、桑叶、玉竹、沙参、麦冬、甜杏仁。

笔记:按脉右坚,应是气分津伤,当清气养阴。生鸡子黄为鸡子之阴,仲景用之养心阴,生鸡子白为鸡子之阳,叶氏用以养肺阴。

周(三二) 秋燥从天而降,肾液无以上承,咳嗽吸不肯通,大便三四日一更衣,脉见细小。议治在脏阴。

牛乳、紫衣胡桃、生白蜜、姜汁。

笔记:肾液虚亏在先,又逢秋日天燥,内外合邪,脉细血亏,药用润养。笔者常嘱人戒牛奶、甜食,因由今人湿浊盛而难化。但遇年老津枯,胃纳不减,舌红无苔,脉细者,则嘱以牛奶等有情之品润养阴血。

某 喉痹咳呛,脉右大而长。

生扁豆、麦冬、北沙参、川斛、青蔗浆。

笔记:脉变在右,气分所伤,清润肺脾阴液。

毛 上年夏秋病伤,冬季不得复元,是春令地气阳升,寒热咳嗽,乃阴弱体质,不耐升泄所致。徒谓风伤,是不知阴阳之义。

北参、炒麦冬、炙甘草、白粳米、南枣。

笔记:体虚常年感冒,以治感冒之方,虽取一时之效,体质却丝毫未有转佳,以补虚药用之,虽未治外邪,却以王道之药,渐痊气阴不足之虚体,不治"感冒"而"感冒"自愈。

徐(二七) 形寒,畏风冷,食减久嗽。是卫外二气已怯,内应乎胃,阳脉不用。用药莫偏治寒热,以甘药调,宗仲景麦门冬汤法。

笔记:看似外感,却由内伤,所谓阳脉不用,应是未从脉见外感之象,麦门冬汤甘药调胃是为正治。

张(十七) 入夏嗽缓,神倦食减,渴饮。此温邪延久,津液受伤,夏令暴暖泄气,胃汁暗亏,筋骨不束,两足酸痛。法以甘缓,益胃中之阴,仿《金匮》麦门冬汤制膏。

参须(二两)、北沙参(一两)、生甘草(五钱)、生扁豆(二两)、麦冬(二两)、南枣(二两)。

熬膏。

笔记:土之津虚液涸而不能润养肺金,宜培土生金。久咳久嗽多从内伤来治,除非见邪郁脉象,否则可不过用辛散开泄。

钱(氏) 脉右数,咳两月,咽中干,鼻气热,早暮甚。此右降不及,胃津虚,厥阳来扰。

《金匮》麦门冬汤去半夏,加北沙参。

笔记:脉右数为气分有热,气热灼津,麦门冬汤去半夏,应是脾胃无痰滞之象。以笔者之见,右关多见虚涩而不见浊滑。

范(氏) 两寸脉大,咳甚,脘闷头胀,耳鼻窍闭。此少阳郁热,上逆犯肺,肺燥喉痒。先拟解木火之郁。(胆火犯肺)

羚羊角、连翘、栀皮、薄荷梗、苦丁茶、杏仁、蒌皮、菊花叶。

笔记:少阳郁热,上为心火,火升而右路失降,则肺燥喉痒,病由木火而起,先清少阳胆热。

王(三八) 脉左尺坚,久嗽失音,入夏见红,天明咳甚,而纳谷减损。此劳损之症,急宜静养者。

麦冬、大沙参、玉竹、川斛、生白扁豆、鸡子白。

笔记:脉左尺坚,显然已伤肾阴,缘由久咳耗伤肺阴,补肺阴即能生肾水,是为补金生水法。

某 久嗽咽痛,入暮形寒,虽属阴亏,形痿脉软,未宜夯补。

麦冬、南沙参、川斛、生甘草、糯稻根须。

笔记:阴分虚而不能涵阳,故而入暮形寒,阴气复则卫阳自生。临证常见一派阴虚之人而有畏寒之意,养阴血而畏寒自解。

汤(三三) 脉左弱右搏,久有虚损,交春不复,夜卧着枕气冲咳甚,即行走亦气短喘促。此乃下元根蒂已薄,冬藏不固,春升生气浅少。急当固纳摄下。世俗每以辛凉理嗽,每致不救矣。

水制熟地、五味、湖莲、芡实、茯神、青盐、羊内肾。

笔记:脉左弱右搏,是血弱气旺之明证,未见表证脉象,则不以辛凉理嗽之药,本为常理,然似乎脉列四诊之末,常被忽视。

朱(五三) 吸气息音,行动气喘,此咳嗽是肾虚气不收摄,形寒怯冷,护卫阳微,肾气丸颇通。形气不足,加人参、河车。

笔记:《难经·四难》有"呼出心与肺,吸入肝与肾",吸气不足,肝肾不纳肺气,形寒怯冷,应是肾失气化蒸腾,精气不能输布卫表所致。

朱 虚劳,食减便泻。已无清肺治嗽之法,必使胃口旺,冀其久延。此非药饵可效之病。

人参(秋石泡汤拌烘)、茯神、山药、建莲、芡实、苡仁、诃子皮。

用糯稻根须煎汤煎药。

笔记：食少便泻,阳明已虚,土不生金而致肺气虚逆,培土生金方为正治。

孙 脉搏大,阳不下伏,咳频喉痹,暮夜为甚。先从上治。(阴虚火炎)

生鸡子白、生扁豆皮、玉竹、白沙参、麦冬、地骨皮。

笔记：脉搏大,阳不下伏,笔者体会,临证可见气逆于上者,脉形似倒置之胆囊,为虚火热气升腾于上,养阴清气常可脉回气顺。

某 色白肌柔,气分不足,风温上受而咳,病固轻浅,无如羌、防辛温,膏、知沉寒,药重已过病所。阳伤背寒,胃伤减谷,病恙仍若,身体先惫,问谁之过欤?

小建中汤。

笔记：色白肌柔,颇为传神,气虚之象,虚人不耐发散,不受沉寒,阳伤背寒,膀胱经气血不充之象,胃伤减谷,中焦已虚。小建中汤养营调中,切中病机。常以小建中治虚人外感作咳,色白肌柔,脉左弦细右虚大,用之颇为有效。

又 苦辛泄肺损胃,进建中得安。宗《内经》辛走气,以甘缓其急。然风温客气皆从火化,是清养胃阴,使津液得以上供,斯燥痒咳呛自缓。土旺生金,虚则补母,古有然矣。

《金匮》麦门冬汤。

笔记：前方建中养营得效,此次亦是中土不足,无以润养肺津,麦门冬汤亦是培土生金之法。

王 乱药杂投,胃口先伤,已经减食便溏。何暇纷纷治嗽,急急照顾身体,久病宜调寝食。

异功去白术,加炒白芍、炒山药。

笔记：中土为后天之本,气血生化之源,攻邪治病,始终需顾及脾胃气血,虽为咳嗽,减食便溏,急固脾土。异功去术,应是叶氏嫌术守中少于流通之故。

吕 脉左细,右空搏,久咳吸短如喘,肌热日瘦,为内损怯症。但食纳已少,大便亦溏,寒凉滋润,未能治嗽,徒令伤脾妨胃。昔越人谓上损过脾,下损及胃,皆属难治之例。自云背寒忽热,且理心营肺卫。仲景所云元气受损,甘药调之。二十日议建中法。

黄芪建中去姜。

笔记:脉左细,右空搏,较之右虚大更甚,故建中加芪以益肺脾之气。背为膀胱经输布之处,营充气顺则畅,背寒忽热,乃营卫周流不通所致,亦合建中法。

某(二四) 脉弦右大,久嗽,背寒盗汗。

小建中去姜,加茯神。

笔记:读至此案,叶氏小建中用法已可了然于心。加茯神者,引心气下行至脾胃中土之意。

吴(三六) 劳力神疲,遇风则咳。此乃卫阳受伤,宜和经脉之气,勿用逐瘀攻伤之药。

当归桂枝汤合玉屏风散。

笔记:当归桂枝汤之调营养血,顾及左脉之血虚,亦可顾右脉之气亏,玉屏风则重点补益右脉之气,侧重不同,互为补充。笔者体会,气血不足之人,用逐瘀攻伤之药,瘀去较速而正气未及恢复,常于用药之后受风即有外感。叶氏此言,经验之谈。

某 脾胃脉部独大,饮食少进,不喜饮水,痰多咳频。是土衰不生金气。

建中去饴,加茯神,接服四君子汤。

笔记:言脉仅述脾胃部独大,应是气虚明显,四君子汤更为合拍。用建中者,或是稍有外邪未靖?先以调营养卫以助表邪自散。

吴(妪) 病去五六,当调寝食于医药之先,此平素体质不可不论。自来纳谷恒少,大便三日一行,胃气最薄,而滋腻味厚药慎商。从来久病,后天脾胃为要。咳嗽久,非客症,治脾胃者,土旺以生金,不必穷究其嗽。

人参、鲜莲子、新会皮、茯神、炒麦冬、生谷芽。

笔记:咳嗽仅是客邪,邪之所凑,其气必虚。金气虚而客邪袭,咳嗽善后,调脾胃为王道之法。笔者曾治多名友人子女,或以桂枝汤治咳,或是苓桂术甘汤治嗽,后以小建中善后,均谓咳嗽愈后,体质增强,感寒减少。

某 伏邪久咳,胃虚呕食,殆《内经》所谓胃咳之状耶?

麻黄、杏仁、甘草、石膏、半夏、苡仁。

笔记:伏邪二字,可知病程虽久,肺郁仍在。臆测或有右寸脉外坚内空。

而胃虚呕食,是为阳明不降,或由肺气久逆,或由脾胃素虚。以麻杏石甘汤治肺郁,以半夏、苡仁和阳明,降逆气。

王（二七） 脉沉,短气咳甚,呕吐饮食,便溏泄。乃寒湿郁痹渍阳明胃,营卫不和,胸痹如闷,无非阳不旋运,夜阴用事,浊泛呕吐矣。庸医治痰顺气,治肺论咳,不思《内经》胃咳之状咳逆而呕耶?

小半夏汤加姜汁。

笔记:胃咳痰逆,笔者临床多见,小儿尤为常见,多有右关滑浊之象,小半夏汤颇合病机,用之多效。此案脉沉,当有饮邪,叶氏谓寒湿郁痹阳明,故方中加姜以散阳明寒湿。

范（妪） 久咳涎沫,欲呕,长夏反加寒热,不思食。病起嗔怒,气塞上冲,不能着枕,显然肝逆犯胃冲肺,此皆疏泄失司,为郁劳之症,故滋腻甘药下咽欲呕矣。

小青龙去麻、辛、甘,加石膏。

笔记:病起嗔怒,气塞上冲,显然左路肝脉郁滞,桂枝配芍药通肝络以平逆气,半夏配干姜和阳明以化痰湿,甚为妥当。至于医家谓去麻辛则不能再称小青龙汤,笔者以为大可不必。医者临证,心中熟稔之方,结构了然于胸,见证拆方,理所当然,何必拘泥名称。

石（四三） 咳嗽十月,医从肺治无效,而巅胀喉痹脘痞,显是厥阳肝风。议镇补和阳熄风。(肝风)

生牡蛎、阿胶、青黛、淡菜。

笔记:巅胀系肝风上逆所致,喉痹为虚风化火扰心而来,至于脘痞,肝木虚风乘脾,阿胶、淡菜皆补肝血而息虚风,生牡蛎平肝逆,化痰为水,青黛清已成之火。

姚 胁痛久嗽。(胁痛)

旋覆花汤加桃仁、柏子仁。

笔记:胁痛为肝郁气滞所致,久嗽为肝气升逆犯肺而来,化肝瘀、润肝血,则逆气平和,咳嗽自愈。

吐 血

汪 右脉大,咽喉痒呛,头中微胀。此冬温内侵,阳气不伏,络热血得外

溢。当调其复邪。(冬温)

桑叶、山栀皮、连翘、白沙参、象贝、牛蒡子。

笔记:右脉大,手太阴肺经客热,清宣凉润,是为正治。

唐(二七)　血后,喉燥痒欲呛,脉左搏坚。

玉竹、南花粉、大沙参、川斛、桑叶。

糯米饮煎。

笔记:血后厥阴益虚,虚风上扰而见脉左搏坚,桑叶清左路,平虚风,余药培土生金,糯米饮一味,意在润养生血,颇妙。

高(二一)　脉小涩,欲凉饮。热阻,气升血冒,仍议治上。

嫩竹叶、飞滑石、山栀皮、郁金汁、杏仁汁、新荷叶汁。

笔记:脉小涩,为热灼血涸而瘀之象,先以清降为要。

某　春温嗽痰,固属时邪,然气质有厚薄,不可概以辛散,且正在知识发动之年,阴分自不足,以至咳呛失血。当以甘寒润降,以肃肺金。

鲜枇杷叶、甜杏仁、南沙参、川贝、甜水梨、甘蔗浆。

笔记:纵有时邪,气质薄者,不耐发散,阴分不足,气逆咳呛失血,以清润降肺之法。思及每当感冒流行之季,虽是左右同事之咳,谓之互相传染之由,然脉多迥异,气质厚薄之故也,遣方用药,切不可套用成方。

郭　热伤元气,血后咳逆,舌赤,脉寸大。(热)

鲜生地、麦冬、玉竹、地骨皮、川斛、竹叶心。

笔记:舌赤,脉寸大,心肺有热之象,然心肺之热,系由元气所伤,下元精亏所致,清心肺时,当顾及下元之虚。

某　脉涩,咳嗽痰血,不时寒热,此邪阻肺卫所致。(寒热郁伤肺)

苇茎汤加杏仁、通草。

笔记:脉涩,系气血被涩,苇茎汤滑以通涩,甚妙。

某　邪郁热壅,咳吐脓血,音哑。

麻杏甘膏汤加桔梗、苡仁、桃仁、紫菀。

笔记:邪郁二字,笔者读来,当有右寸外坚内空脉象,热壅则有外坚内浊脉象,麻杏甘膏汤开肺郁,桔梗、苡仁、桃仁祛痰瘀,紫菀润肺气。

王(氏)　入夏呛血,乃气泄阳升,幸喜经水仍来,大体犹可无妨。近日头胀,脘中闷,上午烦倦,是秋暑上受,防发寒热。

竹叶、飞滑石、杏仁、连翘、黄芩、荷叶汁。

笔记：人身血气有限,夏日阳升气逆呛血,经水仍来者,如非热迫血行,则是营血仍有余存,可喜。笔者临证常见,久咳之人,经迟量少,气血耗伤之故,常治以润降肺气之药,咳止经来,有金能生水之意。

某(二三)　以毒药熏疮,火气逼射肺金,遂令咳呛痰血,咽干胸闷,诊脉尺浮。下焦阴气不藏,最虑病延及下,即有虚损之患。姑以轻药暂清上焦,以解火气。(火气逼肺)

杏仁(三钱)、绿豆皮(三钱)、冬瓜子(三钱)、苡仁(三钱)、川贝(一钱半)、兜铃(七分)。

笔记：火气灼津,致尺脉浮,不仅伤及肺金,更是耗损真阴。毒药熏疮或是当时习气,今人不分虚实寒热,以艾灸保健为乐,与此案何异?曾遇夏日三伏灸后心跳不止,西医急诊降心率后,仍觉心悸,察舌黄腻尖红,予化湿祛热,心悸方止。

董(十七)　色苍能食,脘有积气,两年秋冬,曾有呛血。此非虚损,由乎体禀木火,嗔怒拂逆,肝胆相火扰动阳络故也。

金斛、山栀、郁金、丹参、川贝、苏子、钩藤、茯苓。

又　接用清气热,安血络方。

生地、麦冬、玄参、知母、花粉、百部、桔梗、川贝。

蜜丸。

笔记：木火体质,再遇嗔怒拂逆,相火冲逆动络呛血,幸在能食,邪热尚未扰及阳明,以清泻郁火为要,血止后,再以清润安络,甚为妥当。

严(四二)　脉数涩小结,痰血经年屡发,仍能纳食应酬。此非精血损怯,由乎五志过动,相火内寄肝胆,操持郁勃,皆令动灼,致络血上渗混痰火。必静养数月方安,否则木火劫烁,胃伤减食,病由是日加矣。

丹皮、薄荷梗、菊花叶、黑栀、淡黄芩、生白芍、郁金、川贝。

笔记：五志过动,郁而化火,脉数为热,涩为瘀结,仍能纳食,阳明尚旺,缘由既明,自然静养为要。思及今人,白日心思曲运,入夜觥筹交错,痰瘀夹热者,不在少数,常问笔者进食何种补药,笑答:减食即是进补,宁心方能养生。

颜　入夏阳升,疾走惊惶,更令诸气益升,饮酒、多食樱桃,皆辛热甘辣,络中血沸上出。议消酒毒和阳。

生地、阿胶、麦冬、嘉定花粉、川斛、小黑稆豆皮。

笔记：时令、劳动、情志、饮食四者齐备，皆是助热升阳，血岂有不沸之理？未见描述舌象，酒毒之人，阴伤常兼湿聚，如有舌浊苔腻者，或可稍加化浊之品。

赵（四一） 虚不肯复谓之损，纳食不充肌肤，卧眠不能着左，遇节令痰必带血，脉左细，右劲数，是从肝肾精血之伤，延及气分。倘能节劳安逸，仅堪带病永年。损症五六年，无攻病之理。脏属阴，议平补足三阴法。

人参、山药、熟地、天冬、五味、女贞。

笔记：纳谷为宝，纳食不充肌肤，气血生化乏源，卧眠不能着左，显然肝肾精血不能充养，脉左细，右劲数，由血分而至气分，劲数之脉，笔者臆测，重按脉势应当无力，种种迹象，皆是损证表现，仅以平补延年。

某（三四） 脉虚数，失血，心悸头眩。

大淡菜（五钱）、牛膝炭（一钱半）、白扁豆（一两）、白茯苓（三钱）、藕节（三枚，洗）、糯稻根须（五钱）。

笔记：失血之后，脉显虚数，虚风上亢，润养引下为治。

施（二二） 呛血数发，是阳气过动，诊脉已非实热。夏至一阴来复，预宜静养，迎其生气，秋分后再议。

生脉六味去丹、泽，加阿胶、秋石、蜜丸。

笔记：诊脉已非实热，应是重按势减不急之谓，夏至一阴来复，天气始降，呛血上冲之势可待回落。人生天地之间，时令节气，足可引动人之气血潮汐。

张 脉右弦数，左细涩，阴损失血后久咳，食减便溏。

熟地炭、茯神、建莲、五味、芡实、炒山药。

笔记：见脉证而言，肝木虚风已乘脾土，故而熟地用炭，一来止血，二来减腻，余味皆是见肝旺而治脾土之意。

沙（三六） 阴虚血后痰嗽。必胃强加谷者，阴药可以效灵，形羸食少，滋腻久用，必更反胃。静养望其渐复。

熟地炭、萸肉、五味、川斛、茯神、芡实、建莲、山药。

笔记：脾胃乃后天之本，气血生化之源，叶氏反复强调中土，值得注意。

金（氏） 脉细，左小促，干咳有血，寒热身痛，经水先期，渐渐色淡且少，此脏阴伤及腑阳，奇脉无气，内损成劳，药难骤效。

生地、阿胶、牡蛎、炙草、麦冬、南枣。

笔记：脉细，左小促，乙癸水涸显然，厥阳上逆叩动肺金则干咳有血，血不润络则身痛寒热，经水先期，非血有余，而是虚火所迫，一派虚而成热之象，阿胶一味，血肉有情，收敛润养，笔者用之治血虚崩漏，颇有疗效。

邹（二一）　内伤惊恐，肝肾脏阴日损，阳浮，引阴血以冒上窍，二气不交，日加寒热，骨热咽干不寐，阴分虚，其热甚于夜。

阿胶鸡子黄汤。

笔记：惊恐最伤肾气，下虚则虚火上浮，灼烧心营，阿胶鸡子黄汤为养心营之药。而今育儿，家长常用训斥，使惊使恐，稚阴稚阳，肾气肝血日伤，久则虚风上冒，挤眉弄眼，嘴角抽搐。

江（二二）　少壮情志未坚，阴火易动，遗精淋沥有诸，肾水既失其固，春木地气上升，遂痰中带血，入夏暨秋，胃纳不减，后天生旺颇好，不致劳怯之忧，但酒色无病宜节，有病宜绝，经年之内屏绝，必得却病。

熟地（水制）、萸肉、山药、茯神、湖莲、远志、五味、黄柏、芡实。

金樱膏丸。

笔记：情欲过用，精气日损，下虚则上亢，见肺之病，根源却在肾元，治在下焦。经年屏绝，言之易，行之难，且非心清欲寡，徒用意志制妄动之虚火，徒增浊精败血而已。黄柏一味，清下焦相火。曾以知柏地黄治一少年情欲过动，颇见其效。

陆（十六）　知识太早，真阴未充，龙火易动，阴精自泄，痰吐带血，津液被烁，幸胃纳安谷。保养少动宜静，固阴和阳可痊。

熟地（水制）、萸肉、山药、茯苓、芡实、远志、五味、牡蛎、白莲须。

蜜丸。

笔记：胃纳安谷，方可滋填补精。知识太早，易动真阴，而今信息爆炸，用堵不如用疏，既萌则不宜过制，怡情易性，较之指责自责，郁气凝肝，更为合宜。

周（二七）　左脉弦数，失血后，咳嗽音嘶少寐。阴亏，阳升不潜之候，当滋养为主。

生地炭（三钱）、生牡蛎（五钱）、阿胶（一钱半）、麦冬（一钱半）、茯神（三钱）、川斛（三钱）。

笔记：失血阴伤，木火虚旺，上灼心营则少寐，击叩肺金则咳嗽音嘶，证在心肺，治却宜在肝肾。

周(三四)　屡屡失血,饮食如故,形瘦面赤,禀质木火,阴不配阳。据说服桂枝治外感,即得此恙,凡辛温气味宜戒,可以无妨。

六味加阿胶、龟甲、天冬、麦冬。

笔记:桂枝下咽,阳盛则毙。木火体质,用热宜远热,幸在饮食如故,则以滋填之法。笔者所见,木火体质,亦有受风外感,脉浮缓者,用桂枝速效,然木火体质,宜见愈即收,往往二剂症减,三剂鼻衄,宜慎。

徐(二六)　脉左垂右弦,阴精不足,胃纳亦少,初冬痰中见红,冬春寐有盗汗,难藏易泄,入夏当防病发。诸凡节劳安逸,经年可望安康。

熟地、阿胶、五味、萸肉、秋石、山药、茯神、川斛。

旱莲草膏丸。

笔记:病需滋填,胃纳已弱,用药宜先顾中焦脾胃。

杜(二七)　脉小数,入尺泽,夏季时令发泄,失血形倦。治宜摄固下焦。

熟地、萸肉、山药、茯神、建莲、五味、芡实、线鱼胶。

金樱膏丸。

笔记:夏令发泄,中土正虚,不宜蛮补,滋药宜顾阳明。

苏(三九)　脉左坚,冬令失血,能食而咳,脊痛腰酸。乃肾脏不固少纳,肾脉虚馁,五液不承,寐则口干喉燥。宜固阴益气。

固本丸加阿胶、芡实,莲肉丸。

笔记:脉左坚为血中有热,冬令不藏而血溢,能食则是阳明未虚,用滋填法。

梅(二九)　性情过动失血,失血贵宁静,不宜疏动,疏动则有泛溢之虞。瘦人阳有余,阴不足,补阴潜阳法。

补阴丸。

笔记:性情过动,皆能助阳,阳升血迫而失。火灼皆由心动而起,补阴以潜虚阳。常言谓瘦人阳火有余,笔者看来,正是心火燔动,下汲乙癸之水,精液渐枯,方致形瘦。

某(五十)　脉数咳血,曾咯腥痰,若作肺痈。体质木火,因烦劳阳升逼肺,肺热不能生水,阴愈亏而阳愈炽,故血由阳而出也。当金水同治为主。

熟地(四两)、生地(二两)、天冬(二两)、麦冬(二两)、茯神(二两)、龟板(三两)、海参胶(二两)、淡菜胶(二两)、川斛膏(四两)、女贞(一两半)、北沙参(二两)、旱莲草(一两半)。

胶膏丸。

笔记:木火体质,火自左路而升,上迫肺金,肺金之水不能润降而生肾水,则肾水愈亏。金水同治则上润下滋,津液周流复常。

刘(二十)　脉左数入尺,是真阴下亏,先有血症,毕姻后,血复来,下午火升呛咳。阴中阳浮,保扶胃口以填阴。

阿胶、淡菜、生扁豆、麦冬、炙草、茯神。

笔记:素有真阴不足,复以动欲伤精,虚火化风,冲逆肺气,滋填一时不受,扶脾胃而生血气。此例宜静养节欲。

娄(二八)　思虑太过,心阳扰动,吸伤肾阴,时时茎举,此失血皆矫阳独升,夜不得寐,归家谈笑怡情可安。

人中白、龟腹甲、知母、黄柏。

笔记:向来思虑动心,最为煽火汲阴,茎举乃虚阳亢进,知柏清已成之火,龟腹甲养心血。曾遇少年情欲时作,虽用意制而不能止,以知柏地黄改汤,甚效。

沈　味进辛辣,助热之用,致肺伤嗽甚,其血震动不息,阳少潜伏,而夜分为甚,清气热而不妨胃口,甘寒是投,与《内经》辛苦急,急食甘以缓之恰符。

生甘草、玉竹、麦冬、川贝、沙参、桑叶。

又　肝阳易逆,内风欲沸,不得着左卧,恶辛气,喜甘润。治肝体用,润剂和阳。

生地、阿胶、天冬、茯神、牡蛎、小麦。

笔记:身左属血,不得左卧,应是肝经血分失润。笔者所见,血不足者,但见辛香耗散,便觉敏感,曾有肝血不足而失眠者,谓不可闻厕所内檀香之味,闻则觉喘,西医诊断为哮喘病,润肝养血后症减。

罗(十九)　血去络伤,阳气上蒸,胸胁微痛,非有形滞浊,脉得左关前动跃如浮,头中微晕,阳气化风何疑。

鲜生地、玄参心、麦冬、地骨皮、知母、川斛。

笔记:左关动跃如浮,显是血虚化风之象,未言滑浊脉象,可知非有形滞浊,除却以上症状,笔者臆测,或可有夜不安枕之证,肝不藏魂之故。

又　左脉形略敛仍坚,微晕,喉燥脘痛。热蒸阳明津衰,厥阴阳风自动,而胃气欲逆,大便不爽,是其明征。熄风和阳,必用柔缓,少佐宣畅脘气,亦暂进之法。

鲜生地、麦冬、火麻仁、桑叶、郁金、生香附汁。

笔记:左脉略敛,应是肝风稍息,胃气欲逆,大便不爽,可知虚风已乘脾土。肝者体阴而用阳,缓肝需用柔润,畅达则需行气,故言暂用郁金、香附之属。

又 复脉去参、姜、桂,加白芍。

笔记:由方测证,可知脘气稍和,仍以柔养甘润之法。

某 血后气冲,形寒。法当温纳。(血后冲气上逆)

茯苓(三钱)、粗桂枝(八分)、炙草(五分)、五味(七分)。

笔记:血证多热,然此证血后气冲兼有形寒,知是肝失通达,营不润络,治以温纳法。

某(妪) 操持怫郁,五志中阳动极,失血呛咳有年。皆缘性情内起之病,草木难以奏安。今形色与脉日现衰惫,系乎生气克削,虑春半以后,地气升,阳气泄,久病伤损,里真少聚。冬春天冷主藏,总以摄补足三阴脏,扶持带病延年,就是人工克尽矣。

人参、炒白芍、熟地炭、五味、炙草、建莲。

笔记:叶氏论病,病因、变由,常是情志、节气。心动阳升,若心不静,仅以草木之药,自然难安。春日阳升,益耗阴精,冬日宜先聚藏。思及今人,每论养生,必言虫草、燕窝,每至冬日,汗蒸、健身,去生远矣。

钱 一阳初萌,血症即发,下焦真气久已失固,亡血后,饮食渐减,咳嗽则脘中引痛,冲气上逆,乃下损及中,最难痊愈,拟进摄纳方法。(下损及中)

人参、熟地、五味、茯神、川斛、紫衣胡桃。

调入鲜河车胶。

笔记:冬至一阳始生,尚未及春日木气升腾,血症已发,可知下焦封藏之力弱极,失血以致食减,损及脾胃之象,复加咳嗽引痛,土不生金,治以脾肾双补法。

王(十七) 少年阴火直升直降,上则失血咳逆,下坠肛疡延漏,皆虚劳见端,食减至半,胃关最要,非可见热投凉,以血嗽泥治。

熟地炭、建莲、霍石斛、茯神、炒山药、芡实。

笔记:少年火盛,欲寻出路,上下皆见其证,食减至半,顾护脾胃,并用滋肾敛火之法。笔者小儿,曾于冬日,唇焦而烂,肛周发疹皮溃,适逢以张锡纯生肌散治愈一臀部漏疡,如法炮制,全然无效。今时想来,亦是火热证,当清阳明以治。

某(三二) 诊脉数涩,咳血气逆,晨起必嗽,得食渐缓。的是阴损及阳,而非六气客邪,可通可泄,法当养胃之阴,必得多纳谷食,乃治此损之要着。

生扁豆(五钱)、北沙参(一钱半)、麦冬(一钱半)、川斛(三钱)、生甘草(三分)、茯神(三钱)、南枣肉(一钱半)、糯稻根须(五钱)。

笔记:脉数为热,涩为津血虚而脉凝滞,食后渐缓,更是胃阴不足之明证,润养胃阴,即可助金生津。

某(五五) 向衰之年,夏四月时令,阳气发泄,遇烦劳身中气泄,络血外溢,脏液少涵,遂痰嗽不已。俗医见嗽,愈投清肺滋阴,必不效验,此非少年情欲阴火之比,必当屏烦戒劳,早进都气,晚进归脾,平补脏真,再用嗽药,必然胃减。(脾肾兼虚)

笔记:夏日节气开泄、再加烦劳,均泻脏中真气,再见嗽投凉,又犯虚虚之戒。叶氏早晚分服之法,常是早进滋药,晚进健脾,颇有法度。

邵(六八) 脉坚,形瘦久咳,失血有年,食物厌恶,夜寐不适,固以培本为要,所服七味八味汤丸,乃肝肾从阴引阳法,服之不效,此液亏不受桂附之刚。当温养摄纳其下,兼与益胃津以供肺。

晨服 熟地、苁蓉、杞子、五味、胡桃肉、牛膝、柏子仁、茯苓。

蜜丸。

晚服 人参、麦冬、五味、炙草、茯苓、鲜莲子、山药。

笔记:脉坚形瘦,显是阴虚生火。七味八味丸,系引火归阴法,阴精虚甚,火归无宅,故以温养之法。思及现时附子盛行,谓可导火归元,阴血不足者,导之归向何处?

胡(四三) 冬季失藏,吐血,四月纯阳升泄,病不致发,已属万幸。其痰嗽未宜穷治,用药大旨,迎夏至一阴来复,兼以扶培胃气为要。

人参、熟地、麦冬、五味、茯苓、山药。

笔记:痰嗽仅是精虚火升之兼象,病既由精不潜藏所致,自然培补为要。虚人调病,时令节气有变,气血随之升降,尤为值得重视。

王（十八） 冲年形瘦，腹胀食减便溏，自上秋失血以来，日加孱弱，脉左坚右涩。虽阴虚起见，而中焦为急，此非小恙。（劳伤中气虚）

人参、茯苓、炙草、白芍、广皮、厚朴。

笔记： 脉左坚系血虚肝旺，右涩乃为土虚生生泛源，肝病已然传脾，先顾中焦为要。

席 半月前恰春分，阳气正升，因情志之动，厥阳上燔致咳，震动络中，遂令失血。虽得血止，诊右脉长大透寸部，食物不欲纳，寐中呻吟呓语，由至阴损及阳明，精气神不相交合矣，议敛摄神气法。

人参、茯神、五味、枣仁、炙草、龙骨、金箔。

笔记： 厥阳上逆，应脉当在左，此案在右，可知厥升而致肺金不降，较之左路升腾，更甚。

又 服一剂，自觉直入少腹，腹中微痛，超时自安。此方敛手少阴之散失，以和四脏，不为重坠。至于直下者，阳明胃虚也，脉缓大长，肌肤甲错，气衰血亏如绘。姑建其中。

参芪建中汤去姜。

笔记： 阳明胃虚，不耐重坠之药，脉势已缓，血虚失润而致瘀象，参芪建中颇合机宜，姜味辛而散，宜减。

又 照前方去糖，加茯神。

又 诊脾胃脉，独大为病，饮食少进，不喜饮水，痰多嗽频，皆土衰不生金气。《金匮》谓男子脉大为劳，极虚者亦为劳。夫脉大为气分泄越，思虑郁结，心脾营损于上中，而阳分委顿，极虚亦为劳，为精血下夺，肝肾阴不自立。若脉细欲寐，皆少阴见症，今寝食不安，上中为急。况厥阴风木主令，春三月，木火司权，脾胃受戕，一定至理。建中理阳之余，继进四君子汤，大固气分，多多益善。

笔记： 仲景仅言，脉大为劳，极虚者亦为劳。叶氏以脉大主气分之虚，极虚主精血不足，笔者验之临床，甚是。建中更偏养营，四君益气，合之甚宜。

陆 脉细形瘦，血后久咳不已，复加喘促，缘内损不肯充复。所投药饵，肺药理嗽居多。当此天令收肃，根蒂力怯，无以摄纳，阴乏恋阳，多升少降，静坐勉可支撑，身动勃勃气泛。所纳食物，仅得其悍气，未能充养精神矣。是本身精气暗损为病，非草木攻涤可却。山林寂静，兼用元功，经年按法，使阴阳渐交，而生生自振。徒求诸医药，恐未必有当。

建中汤去姜,加茯苓。

笔记:精气暗损,最伤元精元气,营营汲汲不断,草木之药何能?于今人而言,放下手机,便可得山林寂静。

董(三六) 此内损症,久嗽不已,大便不实。夏三月,大气主泄,血吐后,肌肉麻木,骨痿酸疼,阳明脉络不用。治当益气,大忌肺药清润寒凉。

黄芪、炙草、苡仁、白及、南枣、米糖。

笔记:夏日气泄,此案血吐后,证属伤气,故以益气敛肺为主。

钱(二七) 形瘦,脉左数,是阴分精夺。自述谈笑或多,或胃中饥虚,必冲气咳逆,前年已失血盈碗。此下损精血,有形难复,以略精饮食,气返不趋。急以甘药益胃,中流砥柱,病至中不可缓矣。

人参、茯神、炙草、山药。

笔记:阴血不足之体,谈笑气升,冲气上而肺失和降。笔者年少时患哮喘,晚自习后回寝室与同学谈笑,常觉卧时胸闷喘憋,屡验不爽。

许(四八) 劳倦伤阳,形寒,失血咳逆。中年不比少壮火亢之嗽血。
黄芪建中汤。

笔记:血证非仅热证,阳伤形寒,不摄气血,亦可失血。常以黄芪建中汤治虚证血小板减少性紫癜,颇有疗效。

朱(二二) 秋暑失血,初春再发,诊脉右大,颇能纳食。《金匮》云:男子脉大为劳,极虚者亦为劳。要之,大者之劳是烦劳伤气,脉虚之劳为情欲致损。大旨要病根驱尽,安静一年可愈。

生黄芪、北沙参、苡仁、炙草、白及、南枣。

笔记:脉右大,属气虚,故以益气敛气为主。

某 劳力烦心失血,早食则运,暮食饱胀。疏补调中方。

人参、茯苓、炙草、生谷芽、广皮、白芍。

笔记:失血之证,仅用白芍一味酸敛,因由胃弱不耐重药。晨起胃阳尚旺,入暮气血渐耗,故叶氏用滋填之药,见脾土不旺者,常晨用滋药,暮养脾胃。

许(四四) 频频伤风,卫阳已疏,而劳怒亦令阳伤。此失血症,当独理阳明,胃壮则肝犯自少,脉右空大可证。若三阴之热蒸,脉必参于左部。(胃阳虚卫疏)

人参(一钱)、黄芪(三钱)、炙草(五分)、煨姜(一钱)、南枣(二钱)。

笔记：脉右空大，故补气以固卫阳。

汤（二三）　脉细促，右空大，爪甲灰枯，久嗽，入春夏见红，食减身痛，形容日瘁。是内损难复，与养营法。（营虚）

人参、炒白芍、归身、炙草、桂枝木、广皮、煨姜、南枣。

笔记：脉细促为血虚肝旺，右空大系气虚不摄，养营法两和气血。

丁（二七）　夏季痰嗽，入冬失血，自述昼卧安逸，微寒热不来，则知二气已损伤，身动操持，皆与病相背。脉大无神，面无膏泽，劳怯不复元大著。温养甘补，使寝食两安。若以痰嗽为热，日饵滋阴润肺，胃伤变症，调之无益。

归芪异功散。

某　脉芤汗出，失血背痛，此为络虚。

人参、炒归身、炒白芍、炙草、枣仁、茯神。

笔记：汗血同源，汗出失血，脉见芤象，络无血养，自然不荣而痛。常见虚人夜跑，日久面色苍黄，一副血不荣面之象，离养生远矣。

冯　诊脉左手平和，尺中微动，右手三部，关前动数，尺脉带数，夜卧不寐，咳呛有血，昼日咳呛无血，但行走微微喘促。夫阴阳互为枢纽，隆冬天气藏纳，缘烦心劳神，五志皆动，阳不潜伏，当欲寐之时，气机下潜，触其阳气之升，冲脉升动，络中之血，未得宁静，随咳呛溢于上窍，至于步趋言谈，亦助其动搏气火。此咳呛喘息失血，同是一原之恙。当静以制动，投药益水生金，以制君相之火，然食味宜远辛辣热燥。凡上实者必下虚，薄味清肃上焦，正谓安下，令其藏纳也。愚见约方，参末候裁。（劳心过度阳升）

生扁豆（一两，勿碎）、麦冬（二钱）、川斛（一钱半）、上阿胶（二钱）、小根生地（二钱）、真北沙参（一钱半）。

笔记：言脉，关前动数，热扰清金，左尺微动，右尺带数，水亏相火欲沸，清金生水便是正治。人之脉率由心而发，左右一致，言左手平和，右手动数，显然是指脉势。

查（十二）　舌辣，失血，易饥。（心营热）

生地、玄参、连翘心、竹叶心、丹参、郁金汁。

笔记：笔者临证，曾遇数例舌辣之人，皆是心营内热所致，此方有效。

陈　血止，脉两寸未和。仍议心营肺卫方。

生地、生扁豆、麦冬、北沙参、丹参、茯苓。

笔记:血止,脉势仍在心肺上焦,后继调养仍以清润为治。临证诊病,杂病久病,常觉症去脉仍未靖者颇多,患者见症减而停药,过后复来,谓之病复,其实根结未去,自然来复。

王(二十)　脉右大,失血知饥,胃阳上逆,咽干喉痒。(胃阴虚)

生地、扁豆、玄参、麦冬、川斛、新荷叶汁。

笔记:脉右大,阳明虚热而逆,用清润降逆法。

陶(十六)　色黄,脉小数,右空大,咳呕血溢,饮食渐减。用建中旬日,颇安。沐浴气动,血咳复至,当以静药养胃阴方。

《金匮》麦门冬汤去半夏。

笔记:于虚人而言,沐浴即可动气,笔者常遇虚人谓,夏日沐浴尚可,冬日沐浴便作外感,实为卫气营血不足,冬日潜藏之时,沐浴开泄扰动气血所致。此例初用建中养营颇效,后因血咳,则暂去桂枝之温,半夏之燥,以润养为主。

郭　脉右部不鼓击应指,惟左寸数疾。昨晚失血之因,因于伛偻拾物,致阳明脉络血升,今视面色微黄,为血去之象。不宜凉解妨胃,仿古血脱必先益气,理胃又宜远肝。

人参(秋石水拌烘)、黄芪、阿胶、茯神、炙草、生白芍。

笔记:脉右不应指,显然气随血去,已然大虚。左寸数疾,心火失制,有形之血难以速生,无形之气可当急固,益气以敛肝血。

程(二七)　吐血数发,肢震,面热汗出,寐中惊惕。盖阳明脉络已虚,厥阴风阳上炽,饮食不为肌肤,皆消烁之征也。

生黄芪、北沙参、生牡蛎、麦冬、小麦、南枣。

笔记:纳食不充肌肤,血之来源无由,补中焦气阴,以待血生。

华(三八)　劳怒用力,伤气动肝,当春夏天地气机皆动,病最易发。食减过半,热升冲咽,血去后风阳皆炽。镇养胃阴,勿用清寒理嗽。

生扁豆、沙参、天冬、麦冬、川斛、茯神。

笔记:劳力耗气,动怒伤肝升阳,又逢天气升腾,厥阳上叩肺金,病因不在肺脏,自然不用清寒理嗽药。

陶(四一)　两年前吐血咳嗽,夏四月起。大凡春尽入夏,气机升泄,而阳气弛张极矣。阳既多动,阴乏内守之职司,络血由是外溢。今正交土旺发泄欲病气候,急养阳明胃阴,夏至后兼进生脉之属,勿步趋于炎熇烈日之中,可望其渐次日安。

《金匮》麦门冬汤去半夏。

笔记：此案论病，皆言节气，人身之潮汐，必置于天地大气之间。常于某日，觉所诊之患者脉象皆变，查询日历，正是交节之时。感叹人身感应天地，如此精妙。

王（二八）　见红两年，冬月加嗽，入春声音渐嘶，喉舌干燥，诊脉小坚，厚味不纳，胃口有日减之虞。此甘缓益胃阴主治。

麦冬、鸡子黄、生扁豆、北沙参、地骨皮、生甘草。

笔记：见红则阴血下泄，冬月加嗽，金水不能相生，阴液益亏，脉小坚系阴伤明证，胃口日减则化源日乏，甘缓益胃，以复生生之气。鸡子黄一味，应从仲景鸡子黄汤法，搅令相得，养心血则可缓喉舌干燥。

卢（四四）　脉大色苍，冬月嗽血，纳谷减半，迄今干咳无痰，春夏间有吐血。夫冬少藏聚，阳升少制，安闲静养，五志气火自平，可望病愈。形瘦谷减，当养胃土之津以生金。

甜北参、麦冬、玉竹、木瓜、生扁豆、生甘草。

笔记：脉大色苍，厥阴虚火冲逆显然，嗽血在肺，病却在肝，纳谷减半，则是木火乘克之故，润土生金亦为见肝病而治脾土之意。

某（二二）　脉右大左虚。夏四月阳气正升，烦劳过动其阳，络中血溢上窍，血去必阴伤生热。宜养胃阴，大忌苦寒清火。

北沙参、生扁豆、麦冬、生甘草、茯神、川斛。

笔记：脉右大左虚，气血皆虚，夏日气泄，更宜润养。

倪（三一）　阳明脉弦空，失血后咽痹即呛。是纳食虽强，未得水谷精华之游溢，当益胃阴。

北沙参、生扁豆、麦冬、杏仁、生甘草。

糯米汤煎。

笔记：阳明脉弦空，乃胃之气阴不足。经云五谷为养，糯米汤煎以滋胃生血。

徐（三一）　失血能食，痰嗽，色苍脉数。可与甘凉养胃中之阴，胃和金生。痔血便躁，柔药最宜。

生扁豆、生地、天冬、麦冬、银花、柿饼灰、侧柏叶。

笔记：能食二字，如获至宝，痔血便躁，养阴柔药可予。

蔡(三九)　新沐热蒸气泄,络血上溢出口,平昔痰多,又不渴饮,而大便颇艰。此胃气不得下行为顺之旨,兼以劳烦嗔怒,治在肝胃。

金石斛、紫降香、炒桃仁、橘红、苡仁、茯苓。

笔记:沐热泄气,于虚人而言,非说笑之词。常闻有老人倒于浴室,谓心脏之疾突发。中医观之,实是毛孔腠里开泄,气随汗泄,气血皆虚之象。常有虚人,夏日沐浴尚可,冬日逢沐便受外感,屡试不爽,气血虚也。今时常有冬日汗蒸养生之说,实则商业营销,去生远矣。

万　脉数左坚,当夏四月,阳气方张,陡然嗔怒,肝阳勃升,络血上涌,虽得血止而咳逆欲呕,眠卧不得欹左。此肝阳左升太过,木失水涵,阴亏则生热,是皆本体阴阳迭偏,非客邪实火可清可降之比。最宜恬澹无为,安静幽闲,经年不反,可望转偏就和。但图药治,难减损怯矣。经云:胃咳之状,咳逆而呕。木犯胃土贯膈,即至冲咽入肺,肺衰木反刑金。从《内经》甘缓以制其急。

米炒麦冬、糯稻根须、女贞子、茯神、生甘草、南枣肉。

笔记:夏日嗔怒,肝阳左升以致右路肺金不降,既非外邪,清降则犯虚虚之戒,女贞子滋癸水以安左路,余药甘润以和阳明。茯神一味,平和淡然,既接引心经虚火归于脾土,又引阳明之气下转,以平亢阳之势。

某　血去胃伤,当从中治,况五年前劳怒而得病,肝木无不克土。医者温补竞进,气壅为胀,至夜咽干无寐,食物不思,杳不知味,为呕为咳,全是胃阳升逆。经云:胃不和则卧不安。而阳不潜降,似属浊气胶痰有形之物阻挠升降而然。古人有二虚一实,当先治实,以开一面之文,余从胃病为主,制肝救中,理气清膈,乃不足中有余圆通之治。此机勿得乱治。

人参、枳实、半夏、杏仁、甘草、竹茹、生姜、大枣。

笔记:"似属浊气胶痰有形之物"一句,叶氏虽言病状,笔者读来,颇有右关指下之感。病由肝逆温升而起,现今证机指向右路脾胃,转降右路阳明,颇符见肝治脾之意。临证诊脉,右关常有浊气胶痰有形之物之感,似滑不滑,胶浊之象,笔者借王光宇先生"浊脉"二字描述,读此案,颇有心领神会之感。

李　暴怒肝阳大升,胃络血涌甚多,已失气下行为顺之旨。仲淳《吐血三要》云:降气不必降火。目今不饥不纳,寒腻之药所致。

炒苏子、降香汁、山栀、炒山楂、郁金、茯苓、川斛、丹参。

笔记:实火可用苦寒直折,虚火气势虽张,实则不耐苦寒攻伐,气降火自息。

李(氏) 脉细小如无,素多郁怒,经来即病,冬月胃痛,随有咯血不止,寒战面赤,惊惕头摇。显是肝阳变风,络血沸起,四肢逆冷,真气衰微,《内经》有肝病暴变之文,势岂轻渺? 议用景岳镇阴煎法,制其阳逆,仍是就下之义。

熟地炭、牛膝炭、肉桂、茯神、生白芍、童便。

笔记:脉细可证血弱,郁怒化火熏灼,经来血去更虚,一派血海告急之象。冬日咯血后,肝风遂动。血极虚而不润四肢四末,自然逆冷,养乙癸之阴,可平亢逆之阳。

某 冬令过温,人身之气不得潜藏,阴弱之质,血随气逆。诊得阳明脉动,吐出瘀黑,络中离位之血尚有,未可以止涩为事。

生地、丹参、丹皮、降香、桃仁、牛膝、韭汁、童便(冲)。

笔记:冬日宜藏,过温则气失潜降之机。观今时,暖冬且不言说,空调制暖,如春如夏,腠里开泄,失之潜藏,实在耗气伤精。

吕(二九) 脉数上出,右胁上疼,则痰血上溢必因嗔怒努力劳烦,致络中气阻所致。宜安闲静摄,戒怒慎劳,一岁之中不致举发,可云病去。

降香末(八分,冲)、炒焦桃仁(三钱)、丹皮(一钱)、野郁金(一钱)、茯苓(三钱)、黑山栀(一钱)、丹参(一钱)、橘红(一钱)。

笔记:笔者体会,脉数上出乃云脉势,指下常有攻冲之感。左路过升,右路不降,痰随血溢。静心戒怒,最能潜心火、顺肝气。观古装剧,急火攻心,常有喷血状,虽说夸张,却也切中人之生理病机。

吴(氏) 气塞失血,咳嗽心热,至暮寒热,不思纳谷。此恺郁内损,二阳病发心脾。若不情怀开爽,服药无益。(郁)

阿胶、麦冬、茯神、白芍、北沙参、女贞子。

笔记:情志致病,虽说徒用方药无益,然身心不二,身体康健,气血充和,情志亦能稍有缓解。

张(氏) 失血,口碎舌泡。乃情怀郁勃内因,营卫不和,寒热再炽,病郁延久为劳,所喜经水尚至。议手厥阴血分主治。

犀角、金银花、鲜生地、玄参、连翘心、郁金。

笔记:郁勃之情,最能化火灼营,心血熬伤不润其苗,则见口碎舌泡。经水尚至,可知血海未空。治以上清郁火,下添癸水。

失 音

吴(三六) 外冷内热,久逼失音。用两解法。(寒热客邪迫肺)
麻杏甘膏汤。

笔记:外冷内热,冷则脉外紧,热则脉内空,当知右寸脉为外紧内空之象,麻杏石甘汤最合机宜。

某 喉干失音,一月未复,津液不上供,肺失清肃,右寸脉浮大。(气分燥,津液亏)

枇杷叶(一钱半)、马兜铃(八分)、地骨皮(一钱)、桑皮(八分)、麦冬(一钱)、生甘草(三分)、桔梗(六分)、白粳米(二钱)。

笔记:右寸脉外坚内空,可以麻黄祛外寒以开脉坚,此案仅是浮大,可知仅有气分之热,清润降肺即可。

某 血后音哑便溏。(失血,津液亏)

生扁豆、炒白芍、炙草、川斛、山药、米糖、大枣。

笔记:血为阴液,失血则喉失濡润,加之便溏,生气乏源,方以培土生金法。

何 劳损气喘失音,全属下元无力,真气不得上注。纷纷清热治肺,致食减便溏,改投热药,又是劫液,宜乎喉痛神疲矣。用补足三阴方法。(阴虚)

熟地、五味、炒山药、茯苓、芡实、建莲肉。

笔记:病在下焦,精不上呈,清热热劫均非正治。然观脉案,指点江山易,临证处方难,宜多从脉论,若见尺脉虚浮,则可稍有把握。

肺 痿

洪(三二) 劳烦经营,阳气弛张,即冬温外因咳嗽,亦是气泄邪侵。辛以散邪,苦以降逆,希冀嗽止,而肺欲辛,过辛则正气散失,音不能扬,色消吐涎喉痹,是肺痿难治矣。仿《内经》气味过辛,主以甘缓。(苦辛散邪,伤肺

胃津液)

北沙参、炒麦冬、饴糖、南枣。

笔记:辛散苦降皆伤正气,用治肺痿,虚虚之戒。甘润生津可为补救之法。

王(三十) 溃疡流脓经年,脉细色夺,声嘶食减,咳嗽,喉中梗痛。皆漏损脂液,阴失内守,阳失外卫,肺痿之疴,谅难全好。(液伤卫虚)

人参、黄芪、苡仁、炙草、归身、白及。

笔记:溃疡流脓,皆是精华外泄。益气养血,以充气血。思及久久卧床之人,最需防范褥疮,常见住院患者,褥疮久久不愈,生气日益衰夺。此处思及张锡纯生肌散,曾以此治一女子,臀部漏脓,外科换药消毒十余日未消,见脉弱体虚,予以生肌散,竟得渐愈。

顾(三六) 久咳神衰,气促汗出,此属肺痿。

黄芪(蜜炙,八两)、生苡仁(二两)、白百合(四两)、炙黑甘草(二两)、白及(四两)、南枣(四两)。

水熬膏,米饮汤送。

笔记:久咳最伤肺气,肺气弱则汗出神衰。虽谓伤气,但肺金喜润,黄芪用炙,并以百合、白及滋肺液,甘草、南枣培中气,化痰除浊,仅用苡仁一味,意不在治咳而在养气。

遗 精

某(四十) 梦遗精浊,烦劳即发,三载不痊。肾脏精气已亏,相火易动无制,故精不能固,由烦动而泄。当填补下焦,俾精充阳潜,可以图愈。

熟地(八两)、麦冬(二两)、茯神(二两)、五味(二两)、线胶(四两)、川斛膏(四两)、沙苑(二两)、远志(一两)、芡实(三两)、湖莲(三两)。

金樱膏丸。

笔记:烦则心火动,劳则脾气耗,心火动则下迫肾宅,脾气耗则失于统摄,清心滋肾并加封藏固涩。

张 阴精走泄,阳失依附,上冒为热。坎水中阳不藏,古人必以厚味填之,介类潜之,乃从阴以引阳,与今人见热投凉不同。

熟地、龟甲、淡菜、青盐、茯神、柏子仁、女贞子、山药、旱莲草。

笔记：介潜滋填，并护中焦脾胃是为王道之法。

杨　脉垂入尺，有梦遗精。议填阴摄固其下。

熟地、萸肉、五味、山药、茯神、覆盆子、远志、线胶、湖莲、芡实。

金樱膏丸，盐汤下。

笔记：脉垂入尺，癸水不足，无以涵养相火，填阴摄固。

宋（二三）　无梦频频遗精，乃精窍已滑。古人谓有梦治心，无梦治肾。肾阴久损，阳升无制，喉中贮痰不清，皆五液所化，胃纳少而运迟。固下必佐健中。（下损及中，兼治脾胃）

人参、桑螵蛸、生龙骨、锁阳、芡实、熟地、茯神、远志。

金樱膏丸。

笔记：无梦而遗，系精关不固，久则肾阴受损，阳升于上，健脾固肾乃为正治。

姚（二四）　始于念萌，不遂其欲，阳下坠而精泄。先梦者，心阳注肾，久则精血日损，不充养筋骨为痛。下损及中，食不运化，此非萸、地腻膈以及涩精可效。

妙香散。

笔记：摄精养生，在于清心不欲，以存癸水。但凡心念已动，意志强忍不泄，徒增浊精败血堵于精道而已。

许（十八）　阴气走泄遗精，务宜滋填塞固。今纳谷少而不甘，胃气既弱，滋腻先妨胃口。议用桑螵蛸散，蜜丸，服三四钱。

笔记：滋药不受中焦胃纳，无以滋填下焦，治肾仍需顾及中土之气。

戈　遗精数年，不但肾关不固。阳明脉络亦已空乏。欲得病愈，宜戒欲宁心一年，寒暑更迁，阴阳渐交，用桑螵蛸散治之。

笔记：先天后天皆乏，调养之要，需借天地气机交通。思及静坐、站桩亦是正体调形，以待天地气机之力流通人体气血经脉。笔者临证，常觉戒欲宁心，知易行难。所谓身心不二，身之气血空乏，则虚阳烦扰，欲火难平。投以益气养血药后，身之气血渐旺，心之虚火亦可渐平。

顾（十九）　滑精，用阴药顿然食减，药先伤胃。据述梦寐惊狂，精走无以护神，当固无形矣。

人参、生龙骨、桑螵蛸、益智仁、茯神、茯苓、远志、木香。

笔记：滑精多则虚而失摄，滋药伤胃，以益气敛精为法。

吕(三七) 有梦乃遗,是心有所触而致。经营操持,皆扰神动心,说商贾客于外,非关酒色矣。

妙香散。

笔记:心思曲运,扰动心神,心火迫肾而遗。笔者临证,常见年轻公务人员,写稿劳神,而作梦遗,亦是心动迫肾。

支(二二) 痰多鼻塞,能食,有梦遗精。医投疏泄肺气消痰,六十剂不效。问读书夜坐,阳气必升,充塞上窍,上盛下衰,寐则阳直降而精下注为遗。

用补心丹。

笔记:痰多鼻塞,颇似外证,疏肺消痰不效,原是读书夜坐,心动阳升,心肺之气壅滞于上,心之虚火下迫而作遗精。

程 左脉刚坚,火升神气欲昏,片刻平复,宛若无病。此皆劳心,五志之阳动,龙相无制,常有遗泄之状。先用滋肾丸三钱,淡盐汤送。

笔记:左脉刚坚,系肝胆火升,滋水以涵木火。

杨(十八) 冲年遗精,知识太早,难成易亏,真阴不得充长,及壮盛未有生育,而久遗滑漏。褚氏谓难状之疾者,盖病伤可复,精损难复也。诊脉上动尺芤。心动神驰,神驰精散,草木性偏,焉得见长?务宜断欲百日,以妙香散、桑螵蛸散方,理心脾以交肾,固肾气以宁心,早晚并进,百日以验之。

笔记:冲龄少年摄生,心静神宁,心火不扰肾水最佳。然今之少年,声色渲染,难免早知,欲萌而以意制,常留浊精败血堵塞精道,并非佳法。

李(二五) 脉小色白,失血遗精屡发,犹喜纳谷胃安,封藏固补,使其藏聚。若再苦寒泻火,胃伤废食,坐以待困矣。

熟地、萸肉、五味、覆盆子、河车膏、生菟丝粉、山药、湖莲、茯苓、芡实。

金樱膏丸。

笔记:脉小色白,气血俱虚,臆测应是无梦而遗,脾肾双补,封藏固涩。

某 脉左部数,有锋芒。初夏见红,久遗滑,入夜痰升肋痛。肝阳上冒,肾弱不摄。固摄助纳,必佐凉肝。

熟地、湖莲、芡实、生白龙骨、茯神、川石斛。

笔记:叶氏描脉,可谓传神,左部数而有锋,左路上升之状显然,肋痛而痰随火升,虚火迫而为遗,滋肾凉肝为治。

淋　浊

汪　脉左坚入尺,湿热下坠,淋浊痛。(阴虚湿热)

滋肾丸。

笔记:张介宾《类经图翼·真阴论》中论述:"肾中之元阴,当候于左尺;肾中之元阳,当候于右尺。"左尺属肾阴,湿热伤及肾阴而成淋浊。

叶(三八)　脉数形瘦,素有失血,自觉气从左升,痰嗽随之。此皆积劳,阳气鼓动,阴弱少制,六味壮水和阳极是。近日便浊,虽宜清热,亦必顾其阴体为要。

生地、丹皮、甘草梢、泽泻、山栀、黑豆皮。

笔记:脉数形瘦,癸水亏而虚风亢,平素以六味和阳。便浊系有客证,暂以清热养血并顾其阴。证除之后,仍需常服六味滋癸水以涵虚火。

黄　心热下遗于小肠,则为淋浊。用药以苦先入心,而小肠火腑,非苦不通也。既已得效,宗前议定法。

人参、黄柏、川连、生地、茯苓、茯神、丹参、桔梗、石菖蒲。

笔记:淋浊,以笔者管见,常有左寸脉数,系心热遗于小肠之证,用清心凉血可以获效。

某(氏)　气闭成淋。(气闭)

紫菀、枇杷叶、杏仁、降香末、瓜蒌皮、郁金、黑山栀。

笔记:肺为水之上源,右寸脉郁而见淋者,清降肺气,淋证可除。

祝(五四)　中年以后,瘦人阴亏有热,饮酒,湿热下坠,精浊痔血。皆热走入阴,则阴不固摄。前方宗丹溪补阴丸,取其介属潜阳,苦味坚阴。若用固涩,必致病加。(精浊阴虚)

水制熟地、龟板胶、咸秋石、天冬、茯苓、黄柏、知母。

猪脊筋捣丸。

笔记:阴虚有热,复加酒气熏浊,自然精浊痔血。今时之人,心思汲肾水,觥筹助湿热,类似之证,并不少见。常遇湿热下注,阴囊湿痒之人,为求速效,以激素药膏涂抹,虽安一时,移时即发,此与固涩法,似乎无异。

徐　由淋痛渐变赤白浊,少年患此,多有欲心暗动,精离本宫,腐败凝阻溺窍而成,乃有形精血之伤。三年久病,形消肉减,其损伤已非一脏一腑,然补精充髓,必佐宣通为是。自能潜心安养,尚堪带病延年。

熟地、生麋角、苁蓉、炒远志、赤苓、牛膝。

笔记:所谓摄精养生,并非意志坚定即可,欲心暗动,意志制固,则成浊精败血。精道被堵,补精充髓,必佐通浊之药,否则所谓进补,更添瘀堵。常见大腹便便之人,自购补药,愈补愈虚,浊瘀愈甚,不知欲补先通之理。

某 每溺尿管窒痛,溺后混浊,败精阻窍,湿热内蒸。古方虎杖散宣窍通腐甚妙,若去麝香,必不灵效。较诸汤药,更上一筹矣。

酒煨大黄、炒龙胆草、炒焦黄柏、牵牛子、川楝子、黑山栀、小茴、沉香汁。

笔记:浊精败血,阻滞精道,茎痛腹胀者,笔者见之不少,或是房中忍精不射,郁而成浊,或是少年心思萌动而以意志克制,精不疏泄则成浊。方以化瘀浊、清郁热为治。笔者临证,见精浊脉象,常为右尺脉弦涩兼浊,若仅有弦涩者,方药之中,加入鸡内金以化瘀涩,如兼浊脉,则加薏苡仁、萆薢、土茯苓。

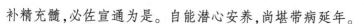

阳 痿

徐(三十) 脉小数涩,上热火升,喜食辛酸爽口。上年因精滑阳痿,用二至百补通填未效。此乃焦劳思虑郁伤,当从少阳以条畅气血。(郁)

柴胡、薄荷、丹皮、郁金、山栀、神曲、广皮、茯苓、生姜。

笔记:脉小数涩,少阳胆经被郁,郁则化火灼精,喜食辛酸,便是身体自救之举,通补自然无用,疏通气机为上。曾治一新婚男子,诉房事不谐,求补肾之药,诊脉见弦细,予逍遥散改汤,后患者欣喜告知:着实有效,未尽7剂,效果已然显现。

仲(二八) 三旬以内而阳事不举,此先天禀弱,心气不主下交于肾,非如老年阳衰,例进温热之比。填充髓海,交合心肾宜之。(心肾不交)

熟地、雄羊肾、杞子、补骨脂、黄节、远志、茯苓、胡桃、青盐。

鹿筋胶丸。

笔记:未及三旬,即作阳痿,责之先天禀弱,叶氏用血肉有情以填髓海。今时一见玉茎委顿,即用兴阳法,譬如灯油不足而见火熄,再用外风以煽火势,岂非大谬。

王(五七) 述未育子,向衰茎缩。凡男子下焦先亏,客馆办事,曲运神

思,心阳久吸肾阴。用斑龙聚精茸珠合方。(劳心过度)

笔记:向来以为,房中之事,多耗肾精,临证多年,见男子数人,平素心宽气顺,心安无事,由青年之时起,虽房事频频,仍脉平神清,偶遇心事,则欲减神疲。反观另有诸君,文案劳瘁,心思曲运,房事以月算计,仍觉精神不济,端坐书房,操持方案,起身之时腰酸不已,心阳可吸肾阴,如此便见一斑。或谓先天禀赋有异,此是自然,但前者一遇心事,顿觉欲减,后者未以文案为生之时,亦是生龙活虎。草木之药,不如心事放掉。

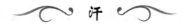

汗

某 劳伤,阳虚汗泄。

黄芪(三钱)、白术(二钱)、防风(六分)、炙草(五分)。

笔记:观其方,可知证在右脉气分,故弃建中法而议玉屏风。

顾(氏) 劳力怫怒,心背皆热,汗出,往时每以和阳治厥阴肝脏得效。今年春夏,经行病发,且食纳顿减。褚氏谓独阴无阳,须推异治。通补既臻小效,不必见热投凉,用镇其阳以理虚。

人参、半夏、茯苓、炙草、牡蛎、小麦、南枣。

笔记:此案读至前半,心中已生滋填乙癸之意,但见食纳顿减四字,叶氏用以通补阳明兼平肝逆之法,此为时时顾护中焦,阴血方能有所来源之意。

张(五六) 脉弦大,身热,时作汗出。良由劳伤营卫所致。经云:劳者温之。(营卫虚)

嫩黄芪(三钱)、当归(一钱半)、桂枝木(一钱)、白芍(一钱半)、炙草(五分)、煨姜(一钱)、南枣(三钱)。

笔记:脉弦大,或是两脉弦大,为气血虚而不敛之象。或是左弦右大,更符黄芪建中汤证。

某(二一) 脉细弱,自汗体冷,形神疲瘁,知饥少纳,肢节酸楚。病在营卫,当以甘温。

生黄芪、桂枝木、白芍、炙草、煨姜、南枣。

笔记:脉弦大是气血虚而不敛,脉细弱为气血弱而不充,证似两端,其治却同。

梅(四三) 案牍积劳,神困食减,五心汗出。非因实热,乃火与元气

势不两立,气泄为热为汗。当治在无形,以实火宜清,虚热宜补耳。(劳伤心神)

议用生脉四君子汤。

笔记:案牍积劳,心神一动,虚火便生,元气即耗。心若不静,生脉四君仅是杯水车薪。

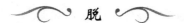
脱

周 脉革无根,左尺如无,大汗后,寒痉,头巅痛,躁渴不寐。此属亡阳。平昔饮酒少谷,回阳辛甘,未得必达。有干呕格拒之状,真危如朝露矣。勉议仲景救逆汤,收摄溃散之阳。冀有小安,再议治病。

救逆汤加参附。

笔记:治脱救亡,而今中医鲜见矣。笔者曾以真武汤治外婆阳气欲脱,彼时正是尺脉虚大,虽尚未可言脱象,亦是阴阳欲离之机,回阳救逆,颇见其效(详见笔者医案)。

脾 胃

钱 胃虚少纳,土不生金,音低气馁。当与清补。(胃阴虚,不饥不纳)
麦冬、生扁豆、玉竹、生甘草、桑叶、大沙参。

笔记:培土生金法。

王 数年病伤不复,不饥不纳,九窍不和,都属胃病。阳土喜柔偏恶刚燥,若四君、异功等,竟是治脾之药。腑宜通即是补,甘濡润,胃气下行,则有效验。
麦冬(一钱)、火麻仁(一钱半,炒)、水炙黑小甘草(五分)、生白芍(二钱)。
临服入青甘蔗浆一杯。

笔记:脾喜燥恶润,胃喜润恶燥,虽常以中焦脾胃相称,治之当有润燥两端之别。

某(二四) 病后胃气不苏,不饥少纳,姑与清养。
鲜省头草(三钱)、白大麦仁(五钱)、新会皮(一钱)、陈半夏曲(一钱)、川斛(三钱)、乌梅(五分)。

笔记:见此方,笔者似见舌燥苔腻之象,常有湿热化燥之人,此方可师可法。今时临证,鼻咽肿瘤放疗后亦常可见此象。

某(三二) 脉濡自汗,口淡无味,胃阳惫矣。

人参、淡附子、淡干姜、茯苓、南枣。

笔记:胃阳如釜,肾阳似柴,加附子者,添柴以煮锅釜。

吴 酒多谷少,湿胜中虚,腹痛便溏。太阴脾阳少健。

平胃合四苓加谷芽。

笔记:酒客湿热体质,化湿祛浊以复太阴脾阳。

洪(妪) 脉虚涩弱,面乏淖泽,鼻冷肢冷,肌腠麻木,时如寒凛微热,欲溺,大便有不化之形,谷食不纳。此阳气大衰,理进温补,用附子理中汤。(脾肾阳虚)

笔记:脾肾阳气皆虚,添柴煮釜。

宣(三五) 痛而纳食稍安,病在脾络,因饥饿而得。当养中焦之营,甘以缓之,是其治法。(饥伤)

归建中汤。

笔记:建中汤兼顾左右二路,脉左弦右大者,营血不养而致腹痛,用之颇效。

木 乘 土

某(二九) 脉左弦右涩,中脘痛及少腹,病在肝胃。

川楝子、青皮、生香附、小茴、茯苓、南枣。

笔记:脉左弦为木郁,右涩为阳明不润,仅用南枣一味润养阳明,稍嫌不足。

某 脉缓,左弦,晨倦食减。在土旺之候,急调脾胃。

戊己汤去甘草加谷芽。

笔记:戊己汤去甘草加谷芽者,甘草壅滞令人中满,易以谷芽灵动悦脾。

程(五六) 曲运神机,心多扰动,必形之梦寐,诊脉时,手指微震,食纳痰多。盖君相动主消烁,安谷不充形骸,首宜理阳明以制厥阴,勿多歧也。

人参、枳实、半夏、茯苓、石菖蒲。

笔记:左路肝气过升扰及心神,梦寐指震,食纳痰多,为右路阳明不降,方仅用理阳明之法,未用养厥阴之药。案中不及详述,或是右关滑浊为急?

秦（二七）　面长身瘦，禀乎木火之形，气阻脘中，食少碍痛，胃口为逆，乃气火独炽之象，忌用燥热劫津，治以平肝和胃。

降香、郁金、山栀、橘红、枇杷叶、苏子、川贝母、姜皮。

笔记： 木火气郁，痰热结于上，气机不得下行，方用化痰清气之药，未用治胃之药，想来郁火降而阳明自复。临证之初，脉诊不精，以症辨证，用药面面俱到，唯恐遗漏，日久揣脉推证，用药平脉，药味日益减少，疗效不减反增。叶氏用药，皆清灵平淡，应是辨证眼目精准之故。

周（五九）　酒热湿痰，当有年正虚，清气少旋，遂致结秘，不能容纳，食少，自述多郁易嗔。议从肝胃主治。

半夏、川连、人参、枳实、茯苓、姜汁。

笔记： 酒助热化痰，右路不降，辛开苦降法。

姚　寒热呕吐，胁胀脘痹，大便干涩不畅。古云九窍不和，都属胃病。法当平肝木，安胃土，更常进人乳、姜汁，以益血润燥宣通，午后议用大半夏汤。

人参、半夏、茯苓、金石斛、广皮、菖蒲。

笔记： 寒热胁胀，证似在少阳，大便干涩则是胃失润降，方用通补阳明之法，土安肝自缓之意。人乳润养胃阴，原是良药，今人杂食以进，脾胃多有浊腻，牛乳多有不宜。

胡（氏）　经后寒热，气冲欲呕，忽又如饥，仍不能食，视其鼻准亮，咳汗气短，多药胃伤，肝木升逆，非上焦表病。

炙甘草、小生地、芝麻仁、阿胶、麦冬、白芍、牡蛎。

又　照前方去牡蛎，加人参。

又　冲阳上逆，则烦不得安，仍是阴弱，夫胃是阳土，以阴为用，木火无制，都系胃汁之枯，故肠中之垢不行，既知阴亏，不必强动大便。

人参、鲜生地、火麻仁、天冬、麦冬、炙草。

笔记： 经后血海空虚，虚风气逆，右胃不降则欲呕不食，鼻准属胃，亮为阳明之气不能涵养，见脾病而求诸本源，滋肝养血。二诊去牡蛎加人参，可知冲逆之象已减，加人参以补中土，三诊冲逆又来，断为阴弱，然此次养阴，关照右路胃阴，胃汁复而肠垢自行。

吕（氏）　季胁之傍，是虚里穴，今跳跃如梭，乃阳明络空也，况冲脉即血海，亦属阳明所管。经行后而病忽变，前案申说已著，兹不复赘。大凡络虚,通补最宜,身前冲气欲胀,冲脉所主病,《内经》所谓男子内结七疝,女子带下瘕聚,今也痛无形象,谅无结聚,只以冷汗跗寒,食入恶心,鼻准明,环口色青。肝胃相对,一胜必一负,今日议理阳明之阳,佐以宣通奇脉,仲景于动气一篇,都从阳微起见,仿以为法。

人参、茯苓、淡熟附子、生蕲艾、桂枝木、炒黑大茴、紫石英、生杜仲。

笔记:虚里为胃之大络,笔者据此,临证见心悸之人,或谓室早,或是房早,或仅是自觉心悸,诊脉得右关有异者,或是虚滑兼浊,则以叶氏通补阳明之药,或是右关虚缓,则用益气健脾药,药后心悸多可缓解。

顾(五十)　阳明脉衰,形寒,痞,饥不食。心痛,洞泄兼呕。

人参、吴萸、茯苓、半夏、生姜、炒黄粳米。

笔记:笔者所见阳明脉衰,右关或大或弱,兼有舌淡无华,饥而不食,阳明通行之力不足,叶氏谓阳明以通为补,虽见洞泄,亦未见术之守中,参、苓、夏通补阳明外,更加吴萸、生姜温中,粳米顾护脾胃生生之气。

朱　胃弱痰多,补虚宜通。肝阳易升,左颊赤。佐泄少阳。(肝胆胃)

人参、炒半夏、茯苓、钩藤、经霜桑叶、煨姜、南枣。

笔记:胃弱痰多,右路不降,参、夏、苓,叶氏通补阳明之定法,左颊赤,系左路过升,钩藤、桑叶清降以息肝风。

肿　胀

杨(五十)　饮酒聚湿,太阴脾阳受伤,单单腹胀,是浊阴之气锢结不宣通,二便不爽。治以健阳运湿。

生茅术、草果、附子、广皮、厚朴、茯苓、荜茇、猪苓。

笔记:饮酒多助湿热,此例应是脾阳本虚,复受酒湿而成阴浊。

僧(四七)　俗语云:膏粱无厌发痈疽,淡泊不堪生肿胀。今素有脘痛,气逆呕吐,渐起肿胀,乃太阴脾脏之阳受伤,不司鼓动运行。阴土宜温,佐以制木治。

生于术、茯苓、广皮、椒目、厚朴、益智仁、良姜。

笔记:脾虚复受膏粱,湿浊郁滞则为痈疽,宜化湿浊。脾虚阳伤不化水湿则生肿胀,宜用温运。

某(六七)　左脉弦,胀满不运,便泄不爽。当温通脾阳。

草果仁(一钱)、茯苓皮(三钱)、大腹皮(三钱)、广皮(一钱半)、青皮(一钱)、厚朴(一钱半)、木猪苓(一钱半)、椒目(五分)。

笔记:言脉仅提左弦,应是脾虚复受木制,健运脾阳并佐畅气之药。

周(五五) 久嗽四年,后失血,乃久积劳伤,酒肉不忌,湿郁脾阳为胀。问小溲仅通,大便仍溏,浊阴乘阳,午后夜分尤剧。

生于术、熟附子。

笔记:久嗽子盗母气,复加酒肉不忌,脾阳更伤,大便则溏,小溲仅通,肾之开阖亦损,药仅二味,附子添柴助肾气化,于术温釜助脾健运。

某 躬耕南亩,曝于烈日,渍于水土,暑湿内蒸为泻痢,邪去正伤。临晚跗肿腹满。乃脾阳已困,诸气不司运行,浊阴渐尔窃据。《内经》病机:诸湿肿满,皆属于脾。

生白术、草蔻、茯苓、厚朴、附子、泽泻。

笔记:脾阳素虚,复加暑湿,方用温脾化浊之法。换之今时,多从湿热而化。

杨 脉沉小弦,中年已后,阳气不足,痰饮水寒,皆令逆趋,致运纳失和,渐有胀满浮肿,法以辛温宣通,以本病属脾胃耳。

人参(一钱)、茯苓(三钱)、白芍(一钱半)、淡附子(一钱)、姜汁(三分,调)。

笔记:脉沉主水,小弦亦是水证,寒痰水饮,温阳健运为用。

马(三六) 暮食不化,黎明瘕泄,乃内伤单胀之症。脾肾之阳积弱,据理当用肾气丸。

笔记:脾肾阳弱,肾气丸滋生肾气以暖脾釜,理虽不差,似乎力嫌不足。

姚(四八) 据说情怀不适,因嗔怒,痰嗽有血,视中年形瘁肉消,渐渐腹胀跗肿,下午渐甚,阳气日夺。早服肾气丸三钱,昼服五苓散。(肾阳虚)

笔记:嗔怒扰动木火,左路升而右路不降,故而痰嗽有血。木火一来下汲肾精,二来乘克脾土,而成腹胀跗肿之势。早晚分服之法,晨用滋肾以利胃纳,昼服五苓散以缓脾刑。

朱 阳明胃逆,厥阴来犯。丹溪谓上升之气,自肝而出,清金开气,亦有制木之功能,而痛胀稍缓。议以温胆加黄连方。(肝胃不和)

半夏、茯苓、橘红、枳实、竹茹、川连、生白芍。

笔记:厥阴气升,清金制木。读叶案,初学之时,颇觉随性而至,同是阳明胃逆,有曰平肝降逆,有曰清金制木,有曰通降阳明,临证日久,笔者常以脉定法,则有豁然开朗之感,臆测该例诊脉右部寸关或有异动。

方(五九) 诊脉百至,右缓涩,左弦劲,始而肠鸣泄气,由渐腹满膜胀,纳食几废,便难溺少,此皆情怀少旷,清气不转,肝木侵侮胃土,腑阳窒塞,胀满日甚。据云:先因胃脘心下痛症,气郁显然,非旦晚图功之象,议河间分消法。(肝郁犯胃兼湿)

杏仁、厚朴、海金沙、陈香橼、郁金、莱菔子、木通、鸡肫皮。

笔记:右缓涩,左弦劲,木郁克土,日久气机周流受阻,调治宜从肝脾着手。

马(三四) 脉实,久病瘀热在血,胸不爽,小腹坠,能食不渴,二便涩少。两进苦辛宣腑,病未能却。此属血病,用通幽法。

桃仁、郁李仁、归尾、小茴、红花、制大黄、桂枝、川楝子。

笔记:脉书言涩属瘀血,此案言脉实,笔者常于临证见瘀血证而有脉实之象,甚至脉实而浊,或系痰瘀互结,脉实之瘀可耐攻化,脉细涩之瘀,用大黄常可致腹痛而泻,宜慎。

程(女) 脉数,恶心,脘胀。(肝脾不和夹暑邪)

炒半夏、广皮、藿香(黄连一分煎,水拌)、茯苓、郁金。

笔记:笔者体会,体内素有浊瘀者,外来暑邪内闭,指下除却素体固有浊脉之外,另有一股郁数之气,或是芳香化浊,或以刮痧开泄腠里,郁热去则脉复如常。

朱 初因面肿,邪干阳位,气壅不通,二便皆少。桂附不应,即与导滞,滞属有质,湿热无形,入肺为喘,乘脾为胀,六腑开合皆废,便不通爽,溺短混浊,时或点滴。视其舌绛口渴,腑病背胀,脏病腹满,更兼倚倒左右,肿胀随着处为甚,其湿热布散三焦,明眼难以决胜矣。经云:从上之下者治其上。又云:从上之下而甚于下者,必先治其上,而后治其下。此症逆乱纷更,全无头绪,皆不辨有形无形之误,姑以清肃上焦为先。

飞滑石(一钱半)、大杏仁(去皮尖,十粒)、生苡仁(三钱)、白通草(一钱)、鲜枇杷叶(刷净毛,去筋,手内揉软,三钱)、茯苓皮(三钱)、淡豆豉(一钱半)、黑山栀壳(一钱)。急火煎五分服。

此手太阴肺经药也。肺气窒塞,当降不降,杏仁微苦则能降,滑石甘凉,渗湿解热,苡仁、通草,淡而渗气分,枇杷叶辛凉,能开肺气,茯苓用皮,谓诸皮皆凉,栀、豉宣其陈腐郁结。凡此气味俱薄,为上焦药。仿齐之才轻可去实之义。

笔记:此案纷纭皆因误治,初发面肿,即是肺郁,上焦郁而致二便不通,可用提壶揭盖法。误用桂附不应,再以导滞,眼目定于下焦,则诸法不应。然评说易,临证难,若有脉浮之象,或可辨别一二。

某 暴肿气急,小溲涩少。此外邪壅肺,气分不通。治当从风水皮水,宣其经隧,以能食能寝为佳,勿得诛伐无过之地。

前胡、蜜炙麻黄、牛蒡子、姜皮、紫菀、杏仁、茯苓皮、广皮。

笔记:暴肿多从外邪,肿从头起,小便涩少,因由水之上源被遏所致,宣肺畅气即可。

汤 囊肿腹胀,此属疝盅。(湿郁疝盅)

茯苓皮、海金沙、白通草、大腹皮绒、厚朴、广皮、猪苓、泽泻。

笔记:湿热浊邪下注,而成囊肿腹胀。

积 聚

葛 嗔怒强食,肝木犯土,腹痛,突如有形,缓则泯然无迹,气下鸣响。皆木火余威,乃痕疝之属,攻伐消导,必变腹满。以虚中夹滞,最难速功,近日痛泻,恐延秋痢。(木犯土虚中夹滞)

丁香、厚朴、茯苓、炒白芍、广皮、煨益智仁。

笔记:俗语不可以饭压气,强食非胀即痛。脾之健运,亦需仰赖木之疏泄,临证常见因气而病之人。常闻某人肿瘤,弃生死而不顾,游至山水之间,竟得年延寿益,山清水秀自是一理,情怀舒畅尤是主因。

陈(十八) 湿胜脾胃,食物不化,向有聚积,肠腑不通,热气固郁,当进和中。忌口勿劳,不致变病。(湿热食滞)

黄芩、枳实、广皮、莱菔子、白芍、白术、苍术、鸡肫皮。

水泛丸。

笔记:饮食所致积聚,聚而化热,故以消导清热之药。笔者体会,饮食不化,多于右关脉浊,相较左关浊涩脉,相对易治。

曹 着而不移,是为阴邪聚络,诊脉弦缓。难以五积肥气攻治,大旨以辛温入血络治之。(脉络凝痹)

当归须、延胡、官桂、橘核、韭白。

笔记：虽见着而不移，但诊脉弦缓，则不宜攻破之药，宜用润法，血至络脉自通。笔者临证，见肝经郁滞弦硬者，用三棱、莪术，纵然剂量稍大，药后患者仍觉矢气频频而颇爽，待脉由弦硬变至弦虚而大，再用破血之药，则觉整日气虚乏力。

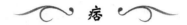

痞

宋 前议辛润下气以治肺痹，谓上焦不行，则下脘不通，古称痞闷都属气分之郁也。两番大便，胸次稍舒，而未为全爽，此岂有形之滞，乃气郁必热，陈腐黏凝胶聚，故脘腹热气下注，隐然微痛，法当用仲景栀子豉汤，解其陈腐郁热，暮卧另进白金丸一钱，盖热必生痰，气阻痰滞，一汤一丸，以有形无形之各异也。(痰热内闭)

黑山栀、香豉、郁金、杏仁、桃仁、瓜蒌皮、降香。

另付白金丸(五钱)。

笔记：肺与大肠相表里，肺气上郁化热，痰浊凝滞，虽症在下脘不通，却以栀子豉汤治上郁之气，白金丸化上焦痰热，此治病求本是也。

邱 脉濡而缓，不饥不食，时令之湿，与水谷相并，气阻不行，欲作痞结。但体质阳微，开泄宜轻。(湿阻气分)

炒半夏、茯苓、杏仁、郁金、橘红、白蔻仁。

笔记：脉濡而缓，外来之湿，困脾扰运，复加水谷，则成痞状。既知脾虚，则不可见痞即攻，再伤脾气，方用化痰理气法。

沈(二四) 精气内损，是皆脏病。萸、地甘酸，未为背谬。缘清阳先伤于上，柔阴之药反碍阳气之旋运。食减中痞，显然明白。病人食姜稍舒者，得辛以助阳之用也。至于黄芪、麦冬、枣仁，更蒙上焦，斯为背谬极。议辛甘理阳可效。(中阳不运)

桂枝汤去芍，加茯苓。

笔记：精气内损并见食减中痞，脾肾皆虚，复有清阳伤于上，颇为棘手。以桂枝汤去芍，调中土以畅卫阳，确是妙法。

汪 脉沉，中脘不爽，肢冷。

人参(七分)、淡干姜(一钱)、炒半夏(一钱半)、川熟附(七分)、茯苓

(三钱)、草果仁(八分)。

笔记:观脉证,脾肾阳虚不运,附、参、姜温下暖中顾本,夏、苓、草果祛痰化浊治标,附子、半夏同用,仲景即有先例,笔者临床亦有使用,脉证相合,用之无碍。

某 舌白脘闷。中焦阳气不宣。

半夏、草果、厚朴、广皮、茯苓、藿香梗

笔记:湿证多察舌苔,舌白脘闷,显然湿郁中焦,阳气不能疏布,和中化湿为治。笔者身处江南,见舌白脘闷者,若苔质偏干,多是湿郁化热之象,常于化湿理气药中加入芦根一味,以防芳香之药伤及阴液,颇效。

陈(三四) 食进颇逸,而胸中未觉清旷。宜辛润以理气分,勿以燥药伤阴。

枇杷叶、大杏仁、橘红、黑山栀、香豉、郁金、瓜蒌皮。

晨服。五剂后接服桑麻丸。

笔记:食进颇逸,中气未伤。胸中未觉清旷,病在上焦气分。

噎膈反胃

吴 脉小涩,脘中隐痛,呕恶吞酸,舌绛不多饮,此高年阳气结于上,阴液衰于下,为关格之渐。当开痞通阳议治。(阳结于上,阴衰于下,关格)

川连、人参、姜汁、半夏、枳实汁、竹沥。

笔记:脉小涩,舌绛不多饮证皆指向津亏血虚,呕恶吞酸系是阳明不降,用开痞方,似乎不是治本之法,症稍愈,愚见仍用甘润通瘀。

某 脉寸口搏大,按之则涩,形瘦气逆,上不纳食,下不通便。老年积劳内伤,阳结不行,致脘闭阴枯,腑乏津营,必二便交阻,病名关格,为难治。

人参、枳实、川连、生干姜、半夏、茯苓。

笔记:寸口脉大,按之涩,显为虚气上逆之证,方用益气降逆之法,与理相合,然脘闭阴枯,徒用顺降,似乎不妥,冬花、紫菀用之润降是否可行?

苏(五四) 向来翻胃,原可撑持,秋季骤加惊忧,厥阳陡升莫制,遂废食不便,消渴不已,如心热,呕吐涎沫,五味中喜食酸甘。肝阴胃汁,枯槁殆尽,难任燥药通关。胃属阳土,宜凉宜润,肝为刚脏,宜柔宜和,酸甘两济其阴。(肝阴胃汁枯)

乌梅肉、人参、鲜生地、阿胶、麦冬汁、生白芍。

笔记：久病之人,最宜静心而养,惊忧厥逆,汲阴涸液。喜食酸甘,系引而自救,方用酸甘润养。

王(五三)　老年血气渐衰,必得数日大便通爽,然后脘中纳食无阻。此胃汁渐枯,已少胃气下行之旨,噎症萌矣,病乃操持太过,身中三阳,燔燥烁津所致,故药饵未能全功。议用丹溪法。(烦劳阳亢,肺胃津液枯)

麦冬汁、鲜生地汁、柏子仁汁、甜杏仁汁、黑芝麻汁、杜苏子汁、松子仁浆。

水浸,布纸绞汁,滤清,炖自然膏。

笔记：朱丹溪云:阴虚难治,阳虚易补。火神盛行之时,受其影响,笔者颇重阳气,曾用附子救人见效,更是得意一时。然遇老年津枯血燥,舌红无津,润之稍缓,停用即复,恍然方觉,阳气无形,或可复于一时,精血有质,非倾于一刻,滋填润补,实非易事。

马(六十)　劳心劳力经营,向老自衰,平日服饵桂、附、生姜三十年,病食噎不下膈吐出,此在上焦之气不化,津液不注于下,初病大便艰涩。按经云:味过辛热,肝阳有余,肺津胃液皆夺,为上燥,仿嘉言清燥法。

麦冬、麻仁、鲜生地、甜水梨、桑叶、石膏、生甘草。

笔记：火灼阴津营血,日久则涸,上不润咽则噎膈,下不润肠则便涩,润养之法以救前药之误。

某　脉涩左大,食入为噎,是属液亏。先宜理气,后用润剂。(液亏气滞)

半夏、云茯苓、枇杷叶、枳实、竹沥。

笔记：脉涩左大,血虚而瘀,愚见润养既可通气,气药再平,仍损津液。

程　舌黄微渴,痰多咳逆,食下欲噎,病在肺胃。高年姑以轻剂清降。(肺胃气不降)

鲜枇杷叶、杏仁、郁金、瓜蒌皮、山栀、淡香豉。

笔记：阅书以为枇杷叶为轻剂,读某医书,有以大剂枇杷叶降肺气之说,曾用于数例右寸脉大者,用至30g,多人反映用后头晕乏力,急查肝功能正常,盖由降气太过,减枇杷叶则体力恢复。读医书,当有内化过程,因人、因时、因地制宜。

某　忧思郁结,凝痰阻碍,已属噎塞之象。当怡情善调。(忧郁痰阻)

炒半夏(一钱半)、茯苓(五钱)、秫米(三钱)、枳实(一钱炒)、姜汁(三小匙冲)。

笔记:痰凝津枯,化痰理气之外,秫米一味,虽然平淡,甘润生血,却于病机十分契合。

朱(五二) 未老形衰,纳谷最少,久有心下忽痛,略进汤饮不安,近来常吐清水。是胃阳日薄,噎膈须防。议用大半夏汤,补腑为宜。(胃阳虚)

人参、半夏、茯苓、白香粳米、姜汁。

河水煎。

笔记:参、夏、苓,乃叶氏通补阳明之法,临证用治呕逆、痰嗽、眩晕、不寐,证见右寸关脉虚而浊者,颇有效验。

冯(六七) 有年阳微,酒湿厚味,酿痰阻气,遂令胃失下行为顺之旨,脘窄不能纳物,二便如昔。病在上中,议以苦降辛通,佐以养胃,用大半夏汤。

半夏、人参、茯苓、姜汁、川连、枳实。

笔记:酒湿厚味易化痰热,参、苓、夏之外,更加姜、连,辛开苦降以除痰热。

顾(四十) 脉濡缓无力,中年胸胁时痛,继以早食晚吐。此属反胃,乃胃中无阳,浊阴腐壅。议仿仲景阳明辛热宣通例。

吴萸、半夏、荜茇、淡干姜、茯苓。

又 辛热开浊,吐减,行走劳力,即吐痰水食物。阳气伤也。用吴萸理中汤。

笔记:脉濡缓为有湿,无力为无阳,辛热宣通仅是治标,终需脾阳自复,故二诊改用吴萸理中汤。

陆 脉沉微,阳气大伤,阴浊僭踞,旦食不能暮食,周身掣痛,背胀,病状着难愈之症。(阳虚阴浊凝滞)

人参、附子、干姜、茯苓、泽泻。

笔记:沉微之脉,阳伤水饮所作,旦则阳气尚旺,至暮气耗阳微,脾肾之阳同补,并用苓、泽去饮以救阳气。

某 积劳有年,阳气渐衰,浊凝瘀阻,脘中常痛,怕成噎膈便塞之症。(阳衰脘痹血瘀)

桃仁、红花、延胡、川楝子、半夏、橘红、郁金汁、瓜蒌皮。

笔记:积劳有年,痰瘀互结,化痰通瘀。

噫　嗳

王（二二）　初用辛通见效，多服不应。想雨湿泛潮，都是浊阴上加，致胃阳更困。仿仲景胃中虚，客气上逆，噫气不除例。（胃虚客气上逆）

人参、旋覆花、代赭石、半夏、茯苓、干姜。

笔记：辛通仅效一时，可见胃阳本虚，不治本而以通药治标，非其治也。思及临床见胃胀，用胃肠动力药，服之见效，停药复作，久则不灵。用中药，亦称消积化食，未从中土本真入手，终非治本之法。

某　味淡，呕恶嗳气。胃虚浊逆。

白旋覆花、钉头代赭、炒黄半夏、姜汁、人参、茯苓。

笔记：叶氏通补阳明三药再加旋覆、代赭。阳明以通为顺，故为通补。

呕　吐

钱（三七）　脉细，右坚大，向有气冲，长夏土旺，呕吐不纳食，头胀脘痹，无非厥阳上冒。议用苦辛降逆，酸苦泄热，不加嗔怒，胃和可愈。

川连、半夏、姜汁、川楝子皮、乌梅、广皮白。

笔记：脉细左路厥逆，右坚大则右路不降，乌梅一味以敛厥阳，川楝子皮以泻肝热，夏、连、姜辛开苦降以和右路。

蒋（三二）　脉沉，食入呕吐，忌冷滞食物。

吴萸、半夏、姜汁、茯苓、公丁香柄、广皮白。

笔记：阳虚不化食。木疏则土运，吴萸温肝阳，半夏降阳明。

毛（姬）　因惊肝气上犯，冲逆，呕吐涎，阳升至巅为头痛，脉右弱左弦。当从厥阴阳明治。

人参、川连、茯苓、川楝、川椒、乌梅、干姜、生白芍。

笔记：因惊而作厥气上逆，想来原有乙癸水液不足，巅顶为厥阴所属，脉左弦右弱，亦证厥阳乘土。乌梅、生白芍二味，养肝阴而敛肝阳。

王（二四）　早上水饮米粥，至晚吐出不化，知浊阴酉戌升逆，瘕形痛而渐大，丸药吐出不化，胃阳乏极矣。两进平肝理气不效，法当辛热开浊。

吴萸、熟附子、良姜、川楝子、茯苓、草果。

笔记:晨粥暮吐仍然不化,阳虚至极,药宜辛热。吴萸暖肝阳以助土运,附子温下焦肾阳以烹中焦胃腑,良姜暖中土,茯苓去水湿,草果化浊气,川楝子一味,疏肝散瘕,并为热药反佐,虽说胃为水谷之海,消化转运,仍需五脏协同。

陈(氏) 未病先有耳鸣眩晕,恰值二之气交,是冬藏根蒂未固,春升之气泄越,无以制伏,更属产后精气未复,又自乳耗血,血去液亏,真阴日损,阳气不交于阴,变化内风,上巅犯窍,冲逆肆横,胃掀吐食,攻肠为泻,袭走脉络,肌肉皆𥆧。譬如诸门户尽撤,遂致暴风飘漾之状。医者辛散苦降重坠,不但病未曾理,致阳更泄,阴愈涸。烦则震,动即厥,由二气不能自主之义。阅王先生安胃一法,最为卓识。所参拙见,按以两脉,右手涩弱,虚象昭然,左脉空大,按之不实,亦非肝气肝火有余。皆因气味过辛散越,致二气造偏,兹以病因大旨,兼以经义酌方。

人参、茯苓、半夏、白芍、煨姜、炒粳米。

笔记:此例耳鸣眩晕皆是乙癸不足,厥气上冒,冬藏不固,产伤精血,乳儿耗血,种种迹象,皆是虚证,再以辛苦重坠,而见两脉皆虚。方用叶氏通补阳明以和胃气,白芍敛左路虚阳,煨姜、炒粳米温养右路脾胃。

褚(二二) 清涎上涌,食物吐出,乃饥饱伤及胃中之阳。禁鲜荤冷滑,经年可安。(胃阳虚,浊阴上逆)

半夏、厚朴、生益智、姜汁、生白术、茯苓。

笔记:观叶案,药后饮食调养,动辄经年。今时之人,今日病症稍愈,至暮觥筹即始,医不患无病矣。

曹(四七) 早食颇受,晚食必胃痛呕吐,阳气日微,浊阴聚则有形,夜痛至晓,阴邪用事乃剧。

半夏、姜汁、淡干姜、秦椒、厚朴、茯苓。

笔记:晨安晚吐夜痛,阳虚显然,温阳兼化浊阴。

王 诊脉右濡左弦,舌白不饥,瘀血,上吐下泻,胃阳大伤,药饵下咽则涌。前医用大半夏汤不应,询知所吐皆系酸水痰沫。议以理阳方法。

人参、茯苓、川椒、干姜。

笔记:脉见左弦右濡,可见病在肝脾,舌白不饥,则非热证,健脾理阳为治。

肠 痹

张 食进脘中难下,大便气塞不爽,肠中收痛,此为肠痹。(肺气不升降)

大杏仁、枇杷叶、川郁金、土瓜蒌皮、山栀、香豉。

笔记:笔者管见,肠痹治肺,常有右寸脉郁之象,治肺腑气即通。

沈(二五) 湿结在气,二阳之痹。丹溪每治在肺,肺气化则便自通。

紫菀、杏仁、枇杷叶、土瓜蒌皮、郁金、山栀皮、枳壳汁、桔梗汁。

笔记:言简案短,仅言便不通,未可知其机窍,想来叶氏诊务繁忙,医案在录,非仅为教学之用,应有肺气不降见证,笔者临证,见右寸郁,润肺降气,常可获效。

蒋(三一) 肺痹鼻渊,胸满目痛,便阻。用辛润自上宣下法。

紫菀、杏仁、瓜蒌皮、山栀、香豉、白蔻仁。

笔记:所言诸证,皆是上气郁闭之象,便阻则是上郁下闭所致。

某 瘅疟肺病,未经清理,致热邪透入营中,遂有瘀血暴下。今诊舌白不渴,不能纳食,大便九日不通,乃气痹为结。宗丹溪上窍闭则下窍不出矣。

杏仁、枇杷叶、瓜蒌皮、川郁金、香豉、苡仁。

又 用手太阴药,即思纳谷。阳明气痹无疑。

紫菀、杏仁、枇杷叶、瓜蒌皮、郁金、黑山栀。

笔记:临证见纳谷不馨,必用健脾和胃,常有不效者。纳谷欲馨,健脾运土,疏木和胃,开肺降气,暖火生土,更有温肾以助蒸腾者,非止健脾一端。

便 闭

叶(二十) 阳气郁勃,腑失传导,纳食中痞,大便结燥。调理少进酒肉坚凝,以宣通肠胃中郁热可效。(大便闭,郁热燥结)

川连、芦荟、莱菔子、炒山楂、广皮、川楝子、山栀、厚朴(姜汁炒)、青皮。

又 热郁气阻。三焦通法。

杏仁、郁金、厚朴、广皮白、芦荟、川楝子。

笔记:杏仁、郁金开肺,厚朴、广皮白降胃,芦荟、川楝子畅肝,三焦通法俱备。

某 芪术守中,渐生满胀,小便少,大便窒,肠气亦滞。病久延虚,补汤难进,议以每日开水送半硫丸一钱五分,以通经腑之阳。(虚风便闭)

笔记:叶氏少用术,嫌其守中故也。病久延虚,进补则壅滞不行,先以半硫丸开通腑阳,通阳之药不能久用,后续当转方再治。

周(三一) 减食过半,粪坚若弹丸。脾胃病,从劳伤治。(血液枯燥)

当归、麻仁、柏子仁、肉苁蓉、松子肉。

笔记:胃液耗而不润,皆取润药。

潘 肝血肾液久伤,阳不潜伏,频年不愈,伤延胃腑。由阴干及乎阳,越人且畏。凡肝体刚,肾恶燥,问大便五六日更衣,小溲时间淋浊,尤非呆滞补涩所宜。

炒杞子、沙苑、天冬、桂酒拌白芍、茯苓、猪脊筋。

笔记:肝藏血,肾主水,而今肝刚肾燥,津血失于濡润,大便自然闭结,温润肝肾,即是濡养五脏。

某 高年下焦阴弱,六腑之气不利,多痛,不得大便,乃幽门之病。面白脉小,不可峻攻,拟五仁润燥,以代通幽,是王道之治。

火麻仁、郁李仁、柏子仁、松子仁、桃仁、当归、白芍、牛膝。

笔记:津血久枯,必成瘀势,润燥即是通幽。临证所见,老年便秘,脉多虚涩,常以麻仁、苁蓉、桃仁滋润通幽,常可见效。

金 湿热在经,医不对症,遂令一身气阻,邪势散漫,壅肿赤块。初因湿热为泄泻,今则窍闭致二便不通。但理肺气,邪可宣通。(湿热肺气不降)

苇茎汤去瓜瓣,加滑石、通草、西瓜翠衣。

笔记:湿热蕴积,气不周流,而致壅肿赤块。肺主一身之气,理肺气则湿热可去。今时所谓风疹块,常法以养血疏风,多有不效,证属湿热气闭者,可仿此法。

张(六六) 脉左弦如刃,六旬又六,真阴衰,五液涸,小溲血水,点滴不爽,少腹右胁聚瘕。此属癃闭,非若少壮泻火通利可效。

柏子霜、小茴、鹿角霜、茯苓、当归、苁蓉。

笔记:脉弦如刃,真阴涸竭,聚瘕癃闭皆是虚瘀所致,老人辛润通络即可,通利之药更伤真阴。

肺 痹

某 天气下降则清明,地气上升则晦塞,上焦不行,下脘不通,周身气机皆阻。肺药颇投,谓肺主一身之气化也,气舒则开胃进食,不必见病治病,印定眼目。

枇杷叶、杏仁、紫菀、苡仁、桔梗、通草。

笔记:初读此案,颇觉费解,叶氏何来如此神力,一见便知肺气郁闭,叶氏诊务繁忙,其案多简,常不知所由。临证日久,常见右寸脉郁者,或有偏侧头痛,或有月经迟来,或是胃胀不适,均用开肺之法,多可得效。

朱 风温不解,邪结在肺,鼻窍干焦,喘急腹满,声音不出。此属上痹急病之险笃者,急急开其闭塞。

葶苈大枣合苇茎汤。

又 风温喘急,是肺痹险症。未及周岁,脏腑柔嫩,故温邪内陷易结。前用苇茎汤两通太阴气血,颇验。仍以轻药入肺,昼夜竖抱,勿令横卧为要。用泻白散法。

桑白皮、地骨皮、苡仁、冬瓜仁、芦根汁、竹沥。

笔记:小儿稚嫩,葶苈泻肺,仅可救急,后便改用轻药泻白散法,此乃王道之法。

胸 痹

浦 中阳困顿,浊阴凝冱,胃痛彻背,午后为甚,即不嗜饮食,亦是阳伤。温通阳气,在所必施。(胸脘清阳不运)

薤白(三钱)、半夏(三钱)、茯苓(五钱)、干姜(一钱)、桂枝(五分)。

笔记:胃之大络,谓之虚里。胸痹痰凝,多从脾胃论治,夏、苓、薤白均是阳明化痰之药,更以桂枝助火暖土以开阴凝。

某(二六) 肺卫窒痹,胸膈痹痛,咳呛痰黏。苦辛开郁为主。当戒腥膻。

瓜蒌皮、炒桃仁、冬瓜子、苦桔梗、紫菀、川贝母。

笔记:此例从肺开痹,当有右寸证见。

华　阳气微弱,胸痹。

苓桂术甘汤。

笔记:苓桂术甘,温中阳以化水饮,臆测右关或弦或濡,水饮之象。

某(二十)　脉弦,色鲜明,吞酸胸痹,大便不爽。此痰饮凝洇,清阳失旷,气机不利。法当温通阳气为主。

薤白、杏仁、茯苓、半夏、厚朴、姜汁。

笔记:脉弦主饮,阳明主面,色鲜明则饮郁中焦,此为和胃化痰法。

某　痛久入血络,胸痹引痛。(血络痹痛)

炒桃仁、延胡、川楝子、木防己、川桂枝、青葱管。

笔记:痹而引痛,可知由气已入血络,用辛润通络法。

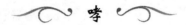

哮

马(三二)　宿哮痰喘频发。(哮兼痰饮)

真武丸。

笔记:阳虚水泛,标在肺胃,本在肾虚水泛,真武汤治痰治喘颇有疗效。

朱(五一)　宿哮咳喘,遇劳发。

小青龙去麻、辛,加糖炒石膏。

笔记:宿哮劳发,可知正气不足,小青龙去麻、辛,减辛散以护正气,痰饮从内而解。叶氏对仲景方之用,重视结构拆解,复脉去参姜桂,小青龙去麻辛,皆是深谙阴阳相合之理。

邹(七岁)　宿哮肺病,久则气泄汗出,脾胃阳微,痰饮留着,有食入泛呕之状。夏三月热伤正气,宜常进四君子汤以益气,不必攻逐痰饮。(气虚)

人参、茯苓、白术、炙草。

笔记:急则治标,缓则治本,肺虚之人,夏日常宜培土生金,肺病气虚则补其母。

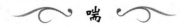

喘

汪　脉弦坚,动怒气冲,喘急不得卧息,此肝升太过,肺降失职,两足逆

冷,入暮为剧。议用仲景越婢法。(肝升饮邪上逆)

又 按之左胁冲气便喘,背上一线寒冷,直贯两足,明是肝逆夹支饮所致,议用《金匮》旋覆花汤法。

旋覆花、青葱管、新绛、炒半夏。

笔记:脉弦坚,动怒气冲,皆是左路过升之象,麻黄先贤有谓入左路肝经者,用于风寒束缚肝经血脉,可解喘急,此案脉弦,由肝气冲逆而起,旋覆花汤似乎更合机宜。

姜 劳烦哮喘,是为气虚。盖肺主气,为出气之脏,气出太过,但泄不收,则散越多喘,是喘症之属虚,故益肺气药皆甘,补土母以生子。若上气散越已久,耳目诸窍之阻,皆清阳不司转旋之机,不必缕治。(中气虚)

人参建中汤去姜。

笔记:人参建中汤为益气养营方,营气旺则喘自息。常以建中法调治易感患儿,有效。

胡(六十) 脉沉,短气以息,身动即喘。此下元已虚,肾气不为收摄,痰饮随地气而升,有年,陡然中厥最虑。

熟地、淡附子、茯苓、车前、远志、补骨脂。

笔记:脉沉为寒饮之象,温阳化饮,滋填纳气。下虚之人,当防厥中之患。

王(十九) 阴虚喘呛,用镇摄固纳。

熟地、萸肉、阿胶、淡菜胶、山药、茯神、湖莲、芡实。

笔记:少阴脉循喉咙,下元阴虚不能润喉,自然喘呛,治下以安上。

翁(四二) 脉细尺垂,形瘦食少,身动即气促喘急。大凡出气不爽而喘为肺病,客感居多。今动则阳化,由乎阴弱失纳,乃吸气入而为喘,肾病何辞?治法惟以收摄固真,上病当实下焦,宗肾气方法意。

熟地、萸肉、五味、补骨脂、胡桃肉、牛膝、茯苓、山药、车前子。

蜜丸。

笔记:脉细尺垂,乃肾阴不足之象,气促喘急,非关外邪,收摄固真为治。

杨(六一) 老年久嗽,身动即喘,晨起喉舌干燥,夜则溲溺如淋。此肾液已枯,气散失纳,非病也,衰也,故治喘鲜效。便难干涸,宗肾恶燥,以辛润之。

熟地、杞子、牛膝、巴戟肉、紫衣胡桃、青盐、补骨脂。

笔记:老年肾精枯而不纳气,填补是为正治,不能见痰治喘。

孙 望八大年,因冬温内侵,遂致痰嗽暮甚。诊脉大而动搏,察色形枯汗泄,吸音颇促,似属痰阻,此乃元海根微,不司藏纳,神衰呓语,阳从汗出,最有昏脱之变。古人老年痰嗽喘症,都从脾肾主治。今温邪扰攘,上中二焦留热,虽无温之理,然摄固下真以治根本,所谓阳根于阴,岂可不为讲究?

熟地炭、胡桃肉、牛膝炭、车前子、云茯苓、青铅。

笔记:老年冬温,脉大动搏,显然正气不支,虽有温邪扰攘,如若疏表发邪,或许正气即脱,故而仍以固下为治。先贤所谓熟地治痰,于此便是。

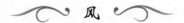

疸

汪(三九) 饮酒发黄,自属湿热,脉虚涩,腹鸣不和,病后形体瘦减,起居行动皆不久耐,全是阳气渐薄,兼之思虑劳烦致损。议两和脾胃之方。(酒疸)

戊己加当归、柴胡、煨姜、南枣。

笔记:酒助湿热,虚涩之脉显然气血已虚,两和脾胃自然不错。或是时移世异,今见酒客中虚湿热,当归一用,便郁化为火。酒客湿热,笔者养血仅用寄生、黑豆衣之类轻飘药物。

黄 一身面目发黄,不饥溺赤。积素劳倦,再感温湿之气,误以风寒发散消导,湿甚生热,所以致黄。

连翘、山栀、通草、赤小豆、花粉、香豉。

煎送保和丸三钱。

笔记:素因劳倦,先有脾伤,温湿感邪,误用表散助热,以致脾色外现则面目发黄。清宣化湿,并用保和丸和中化浊以顾脾胃。

风

江(五六) 劳倦过月,气弱加外感,头痛恶风,营卫二气皆怯,嗽则闪烁筋掣而痛。大凡先治表后治里,世间未有先投黄连清里,后用桂枝和表,此非医药。(风伤营卫误治)

当归建中汤。

笔记:劳倦伤气,复感外寒,筋掣而痛为营虚不能润养,当归建中汤养血和营,而非表散急攻。以笔者用法,仅用建中汤即可,今人脾胃多湿,当归腻而化火者多。

沈 虚人得感,微寒热。(体虚感风)

参归桂枝汤加广皮。

笔记:虚人外感,脉缓者,桂枝汤可为常法,加减得当,多效。

寒

杨(四二) 太阳脉行,由背抵腰,外来风寒,先伤阳经,云雾自下及上,经气逆而病发,致呕痰涎,头痛,小溲数行病解,膀胱气通,斯逆者转顺矣。当通太阳之里,用五苓散。倘外感病发再议。(寒客太阳膀胱经气逆)

笔记:此例可谓经典,头痛呕痰,系膀胱经气不利所致,既无外证,则从内解,以五苓散。此证眼目,应是"小溲数行病解"几字。

某(二八) 劳伤阳气,形寒身热,头疼脘闷,身痛。(劳倦阳虚感寒)

杏仁(三钱)、川桂枝(八分)、生姜(一钱)、厚朴(一钱)、广皮(一钱)、茯苓皮(三钱)。

笔记:劳伤感寒,气行不利则身痛,用桂枝法。

风 温

僧(五二) 近日风温上受,寸口脉独大,肺受热灼,声出不扬。先与辛凉清上。当薄味调养旬日。(风温伤肺)

牛蒡子、薄荷、象贝母、杏仁、冬桑叶、大沙参、南花粉、黑山栀皮。

笔记:寸口脉大,肺受热灼之象,稍按指下应虚,轻清宣肺。

杨 脉左实大,头目如蒙,清窍不爽。此风温仍在上焦,拟升降法。

干荷叶、薄荷、象贝、连翘、钩藤、生石膏末。

笔记:脉左实大,风温引动肝风。

温 热

某 右脉未和,热多口渴。若再劫胃汁,怕有脘痞不饥之事,当清热生津,仍佐理痰,俟邪减便可再商。

麦冬、人参、石膏、知母、粳米、竹叶、半夏。

笔记:右脉未和,应是气分仍余痰热,养阴润胃与化痰清热并进。

叶(二八)　仲景云,阴气先伤,阳气独发,不寒瘅热,令人消烁肌肉。条例下不注方,但曰以饮食消息之。后贤谓甘寒生津,解烦热是矣。今脉数舌紫渴饮,气分热邪未去,渐次转入血分。斯甘寒清气热中,必佐存阴,为法中之法。

生地、石膏、生甘草、知母、粳米、白芍、竹叶心。

笔记:热在气分,渐次欲入营血,白虎清气之中,加入生地、白芍以养阴和营,气热入营必扰及心神,竹叶一味以解心经烦热。

毛(六十)　温邪热入营中,心热闷,胁肋痛,平素痰火与邪胶结,致米饮下咽皆胀。老年五液已涸,忌汗忌下。(热入心营)

生地、麦冬、杏仁、郁金汁、炒川贝、橘红。

笔记:平素痰火,复加温邪,灼津凝痰,养阴于下,散结于上。

马　少阴伏邪,津液不腾,喉燥舌黑,不喜饮水,法当清解血中伏气,莫使液涸。

犀角、生地、丹皮、竹叶、元参、连翘。

笔记:少阴伏邪,病自里发,配清气药,是谓透营转气法。

张　舌绛裂纹,面色枯槁,全无津泽,形象畏冷,心中热焚。邪深竟入厥阴,正气已经虚极。勉拟仲景复脉汤,合乎邪少虚多治法。(热入厥阴)

复脉去人参、生姜,加甘蔗汁代水煎。

笔记:此津枯液涸之象。曾治一不寐老妪,即是舌绛裂纹,脉弱几无,甘润滋养之后,夜寐渐佳,脉竟起复,此时见左寸浊而郁数,思及上焦心火灼津,查超声及血液,为甲亢,复脉二字在此读来,颇觉传神。

某　脉数右大,烦渴舌绛。温邪,气血两伤。与玉女煎。(气血两伤)

生地、竹叶、石膏、知母、丹皮、甘草。

笔记:脉数右大,气分有热,言血伤者,气分之热灼及营血,而见舌绛。

张(五五)　劳倦内伤,温邪外受,两月不愈,心中温温液液,津液无以上供,夜卧喉干燥。与复脉汤去姜、桂、参,三服后可加参。(劳倦感温,阴液燥)

笔记:内伤气血,复受温邪,甘滋润胃复脉。脉由气鼓血行而成,阴血不足为先,先复阴液,参虽为气血双补之药,然气有余便是火,叶氏手法,先充阴液,再注脉气,可师可法。

席 脉左数,右缓弱,阳根未固,阴液渐润,舌赤微渴,喘促自利溲数,晡刻自热,神烦呓语。夫温邪久伏少阴。古人立法,全以育阴祛热。但今见症,阴分固有伏邪,真阳亦不肯收纳。议仿刘河间浊药轻投,不为上焦热阻,下焦根蒂自立,冀其烦躁热蒸渐缓。(阴虚邪伏)

熟地炭、茯苓、淡苁蓉、远志炭、川石斛、五味子。

饮子煎法。

笔记:脉左数右缓弱,左路阴虚火炎,右路脾虚胃弱,显然是言脉势,而非脉率,否则怎会一数一缓。阴虚需用滋填,胃弱不受腻药,故用饮子煎法。

暑

陈(四五) 暑湿伤气,肺先受病,诸气皆痹,当午后阳升,烦喘更加。夫无形气病,医以重药推消,多见不效。

西瓜翠衣、活水芦根、杏仁、苡仁。

笔记:暑湿伤气,病在肺经,轻药治上。

龚(二四) 脉寸大,头晕,脘中食不多下。暑热气从上受,治以苦辛寒方。

竹叶、杏仁、郁金、滑石、香豉、山栀。

笔记:脉寸大系气火上郁之象。

程(三六) 暑风必夹湿,湿必伤于气分,断疟疮发,即湿邪内发之征。湿伏热蕴,致气壅塞咽底脘中,及至进谷无碍,二便通调,中下无病显然。

白通草、西瓜翠衣、活水芦根、苡仁。

笔记:暑必夹湿,芳燥伤津,《叶香岩外感温热篇》言:"夹湿,加芦根、滑石之流。"笔者临床见湿热化燥之舌苔,常用芦根润化湿热,确为妙品,确有良效。

杨 秋暑内烁,烦渴,喜得冷饮,脉右小弱者,暑伤气分,脉必芤虚也。此非结胸症,宜辛寒以彻里邪。

石膏、知母、厚朴、杏仁、半夏、姜汁。

笔记：脉右小弱，可知气分尚未大虚，直以清气化痰为主，若见芤虚，或可加参以益气分。

沈（二三） 脉小色白，气分不足，兼之胃弱少食。闻秽浊要刮痧，阴柔之药妨胃助浊，常以猪肚丸养胃。入夏令热更伤气，每食远进生脉四君子汤一剂，恪守日服，可杜夏季客暑之侵。

生脉四君子汤，长服猪肚丸。

笔记：暑热伤气，预防之法，无非补脾益气。今人常以藿香正气水以资防暑，岂不知暑热内闭，才用芳香开闭，此与刮痧开腠一致。虚人防暑，是否可以在未中暑之前，先予刮痧预防？

吴 诊脉肝胆独大，尺中动数。先天素弱，水亏，木少滋荣，当春深长夏，天地气机泄越，身中烦倦，食减，皆热伤元气所致。进以甘酸，充养胃阴。少俟秋肃天降，培植下焦固纳为宜。

炒麦冬、木瓜、北沙参、生甘草、乌梅。

笔记：脉左关独大尺动数，系水亏风动之象，长夏脾虚，滋填难用，病虽在左脉，仅用乌梅一味敛厥阳，余药甘润养胃以生津血。

程 暑久入营，夜寐不安，不饥微痞。阴虚体质，议理心营。（暑入心营）

鲜生地、元参、川连、银花、连翘、丹参。

笔记：阴虚体质，暑气入营，清暑之时，仍需养阴。

顾 右脉空大，左脉小芤，寒热麻痹，腰痛冷汗，平素积劳内虚，秋暑客邪，遂干脏阴，致神迷心热烦躁。刮痧似乎略爽，病不肯解。此非经络间病，颇虑热深劫阴而为痉厥。张司农集诸贤论暑病，谓入肝则麻痹，入肾为消渴，此其明征，议清阴分之邪，仍以养正辅之。（暑热深入劫阴）

阿胶、小生地、麦冬、人参、小川连、乌梅肉。

笔记：右脉空大气虚之象，左脉小芤血失之证，气血皆虚，更易招致客邪，刮痧亦是耗伤之举，略爽后，便是更虚。标急治标，此时肝肾亏虚已然情急，方以益气养血为先。曾读医书，许学士治虚人感寒，培补再三，再以解表而愈，似可援引。

某（二六） 暑热郁遏，头胀脘痛，口渴溺短。当清三焦。

丝瓜叶、飞滑石、淡竹叶、茯苓皮、厚朴、藿香、广皮、通草。

笔记:暑热郁气,芳化轻清即可。

湿

王(二十) 酒肉之湿助热,内蒸酿痰,阻塞气分,不饥不食,便溺不爽,亦三焦病。先论上焦,莫如治肺,以肺主一身之气化也。

杏仁、瓜蒌皮、白蔻仁、飞滑石、半夏、厚朴。

笔记:说是治肺,其实太阴阳明同治。

吴(五五) 酒客湿胜,变痰化火,性不喜甜,热聚胃口犯肺,气逆吐食。上中湿热,主以淡渗,佐以苦温。

大杏仁、金石斛、飞滑石、紫厚朴、活水芦根。

笔记:酒客湿胜多从热化,湿热壅中,阳明不能顺降,则湿热上聚于肺,治拟润降肺胃之药。

孔 心中热,不饥不寐,目黄自利。湿热内伏。

淡黄芩、连翘、炒杏仁、白通草、滑石、野赤豆皮。

笔记:湿热蕴脾,化热扰心。

吴 湿邪中伤之后,脾胃不醒,不饥口渴。议清养胃津为稳。(湿热伤胃津)

鲜省头草、知母、川斛、苡仁、炒麦冬。

笔记:湿热伤津,润药生津,芳香化湿。鼻咽癌放疗后常有舌浊苔腻而燥者,此方可用。

李(四五) 脉小涩,痰多上涌,食入脘阻,大便不爽,上秋至今夏不愈。自述饥饱失和,曾病黄疸。以湿伤气痹主治。

大杏仁、苡仁、半夏、姜汁、茯苓、橘红、郁金、香豉。

笔记:此言脉小涩,非虚涩之象,实为湿阻气机。

某(五九) 舌白目黄,口渴溺赤,脉象呆钝。此属湿郁。

绵茵陈(三钱)、生白术(一钱)、寒水石(三钱)、飞滑石(三钱)、桂枝木(一钱)、茯苓皮(三钱)、木猪苓(三钱)、泽泻(一钱)。

笔记:脉象呆钝四字,可谓传神,浊而缓之象。

某(三六) 阳微体质,湿痰内聚,便溏脘闷,肌麻舌干。清理湿邪,气机升降自安。

金石斛、茯苓、半夏、广皮白、钩藤、白蒺藜。

笔记：肌麻舌干，左路肝风，钩藤、白蒺藜、石斛平肝息风。湿痰脘闷，右路痰浊，半夏、茯苓、广皮白清降阳明。

陈(五一) 浊凝气结有形，酒肉夹湿。

荜茇、生香附汁、木香、草果、茯苓、广皮白。

笔记：浊凝气结有形，既是指腹症，笔者读来，又颇有右关脉象之意。所谓全息理论，大腹便便者，常见右关脉浊凝之象。

林(五二) 中年清阳日薄，忽然脘中痞闷，乃清阳不自转旋，酒肉湿浊之气得以凝聚矣。过饮溏泻，湿伤脾胃，胃阳微。仲景法以轻剂宣通其阳。若投破气开降，最伤阳气，有格拒之害。

苓桂术甘汤。

笔记：苓桂术甘治中脘停饮颇效，腹症常有脘中水饮之声。用治今人酒肉湿浊，则嫌桂枝、白术偏温，茯苓淡渗力缓，笔者以金荞麦代白术，治脾胃湿浊颇效。

胡(二十) 受湿患疮，久疮阳乏气泄，半年淹淹无力，食少，嗳噫难化。此脾胃病，法以运中阳为要。

茯苓、桂枝、生于术、炙草、苡仁、生姜。

笔记：湿疮源于脾虚，运化中阳则脾运健而湿浊去。曾治一人，至夏日则手掌湿疹水疱，甚至疱破流血。思来夏日阳气外薄，中阳不运，以五苓散助脾化湿，服后大便稀溏，手掌湿疹渐愈。

汪 夏令脾胃司气，兼以久雨泛潮，地中湿气上干，食味重浊少运，所谓湿胜成五泄也。古云：寒伤形，热伤气。芒种夏至天渐热，宜益气分以充脾胃，此夏三月必有康健之理。

补中益气汤。

笔记：见湿而知源于脾运失常，至夏日阳气开泄，脾运更缓，补脾以杜湿源。

蔡 仲景云：小便不利者，为无血也；小便利者，血症谛也。此症是暑湿气蒸，三焦弥漫，以致神昏，乃诸窍阻塞之兆。至少腹硬满，大便不下，全是湿郁气结，彼夯医犹然以滋味呆钝滞药，与气分结邪相反极矣，议用甘露饮法。

猪苓、浙茯苓、寒水石、晚蚕沙、皂荚子(去皮)。

笔记:江南梅雨季节,常见湿热弥漫之症,曾治一梅农老妇,冒湿上山养梅,头晕胀闷,口舌生疮,脘腹满闷,治拟甘露饮法,颇效。

韩(三一)　冷酒水湿伤中,上呕食,下泄脂液。阳气伤极,再加浮肿作胀则危。(酒湿伤阳,郁生胃痛)

人参、茯苓、熟附子、生于术、生白芍、生姜。

笔记:湿伤阳气,诸症皆是水泛,真武汤。

张(五四)　阳伤痿弱,有湿麻痹,痔血。

生白术、附子、干姜、茯苓。

笔记:阳伤湿滞下坠,亦可成痔,不因有痔而忌热药。

浦(氏)　胸膈迷漫,胃痛呕食,肢节屈曲处冷痛。经落后来,时周身腰脊不舒,脉弦沉,痛即便溏。此湿郁阻闭,气血不行,用药先须断酒。(湿郁肢节冷痛)

生茅术、炮黑川乌、姜汁、白芥子、厚朴、广皮、萆薢、茯苓。

笔记:湿郁经络气血,自然肢节周身不畅,经落血虚,更不润养。酒助湿气,曾治一中年男子,饮酒即作腹泻,泻后便觉脘闷苔腻,以化湿法见效,饮酒复发,再治再发,再发再治。后遇酒局,竟自行先服藿香正气软胶囊,谓服后不仅舒爽,且酒量可增。治湿先戒酒,诚不欺。

徐　温疟初愈,骤进浊腻食物,湿聚热蒸,蕴于经络,寒战热炽,骨骱烦疼,舌起灰滞之形,面目痿黄色。显然湿热为痹。仲景谓湿家忌投发汗者,恐阳伤变病。盖湿邪重着,汗之不却,是苦味辛通为要耳。(湿热入经络为痹)

防己、杏仁、滑石、醋炒半夏、连翘、山栀、苡仁、野赤豆皮。

笔记:疟愈正虚,浊腻碍胃,湿热内聚,已然虚乏之正气,欲通行气血而不得,故而寒战热炽,骨骱烦疼。此寒热非由表邪而来,发汗徒伤气血,脾胃之湿,宜由内解。

某　汗多身痛,自利,小溲全无,胸腹白疹。此风湿伤于气分,医用血分凉药,希冀热缓,殊不知湿郁在脉为痛,湿家本有汗不解。(湿郁经脉痛)

苡仁、竹叶、白蔻仁、滑石、茯苓、川通草。

笔记:白疹系湿郁不发所致,化湿方为正治。

燥

某　脉右数大。议清气分中燥热。(气分热)

桑叶、杏仁、大沙参、象贝母、香豉、黑栀皮。

笔记:燥伤之脉右数大,重按无力,并宜兼见舌燥之象。

王(六七)　老人舌腐,肉消肌枯,心事繁冗,阳气过动,致五液皆涸而为燥。冬月无妨,夏月深处林壑,心境凝然,可以延年。(心阳过动伤液)

每早服牛乳一杯。

笔记:老年精亏于下,复加心动于上,五液干涸,此系内燥。曾治一八旬老人,冬日足底仍热,常年口角开裂,舌红裂、苔全无,填精养阴叠进,颇见疗效。

某(氏)　心中烦热,正值经来而热渴不已,若清肺气大谬,用复脉法。

炙甘草、生地、阿胶、麦冬、枣仁、蔗浆。

笔记:经来血泄,更不养心,病在左脉,复脉生津方为正治。

某　阳津阴液重伤,余热淹留不解,临晚潮热,舌色若赭。频饮救元阳焚燎,究未能解渴。形脉俱虚,难投白虎。议以仲景复脉一法,为邪少虚多,使少阴、厥阴二脏之阴少苏,冀得胃关复振,因左关尺空数不藏,非久延所宜耳。

人参、生地、阿胶、麦冬、炙草、桂枝、生姜、大枣。

笔记:津液重伤,证象白虎,形脉俱虚,终非实热之象,用复脉法。笔者初读此案,以为桂、姜似可暂缓,后临证见左关脉虚大者,常以养肝阴之药,效虽显而不彰,思及肝体阴用阳,加入杜仲一味,以生肝气,阴阳相和,效力始彰。右关主脾胃,脉虚浊者,仅以消食化积,仅取一时之效,久则正气益虚,必当健脾消食并用,终以健脾收功,以此思及左关肝胆,亦是同理,只是左路主血,以养血之药为主,兼用通补肝气之药。

瘟痧疹瘰

张　伏气热蕴三焦,心凛热发,烦渴,遍体赤瘟,夜躁不寐,两脉数搏。(三焦伏热)

羚羊角、犀角、连翘心、玄参心、鲜生地、金银花、花粉、石菖蒲。

又 寒热,必有形象攻触,及于胃脘之下,口渴,喜饮暖汤,癥已发现,病不肯退,此邪气久伏厥阴之界矣。

桂枝、川连、黄芩、花粉、牡蛎、枳实。

笔记:赤癥夜躁,显为热入营分,入营者,清营之外,仍用透热转气之药。清营透热之后,二诊见有寒热之象,喜饮暖汤,叶氏以为邪伏厥阴,仲景以柴胡、黄芩解少阳,此处则以桂枝、黄芩解厥阴。

吴 病在暴冷而发,肌表头面不透。是外蕴为寒,内伏为热,肺病主卫,卫气分两解为是。

麻黄、石膏、牛蒡子、枳壳汁、杏仁、射干、桔梗、生甘草。

笔记:天气暴冷,肌腠立闭,热不得发越,麻杏石甘汤为解表清里祖方。

尹 环口燥裂而痛,头面身半以上发出瘾疹赤纹。乃阳明血热久蕴成毒,瘦人偏热,颇有是症,何谓医人不识?(阳明血热)

犀角地黄汤。

笔记:环口为阳明之窍,裂痛为热,瘾疹赤纹病在营血,应是阳明蕴热成毒,犯及营血。

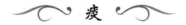

痰

何(姬) 诊脉右关弦滑,痰多,舌干微强,语言似謇。盖因痰火上蒙,津液不得上承。高年颇虑风痰,宜清上宣通,勿进刚燥及腻滞之药。

半夏、金石斛、橘红、黑山栀、茯苓、郁金、生甘草、石菖蒲、竹沥、姜汁。

笔记:右关弦滑,脾胃蕴痰化热,舌干微强,痰郁化热伤津,清热化痰之余,兼用石斛养阴。

叶 久寓南土,水谷之湿,蒸热聚痰,脉沉弦,目黄,肢末易有疮疾。皆湿热盛,致气隧不得流畅。法当苦辛寒清里通肌,仿前辈痰因热起,清热为要。

生茅术、黄柏、瓜蒌实、山栀、莱菔子、川连、半夏、厚朴、橘红。

竹沥、姜汁丸。

笔记:久居湿热之地,热蒸津凝痰成,既因湿热而起,自是清热化痰为治。

某 病后厚味蒸痰。

风化硝、瓜蒌仁霜、枳实、郁金、生茯苓、姜汁炒山栀。

竹沥法丸。

笔记:案仅六字,却是珠玑之言。常有病家问询,病后进补何食,笔者常答,清淡即是进补,安心才是养生。惜询者多,从者少。

汪 脉胀,湿阻热痰。

半夏、茯苓、黑山栀、橘红、制蒺藜、远志、降香。

笔记:脉胀二字传神,临证见脉管中如有痰阻,以药测脉,应是两手脉皆胀。

汪 痰火上盛,肾气少摄。朝用通摄下焦,暮服清肃上焦方法。(肝肾虚,上有痰火)

羚羊角、半夏、茯苓、橘红、黑栀皮、郁金。

苦丁茶煎汤法丸,暮服。

熟地、淡苁蓉、杞子、五味、牛膝、茯苓、远志、线胶。

蜜丸,早服。

笔记:此乃上盛下虚之象。虽说治本可杜痰源而引降虚火,但痰火已成,仅用滋填图本则嫌太缓,此处仍是早晚分治之法,早用滋填以利胃纳,暮用清痰以治标盛。

痰 饮

某(六一) 高年卫阳式微,寒邪外侵,引动饮邪,上逆咳嗽,形寒。仲景云:治饮不治咳,当以温药通和之。(外寒引动宿饮上逆)

杏仁(三钱)、粗桂枝(一钱)、淡干姜(一钱半)、茯苓(三钱)、苡仁(三钱)、炙草(四分)。

笔记:病痰饮者,当以温药和之。苓桂剂为常用之法,叶氏常撤白术,嫌其守中,干姜温中,苡仁化痰,杏仁降气。

某(五二) 脉右大弦,气喘,咳唾浊沫,不能着枕,喜饮汤水,遇寒病发。此属饮邪留于肺卫,如见咳投以清润,愈投愈剧矣。

葶苈子、山东大枣。

笔记:脉右大弦,为肺胃水盛气逆而喘,葶苈大枣汤撤饮治标。曾见医以葶苈大枣为治咳治喘之常法,甚为不妥。

施(四七) 劳烦太甚,胃阳受伤,外卫单薄,怯寒畏冷。食物少运,痰饮内起,气阻浊凝,胸背皆痛,辛甘理阳已效。当此长夏,脾胃主令,崇其生

气,体旺病可全好。(脾胃阳虚)

六君子加益智、木香。

笔记:中焦虚而少运,饮食不化而为痰浊,辛甘理阳为治标之法,长夏气泄,当固中焦,王道之法。

吴(氏)脉弦,背中冷,左偏微痛,食少欲呕,四肢牵强。此饮邪内结。议通阳气。

桂枝、茯苓、半夏、姜汁、炙草、大枣。

笔记:脉弦,背冷,寒饮无疑,食少欲呕,四肢牵强,则是中阳不运,气不达于四末,笔者看来,此方系苓桂术甘汤去术治饮,夏、姜化痰。叶氏嫌术守中,失于灵动,常去术以换他味。

王(三二)脉沉为痰饮,是阳气不足,浊阴欲蔽。当以理脾为先,俾中阳默运,即仲景外饮治脾之意。

苓桂术甘加半夏、陈皮。

水法丸。

笔记:脉沉,阳虚不能化饮,苓桂术甘治饮,夏、陈化痰。

黄味过甘腻,中气缓,不主运,延绵百天,聚气结饮。东垣云:病久发不焦,毛不落,不食不饥,乃痰饮为患。饮属阴类,故不渴饮。仲景五饮互异,其要言不烦,当以温药和之。通阳方法,固无容疑惑。大意外饮宜治脾,内饮治肾,是规矩准绳矣。议用苓桂术甘汤。

笔记:中气缓而生水饮,苓桂术甘正是其治,开篇即言味过甘腻,应是当时仍有胃腻之象,如此或许除饮之外,尚有痰浊,是否循例前案,可加夏、陈以化痰浊。

某老人久嗽妨食。议以外饮治脾。

苓桂术甘汤。

笔记:中焦失运,则嗽而妨食,苓桂术甘,桂枝疏木以助土运,茯、术、草健脾以化水饮,此为温中撤饮法。

王(三四)脉沉背寒,心悸如坠,形盛气衰,渐有痰饮内聚。当温通补阳方复辟,斯饮浊自解。(脾肾阳虚)

人参、淡附子、干姜、茯苓、生于术、生白芍。

笔记:脉沉,背寒,皆是肾虚寒饮之象,心悸则为水饮上泛乘袭火位,真武汤。

某(七一)　高年久嗽,脉象弦大,寤不成寐,乃阳气微漓,浊饮上泛。仲景云:进温药和之。(脾胃阳虚,饮逆咳呕)

杏仁(三钱)、茯苓(三钱)、川桂枝(一钱)、生姜(一钱)、苡仁(三钱)、炙草(四分)、大枣(二枚)。

笔记:脉象弦大,可为阳虚水泛之象。阳不入阴则成不寐,今治不寐多责之阴血不足,此例则是阳虚泛痰,阳弱不能入阴,温阳治饮,即是引阳入阴。

陈　脉涩小,舌白不渴,身动呕痰,身如在舟车中。此寒热攻胃致伤,逆气痰饮互结。通补阳明为正。白术、甘草守中,未能去湿,宜缓商。

人参汁、半夏、枳实汁、茯苓、竹沥、姜汁。

笔记:叶氏喜用通补阳明法,术、草守中,常减而不用。脉涩小有痰,应是痰阻气滞所致。笔者曾治气滞脉涩之人,用药后,再诊其脉,常有明显变化。

程(六十)　肾虚不纳气,五液变痰上泛,冬藏失职。此病为甚,不可以肺咳消痰,常用八味丸收纳阴中之阳。暂时撤饮,用仲景桂苓味甘汤。

笔记:肾虚饮泛气逆,八味滋肾生气缓图其本,苓桂味甘温饮纳气以救标急。

孙　未交冬至,一阳来复,老人下虚,不主固纳,饮从下泛,气阻升降而为喘嗽,发散寒凉苦泻诸药焉得中病?仲景云:饮家而咳,当治饮,不当治咳。后贤每每以老人喘嗽从脾肾温养定论,是恪遵圣训也。

桂枝、茯苓、五味子。

甘草汤代水,加淡姜、枣。

笔记:老人下虚,饮泛气升,肺仅为贮痰之器,当治脾肾以杜痰饮之源。苓桂术甘治中化饮,苓桂味甘去术加五味子,更有祛饮纳气之意。

潘(二九)　劳力喘甚,肩背恶寒,饮泛上逆,皆系下元虚损。莫以喘用泻肺等药。

薛氏八味丸。

笔记:劳力饮泛喘甚,可知为虚证。肩背恶寒,系膀胱经失于温煦,缘于下元虚损。

王　秋深天气收肃,背寒喘咳,饮浊上泛,缘体中阳气少振,不耐风露所致。最宜暖护背部,进通阳以治饮。

茯苓、桂枝、半夏、姜汁、苡仁、炙草。

又 早肾气丸,夜真武丸。

笔记:中寒而生饮邪,茯桂苡甘汤温中化饮,夏、姜祛痰,都是治痰饮之标,肾气丸、真武丸温下焦、生肾气以图治本。肾气丸滋肾化气,早服;真武丸直温肾阳,晚服。

戴 十二月间,诊得阳微,浊饮上干为咳,不能卧。曾用小青龙汤减去麻黄、细辛,服后已得着枕而卧。想更医接用不明治饮方法,交惊蛰阳气发泄,病势再炽,顷诊脉来濡弱无神,痰饮咳逆未已。谅非前法可效,宗仲景真武汤法,以熟附配生姜,通阳逐饮立法。

真武汤去白术,加人参。

笔记:冬月脉弱,饮泛为咳,小青龙去麻辛以减辛散耗正。惊蛰阳泄益虚,病势再炽,改以真武汤。小青龙汤为风寒内饮所设,叶氏用之多去麻辛,减表散之药以治内饮,但药势仍在中上二焦,阳虚益盛,药力需达下焦,则改真武汤,可师可法。今人治喘,动辄麻辛并进,取效一时,久则正虚,宜慎。

某 形盛面亮,脉沉弦,此属痰饮内聚。暮夜属阴,喘不得卧。仲景谓饮家而咳,当治其饮,不当治咳。今胸满腹胀,小水不利,当开太阳以导饮逆,小青龙去麻、辛,合越婢。

桂枝、半夏、干姜、五味、杏仁、石膏、茯苓、白芍。

笔记:脉沉弦为饮,所谓越婢,减撤之后,无非石膏一味,仍称越婢者,或是形盛面亮,胃中疑有郁热,以此清解胃热。

某 服三拗汤,音出喘缓,可见苦寒沉降之谬。素多呕逆下血,中焦必虚,而痰饮留伏显然。议治其饮。

桂枝汤去甘草,加杏仁、茯苓、苡仁、糖炒石膏。

笔记:肺主宣肃,治肺多用清降、宣发二途。三拗汤得效,应是肺气郁窒,音出喘缓,未见得效而前方叠进,转治中焦留饮,可谓进退得度。糖炒石膏就是缓其寒性,甘者入脾,以解中焦饮结成凝。胡希恕教授谓石膏有解凝之效,此处作为注脚,颇合文意。

某 太阳经气不开,小水不利,下肢肿浮渐上,着枕气塞欲坐,浊饮上干,竟有坐卧不安之象。医者但以肺病刻治,于理未合。急用小青龙法,使膀胱之气无阻碍,浊饮痰气自无逆冲之患矣。

桂枝、杏仁、干姜、五味、半夏、茯苓。

笔记:小青龙汤治饮,上焦得开,下窍自通。此处仍去麻辛,叶氏治内饮之定律。

章 伏饮阴浊上干,因春地气主升而发,呕吐不饥,自然脾胃受伤,六君子宣补方法未尝不妙。今诊得吸气甚微,小溲晨通暮癃,足跗浮肿,其脐中之气开阖失司,最虑中满。夫太阳司开,阳明司阖,浊阴弥漫,通腑即是通阳,仿仲景开太阳一法。

牡蛎、泽泻、防己、茯苓、五味、干姜。

笔记:春升饮逆,饮从何来?言吸气甚微,可知病在下元,为足太阳膀胱腑蓄饮,牡蛎泽泻散正是通膀胱腑饮之妙法。笔者临证,见诸下焦浊饮,尺脉浊者,常以此二味并用,颇得良效。

汪 面色鲜明,脘中漾漾欲呕,因郁勃热气,蒸为痰饮。宜暂缓参、术,务清中焦热痰。(中焦痰热)

杏仁、枳实汁、橘红、瓜蒌皮、郁金、半夏曲、桔梗、黑栀皮。

笔记:阳明主面,谓面色鲜明,应是胃中痰郁化热,参术益气守中,自然不合机宜,用清中焦痰热法。

陈(妪) 痰饮夹气火上踞,脘痞胀不爽,宜理气热。(气火不降)

半夏、茯苓、瓜蒌皮、黑栀皮、橘红、郁金。

笔记:虽说痰饮气火上踞,然有中焦痞胀之症,清降阳明,上焦痰火自降。笔者临证之初,见上焦痰热,常以清肺化痰法,有效者,有不效者,后觉右寸脉大而关郁者,仅清化上焦未得其效,加以调中开痞药,则中焦顺,痰气自降,方晓人身一气周流之意。

潘(三八) 远客路途,风寒外受,热气内蒸,痰饮日聚于脏之外,络脉之中。凡遇风冷,或曝烈日,或劳碌形体,心事不宁,扰动络中宿饮,饮泛气逆,咳嗽,气塞喉底胸膈,不思食物,着枕呛吐稠痰,气降自愈,病名哮喘伏饮。治之得宜,除根不速,到老年岁,仍受其累耳。(哮喘伏饮)

小青龙汤去细辛。

笔记:诸般描症,皆是烦劳伤正,痰湿内蕴。风寒外受四字,则指外寒引动伏饮,外寒内饮,故而未去麻黄以解表寒。

施 诊脉右虚,左小弦,面色黄,少华采,左胁肋痛,五六年未愈。凡久恙必入络,络主血,药不宜刚,病属内伤,勿事腻补。录仲景旋覆花汤,加柏子仁、归须、桃仁。

又 初服旋覆花汤未应,另更医,谓是营虚。用参、归、熟地、桂、芍、炙草,服后大痛。医又转方,用金铃、半夏、桃仁、延胡、茯苓,服之大吐大痛,复延余治,余再议方,谓肝络久病,悬饮流入胃络,致痛不已,议太阳阳明开阖方法。

人参、茯苓、炙草、桂枝、煨姜、南枣。

服苦药痛呕,可知胃虚。以参、苓阖阳明,用草、桂开太阳,并辛香入络,用姜、枣通营卫。生姜恐伐肝,故取煨以护元气而微开饮气也。

又 前方服之痛止。议丸方。

人参、半夏、川椒、茯苓、桂枝。

煨姜南枣汤丸。

笔记:脉右虚左小弦,左胁肋痛,病在肝络犯及脾胃,以旋覆花汤加辛润药,当属不错,未应者,或是肝体虚而降之太过。他医杂治之后,脾胃益虚,后以顾护阳明为治,仅用桂枝一味畅肝,得效。

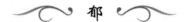

郁

于(五五) 郁损心阳,阳坠入阴,为淋浊。由情志内伤,即为阴虚致病。见症乱治,最为庸劣。心藏神,神耗如惯,诸窍失司,非偏寒偏热药治。必得开爽,冀有向安,服药以草木功能,恐不能令其欢悦。(郁损心阳)

妙香散。

笔记:阳坠入阴为淋浊,描述病机,可谓精到。常见淋浊之人,左寸脉郁数,询问缘由,多是情志所起,所谓心热下迫小肠是也。

胡(四六) 悲泣乃情怀内起之病,病生于郁,形象渐大,按之坚硬,正在心下,用苦辛泄降,先从气结治。(心下痞结)

川连、干姜、半夏、姜汁、茯苓、连皮瓜蒌。

笔记:心气郁结,痰热交阻,治用辛开苦降之法。

季(六九) 老年情志不适,郁则少火变壮火,知饥,脘中不爽,口舌糜腐,心脾营损,木火劫烁精华,肌肉日消。惟怡悦开爽,内起郁热可平。但执清火苦寒,非调情志内因郁热矣。(郁损心脾,营内热)

金石斛、连翘心、炒丹皮、经霜桑叶、川贝、茯苓。

接服养心脾之营,少佐苦降法。

人参、川连、炒丹皮、生白芍、小麦、茯神。

笔记: 情志致病,最易化火,久郁火壮,灼烁精气,清心解郁,仅治标热,继当养心脾之营。笔者见火灼津凝成痰,左寸见浊脉者,师叶氏法,以贝母化痰散结,常可收效。川贝价高,浙贝亦可。

某 初起左边麻木,舌强,筋吊脑后痛,痰阻咽喉。此系肝风上引,必由情怀郁勃所致。

羚羊角、连翘心、鲜生地、元参、石菖蒲、郁金汁。

笔记: 左边麻木系肝血不润,舌强系为肝风化火,心阴受灼。痰阻咽喉则是左路过升而致右路不降,所列之药,滋肾水,润肝阴,清肝火,开心窍,降逆气,皆已齐备。

沈(四三) 脉虚涩,情怀失畅,肝脾气血多郁。半载不愈,难任峻剂,议以局方逍遥散,兼服补中益气,莫以中官虚塞为泥。(肝脾气血郁)

笔记: 虚涩之脉以证气血虚瘀,补气养血是为正治。治之今人,略嫌温燥,常以党参、石斛、寄生、黑豆衣等轻清之药缓治,加以怡情易性,缓缓为功。

吴(四十) 劳倦嗔怒致伤,病在肝脾,久有脑泄,髓脂暗损。暂以解郁,继当宣补。

钩藤、生香附、丹皮、桑叶、神曲、白芍、茯苓、广皮。

笔记: 劳倦仅伤及气,嗔怒则伤至血,解郁虽用轻灵之药,毕竟不是滋养之法。易嗔易怒之人,若非实火旺盛,笔者所见,多有血虚不涵之故。"涵养"既指学识,笔者看来,血气充旺之人,常可云淡风轻,荣辱不惊,是为身心不二。

所谓脑泄,鼻渊是也,鼻渊浊涕,古人谓之脑髓外泄,观之临床,鼻渊久久不清之人,确有思维记忆下降之症。胆热上泛之鼻渊,成药藿胆丸颇有效验,藿香芳化湿浊,猪胆汁可引上逆之胆火下行。

朱(氏) 脉弦右大,乳房刺痛,经阻半年,若遇劳怒,腹痛逆气上冲。此邪郁既久,少火化为壮火,气钝不循,胞脉遂痹,治以泄少阳,补太阴,气血流利,郁热可解。(胆脾气血郁)

人参、柴胡、当归、白术、丹皮、甘草、茯苓。

笔记: 脉弦右大,肝火犯及胃土,气逆火郁,方用逍遥法。

吴(氏) 气血郁痹,久乃化热,女科八脉失调,渐有经阻瘕带诸疾。但先治其上,勿滋腻气机。(郁热,先清上焦)

黑山栀皮、炒黄川贝、枇杷叶、瓜蒌皮、杏仁、郁金、橘红。

笔记:气血郁痹,常见两寸脉浊,痰热郁结于上焦,临证见症颇多,头痛、失眠、经多或少、经早或迟,皆由上焦火热所致。郁金、贝母,笔者常用来散两寸脉之浊,效果皆佳,川贝价贵,笔者常易之以浙贝。只是症缓较易,脉靖则需缓缓为功。近年体会,左寸脉浊者,多有甲状腺结节,常以诊及浊脉后超声验之,十中八九。

陆(二五) 病起忧虑上损,两年调理,几经反复,今夏心胸右胁之间常有不舒之象。此气血内郁少展,支脉中必有痰饮气阻,是宣通流畅脉络,夏季宜进商矣。(郁损脉络,痰饮阻气)

天竺黄、茯神、郁金、橘红、远志、石菖蒲、丹参、琥珀。

竹沥法丸。

笔记:忧思心火凝津成痰,正值夏季心旺之时,清心化痰解郁为治。

赵(六二) 脉左涩右弦,始觉口鼻中气触腥秽,今则右胁板痛,呼吸不利,卧著不安。此属有年郁伤,治当宣通脉络。(血络郁痹,右胁痛)

金铃子、延胡、桃仁、归须、郁金、降香。

笔记:脉左涩为血虚,右弦土被木克,辛润化瘀当属正治,笔者浅见,或会画蛇添足加润养之药。

王(女) 阴虚齿衄肠血。未出阁,郁热为多,与养肝阴方。(郁热伤肝阴)
生地、天冬、阿胶、女贞子、旱莲草、白芍、茯神、乌骨鸡。

笔记:未出阁少女,一来阁中多闷,如花草未见雾露,二来情欲初萌,郁热化火。笔者所见,少男郁热者亦不在少数。固肾养精,宁心静气最好,情欲初萌而以意制,并非佳途,或可运动移情。

许 厥阴少阴,脏液干涸,阳升结痹于喉舌,皆心境失畅所致。药无效者,病由情怀中来,草木凉药仅能治六气外来之偏耳。(肝肾液涸,阳升喉痹)

熟地、女贞、天冬、霍山石斛、柏子仁、茯神。

笔记:心肝两经,郁化火灼,下汲肾水,以致干涸,药以天冬、柏子仁润心液,熟地、女贞养肝肾,石斛厚肠胃以滋化源,茯神导心火以下行。笔者临证见慢喉痹,多由心之虚火所致,心境缓时则不觉咽干不爽,端坐研讨参会,则清喉不止,心动阳升是也。切莫见炎清火,用以苦寒之药。润养静心才是正治。

肝　火

阙（十八）　诵读吟咏，身虽静坐而心神常动，凡五志之动皆阳，阳冒无制，清灵遂蒙，《易》旨以蒙乃外加之义。述病发之时，头中欲掐，脘欲抚摩，二便必不自利，此腑气之窒，由乎肝胆厥怫逆起见矣。议从手经上焦治。（劳心阳动，木火上蒙）

羚羊角、连翘心、元参、石菖蒲根、郁金、麦冬、竹叶。

笔记：诵读吟咏，最动心阳，气火上郁，清窍遂蒙，二便在下不能自利，清心润上为治。

唐（女）　脉左涩右弦，气火不降，胸胁隐痛，脘不爽。最虑失血。（气火郁，脘痛）

川贝、山栀、丹皮、郁金汁、钩藤、瓜蒌皮、茯苓、橘红。

又　气火上郁，脘中窒痛，呕涎。先以开通壅遏。

香豉、瓜蒌皮、山栀、郁金、竹茹、半夏曲、杏仁。

笔记：脉左涩右弦，显然火郁已伤阴血，气分亦受虚火乘克。气火上郁，叶氏常用川贝，笔者临证，常见气血上郁者，寸脉多浊，应是郁火凝津成痰，此用川贝，不知是否此意。

不　寐

倪　多痛阳升，阴液无以上注，舌涸赤绛，烦不成寐。当益肾水以制心火。（心火）

鲜生地、元参、麦冬、绿豆皮、银花、竹叶心。

笔记：阳入于阴则寐，现阴液不上注，自是养阴液以收虚阳。

吴　少阳郁火，不寐。（胆火）

丹皮、半夏、钩藤、桑叶、茯苓、橘红。

笔记：此证谓少阳郁火，或有左关弦郁脉象。

程（氏）　上昼气逆填脘，子夜寤不肯寐，乃阳气不降。议用温胆汤。

温胆去枳实，加金斛，滚痰丸二钱五分。

笔记：笔者临证，见右关滑浊者，断为右路阳明不降，所谓胃不和则卧不安,用温胆汤法,常能见效。

某 肝阳不降,夜无寐。进酸枣仁法。(胆液亏,阳升虚烦)

枣仁、知母、炙草、茯神、小麦、川芎。

笔记:肝阳不降,因由肝血不足,见脉常有左关脉空,重按无力,笔者常以酸枣仁汤去川芎获效。

田 脏液内耗,心腹热灼,阳气不交于阴,阳跷穴空,令人瘟不成寐。《灵枢》有半夏秫米法,但此病乃损及肝肾,欲求阳和,须介属之咸,佐以酸收甘缓,庶几近理。(肝肾阴亏阳浮)

龟胶、淡菜、熟地、黄柏、茯苓、萸肉、五味、远志。

又 咸苦酸收已效,下焦液枯,须填实肝肾。

龟鹿胶、熟地、苁蓉、天冬、萸肉、五味、茯苓、羊内肾。

笔记:阳不入阴,病由肝肾虚损所致,当有尺脉虚空之象,药用介镇滋填,下焦阴充则虚阳可归其宅。临证不寐,可见左关脉大,为肝不藏魂,酸枣仁可用。曾治一患,夜不安寐,腋下极泉汗出不断,以大剂熟地滋填,汗减寐安。

三　消

杨(二六) 渴饮频饥,溲溺混浊,此属肾消,阴精内耗,阳气上燔。舌碎绛赤,乃阴不上承。非客热宜此,乃脏液无存,岂是平常小恙?(肾消)

熟地、萸肉、山药、茯神、牛膝、车前。

笔记:溲溺混浊,肾消显然,舌碎绛赤,虽为阴不上承,然虚火已成,仅滋填引火,似乎略嫌不足。

某 脉左数,能食。(肾阴虚,胃火旺)

六味加二冬、龟板、女贞、旱莲、川斛。

笔记:脉左数,肝肾虚火,能食,胃火偏旺,中土未衰,可用滋填清润之药。

姜(五三) 经营无有不劳心,心阳过动,而肾阴暗耗,液枯,阳愈燔灼,凡入火之物,必消烁干枯,是能食而肌肉消瘦。

用景岳玉女煎。

笔记:经营劳心最煽心火,火汲肾阴久则液枯。常言瘦人多火,虚火最为消烁肌肉,瘦人欲长肌生肉,仅仅健脾常不效,宁心息火,滋阴养血,或有作为。

脾 瘅

某 无形气伤,热邪蕴结,不饥不食,岂血分腻滞可投?口甘一症,《内经》称为脾瘅,中焦困不转运可知。(中虚伏热)

川连、淡黄芩、人参、枳实、淡干姜、生白芍。

笔记:中焦寒热互结,颇似仲景泻心汤法。

某 口甜,是脾胃伏热未清。宜用温胆汤法。

川连、山栀、人参、枳实、花粉、丹皮、橘红、竹茹、生姜。

笔记:口甜多由脾湿化热所致,虽说温胆汤法,仍需加入清热润燥之药。

泄 泻

周 因长夏湿热,食物失调,所谓湿多成五泄也。先用胃苓汤分利阴阳。(暑湿热)

胃苓汤去甘草。

笔记:胃苓汤分利湿热法。去甘草者,甘者令人中满。曾读经方医案,前医以苓桂术甘汤治病不效,其师改甘草为 1.5g 后效彰。江南诸患,脾胃素虚,不受甘草壅滞。笔者曾在方中用甘草 6g 自疗,晨服药后,至午不饥,令人中满,印象深刻。

陈 脉缓大,腹痛泄泻,小溲不利。此水谷内因之湿郁蒸肠胃,致清浊不分,若不清理分消,延为积聚黏腻滞下。议用芩芍汤。

淡黄芩、生白芍、广皮、厚朴、藿香、茯苓、猪苓、泽泻。

笔记:脉缓大,脾虚土弱,饮食入内,蕴蒸化热,清热、缓肝、芳化、分利、理气皆备。白芍一味,泻土中之木。

程 诊脉肝部独大,脾胃缓弱。平昔纳谷甚少,而精神颇好,其先天充旺不待言矣。目今水泻,少腹满胀。少腹为厥阴肝位,由阴阳不分,浊蹈于下,致肝失疏泄。当以五苓散导水利湿,仿古急开支河之法。

笔记:脾弱肝旺水泻,分利为常用之法,五苓之中桂枝一味,颇疏木气,甚合病机。

郁(四八) 经营劳心,纳食违时,饥饱劳伤,脾胃受病,脾失运化,夜属阴晦,至天明洞泻黏腻,食物不喜,脾弱,恶食柔浊之味。五苓通膀胱分泄,湿气已走前阴之窍,用之小效,东垣谓:中气不足,溲便乃变。阳不运行,湿多成五泄矣。

人参、生白术、茯苓、炙草、炮姜、肉桂。

笔记:饥饱无度,脾胃素虚,劳心则火不暖土,五苓分利,仅治其标,未顾其本,四君加炮姜以暖中土,肉桂一味,更是助火以暖脾土。

潘 入夜咽干欲呕,食纳腹痛即泻。此胃口大伤,阴火内风劫烁津液。当以肝胃同治,用酸甘化阴方。

人参(一钱半)、焦白芍(三钱)、诃子皮(七分)、炙草(五分)、陈仓米(三钱)。

笔记:泻而伤阴,津不上润,入夜阳归于阴,而阴虚不能敛藏阳气,则作咽干,此肝胃同治之法。

某 腹鸣晨泄,巅眩脘痹,形质似属阳不足,诊脉小弦,非二神、四神温固之症。盖阳明胃土已虚,厥阴肝风振动内起,久病而为飧泄。用甘以理胃,酸以制肝。

人参、茯苓、炙草、广皮、乌梅、木瓜。

笔记:晨泄多属肾阳不能熏蒸,但巅眩,脉小弦,可知系厥阴肝风,虚风乘袭弱土,四君去术以健脾,乌梅、木瓜酸敛虚风,广皮顺抚肝气以应木曲直之性。叶氏不喜白术,嫌其守中滞土,失于灵动。

某 头痛损目,黎明肠鸣泄泻,烦心必目刺痛流泪。是木火生风,致脾胃土位日戕,姑议泄木安土法。

人参、半夏、茯苓、炙草、丹皮、桑叶。

笔记:土虚而致木乘,病机多同,症状各异,此例烦心目痛,四君以夏换术,乃通降阳明之意,右路下行,左路亦不独亢。风木在上,则以桑叶清肝气,丹皮凉肝血。

徐(六六) 自春季胸胁肌腠以及腹中疼痛,从治肝小愈,腹鸣泄泻不止。久风飧泄,都因木乘土位。东垣云治脾胃必先制肝。仿此。(肝犯脾胃)

人参、焦术、炙草、木瓜、乌梅、炒菟丝饼。

笔记：此例胸胁疼痛，仍是土木之变，扶土暖脾之余，以木瓜、乌梅酸敛平肝。

叶（三六）　左胁气胀，在皮膜之里，此络脉中病也。泄肝破气久服，脾胃受困而为泄泻，得养中小愈，然以药治药，脉络之病仍在。

半夏、桂枝、茯苓、远志、归须、橘红。

姜枣汤泛丸。

笔记：治肝而致脾病，可知破气不可久服。

某　脉右弦，腹膨鸣响痛泻，半年不瘥。此少阳木火郁伤脾土，久则浮肿胀满，法当疏通泄郁，非辛温燥热可治。（胆郁伤脾）

黄芩、白芍、桑叶、丹皮、柴胡、青皮。

笔记：脉右属脾，右弦则是肝木乘袭脾土本位，方中未用固中之药，先泻肝木郁火。管见：后继肝缓之后仍需健脾。

王（三五）　三年久损，气怯神夺。此温养补益皆护元以冀却病，原不藉乎桂、附辛热，以劫阴液。今胃减咽干，大便溏泄经月。夏三月脾胃主候，宜从中治。

人参、炒白芍、炙草、煨益智、炒木瓜、茯苓、广皮。

笔记：今言扶阳，常以桂附，仅温阳气一端，未得阴阳两和，叶氏常谓此劫液，确是。

李（氏）　脉沉形寒，腰髀牵强，腹鸣，有形上下攻触，每晨必泻，经水百日一至。仿仲景意。

茯苓、炮淡干姜、生于术、肉桂。

笔记：脉沉、形寒乃水饮所伤，苓桂术甘汤以肉桂易桂枝。

朱（四一）　久泻无有不伤肾者，食减不化，阳不用事。八味肾气乃从阴引阳，宜乎少效，议与升阳。

鹿茸、人参、阳起石、茯苓、炮附子、淡干姜。

笔记：久泻伤肾，乃是伤肾阳，用鹿茸、附子。八味所言肾气，是以少量桂附蒸化地、萸、山药而生肾气。

龚（五二）　诊脉两关缓弱，尺动下垂，早晨未食，心下懊恼，纳谷仍不易化，盖脾阳微，中焦聚湿则少运；肾阴衰，固摄失司为瘕泄，是中宜旋则运，下宜封乃藏，是医药至理，议早进治中法，夕用四神丸。

笔记：两关缓弱，为中焦失运，尺动下垂系肾气亦衰，早晚分治，分调中下。

陈(氏)　产育十五胎,下元气少固摄,晨泄,自古治肾阳自下涵蒸,脾阳始得运变,王氏以食下不化为无阳,凡腥腻沉着之物当忌。早用四神丸,晚服理中去术、草,加益智、木瓜、砂仁。

笔记:脾肾两虚,早晚分服法。叶氏手法,晨起阳旺,进固肾药,至暮气耗,用理中法。

张(妪)　泄泻,脾肾虚,得食胀。

人参、炒菟丝子、炒黄干姜、茯苓、煨益智、木瓜。

笔记:虚而得食之胀,培补先天后天即可消食,不必理气伤正。

某　肾虚瘕泄,乃下焦不摄,纯刚恐伤阴液,以肾恶燥也。早服震灵丹二十丸。晚间米饮汤调服参苓白术散二钱。二药服十二日。

笔记:虽是肾虚瘕泄,仍需顾及中焦,早晚分服之法。

高　脉细下垂,高年久咳,腹痛泄泻,形神憔悴。乃病伤难复,非攻病药石可愈,拟进甘缓法。(中虚腹痛)

炙甘草、炒白芍、炒饴糖、茯神、南枣。

笔记:脉细下垂,肾阴不足,泄泻脾虚,滋填不宜,甘缓润中,后天足而使先天充。

汪　过食泄泻,胃伤气陷,津不上涵,卧则舌干微渴,且宜薄味调摄,和中之剂,量进二三可安。(食伤)

人参、葛根、生谷芽、炙甘草、广皮、荷叶蒂。

笔记:泄泻气陷,津不上承,葛根起阴气,荷叶升清阳。

痢

卢　痢症湿热,皆是夏令伏邪。但以攻消,大伤胃气,不能去病。今微呕,不饥不寐,大便欲解不通,是九窍六腑不和,总是胃病。

人参(一钱)、吴萸炒川连(四分)、泡淡生干姜(五分)、茯苓(三钱)、川楝子肉(一钱)、生白芍(一钱半)。

笔记:痢用攻消,伤及阳气。

某(女)　舌色灰黄,渴不多饮,不饥恶心,下利红白积滞,小溲不利。此暑湿内伏,三焦气机不主宣达,宜用分理气血,不必见积以攻涤下药。

飞滑石、川通草、猪苓、茯苓皮、藿香梗、厚朴、白蔻仁、新会皮。

笔记：舌色灰黄，腻浊留于肠腑之象，湿浊内留，分利、芳化、理气皆是化浊之法。

王（六二）　平昔温补相投，是阳不足之体。闻患痢两月，不忌食物。脾胃滞壅，今加呕恶。夫六腑宜通，治痢之法，非通即涩。肛肠结闭，阳虚者，以温药通之。

熟附子、制大黄、厚朴、木香、茯苓皮。

笔记：下痢并非皆是湿热。

张　下痢泄泻之后，诊脉右弦大，胃虚少纳，阳弱不司运化。法当通腑之阳。

人参、益智仁、炒菟丝饼、炒砂仁末、茯苓、广皮白。

笔记：痢伤脾胃，宜用补益中土善后。

某　脉微细，肢厥，下痢无度。吴茱萸汤但能止痛，仍不进食。此阳败阴浊，腑气欲绝，用桃花汤。

赤石脂、干姜、白粳米。

笔记：下痢无度，久则病及厥阴少阴。

某　痢后大便不实，食不健运，色脉俱是虚象。此清阳失旷于中，阴气先走泄于下。先理中焦，再当摄阴。

人参、白术、茯苓、炙草、广皮、炮姜、益智。

笔记：痢后中土损伤，大便不实，温补中焦法。

某　长斋有年，土薄气馁，加以久痢少谷欲呕，脾胃之阳衰矣。由夏及今，半载不痊，倘忽肿胀，何法施治？

人参、白术、干姜、炮姜、丁香、茯苓。

笔记：长斋之人，土气常薄。叶氏虽嫌白术守中，此处用之，却是暖土培中妙药。

蔡　脉右数，左细数，面垢舌燥，白苔点点，肌肤甲错，左胁动气。伏暑当秋凉而发，初病如疟，当从苦辛寒法。里邪炽烈，变为下痢，胃津被劫，阴液大耗。昔贤于热病液涸，急以救阴为务，苟胃关得苏，渐以冀安，否则犯喻氏所指客邪内陷，液枯致危之戒矣。

复脉汤去姜、桂、麻。

又　酸甘化阴法。

人参、生地、乌梅、炙草、麦冬、木瓜。

笔记:痢下而致肌肤甲错,可知津血所伤之重,阴液大耗,而致肌肤无以润养而成虚瘀之势,酸甘以救其阴。

鲍 痢久阴液消亡,无以上承,必唇燥舌干,奈胃关不和,善噫难饥。此由阴腻柔剂所致,择其不腻滞者调之。

人参、炙草、炒白芍、炒乌梅肉、炒麦冬、茯神。

笔记:痢下伤阴,养阴之药,当选清柔,忌滋腻。

朱(五七) 痢久肛坠,是下焦肾虚,失于收纳。治脾胃药无功。

熟地炭、炒归身、赤石脂、五味子、炒楂肉。

笔记:肛坠并非脾气下陷一途,肾虚亦可失于收纳。临证见便后肛出不能回纳者,治脾无效,固肾常可缓缓见功。

便 血

程(三一) 食入不化,饮酒厚味即泻,而肠血未已。盖阳微健运失职,酒食气蒸,湿聚阳郁,脾伤清阳日陷矣。议用东垣升阳法。(湿遏脾阳)

人参、茅术、广皮、炙草、生益智、防风、炒升麻。

笔记:食入不化,阳明土虚,饮酒厚味作泻,湿浊已然内聚,方用升阳法。笔者亦曾遇脾虚酒入即泄之人,以胃苓汤调之而愈。

某 凡有痔疾,最多下血。今因嗔怒,先腹满,随泻血,向来粪前,近日便后。是风木郁于土中,气滞为膨,气走为泻。议理中阳,泄木佐之。(木郁土中)

人参、附子、炮姜、茅术、厚朴、地榆、升麻(醋炒)、柴胡(醋炒)。

笔记:嗔怒腹满,木郁显然,腹满而泻,定为土虚阳弱,颇有案简证应更详之感,或应有舌脉佐证。叶氏繁于诊务,医案偏简,后学读时便多臆想,以案为导,不拘思路,倒也多有妙趣。

程(二三) 脉数,能食肠红,阴自下泄。肠腑热炽所致,非温补之症。

细生地、丹参、黄柏、黑穞豆皮、地榆炭、柿饼灰、槐花、金石斛。

笔记:脉数,能食肠红,系阳明有热,热灼津血皆伤,清热凉血,兼用养阴药。

汪 嗽血已止,粪中见红。中焦之热下移,肠胃属腑,止血亦属易事。

花甲以外年岁,热移入下,到底下元衰矣。

细生地、川石斛、柿饼灰、天冬。

笔记:嗽血为胃热上攻,粪红是阳明腑热。

蔡(三八) 脉濡小,食少气衰,春季便血,大便时结时溏。思春夏阳升,阴弱少摄,东垣益气之属升阳,恐阴液更损。议以甘酸固涩,阖阳明为法。(阳明不阖)

人参、炒粳米、禹粮石、赤石脂、木瓜、炒乌梅。

笔记:脉濡小为气虚不摄之象,出血之症又逢春季,益气升阳终究不宜,补涩阳明之法,木瓜、乌梅更是为敛血所设。

方 脉小左数,便实下血,乃肝络热腾,血不自宁。医投参、芪、归、桂甘辛温暖,昧于相火寄藏肝胆,火焰风翔,上蒙清空,鼻塞头晕,呛咳不已。一误再误,遗患中厥。夫下虚则上实,阴伤阳浮冒,乃一定至理。(血去阴伤,虚阳上冒)

连翘心、竹叶心、鲜生地、元参、丹皮、川斛。

笔记:临证之初,常觉读案判误,皆是明眼,临证施药,却是手足无措。医投参芪归桂,当是见有虚证,方投温补,或有谓前医不察舌脉?其实,一旦先入为主,印定眼目,即使见舌红脉数,亦会以假象论之,执着前行,温补无度。临证日久,凡询病问诊,心中必不先存定见,见脉察舌,再下定论。言回本案,鼻塞头晕,呛咳不已,皆是肝热厥气攻冲,而非气血虚寒。

又 下血阴伤走泄,虚阳上升头目清窍。参、芪、术、桂辛甘助上,致鼻塞耳聋。用清上五六日,右脉已小,左仍细数,乃阴亏本象。下愈虚则上愈实,议以滋水制火之方。

生地、元参、天冬、川斛、茯神、炒牛膝。

笔记:右脉已小,气分之热渐清,左仍细数,阴血仍未尽复,议用滋水养阴。临证察脉,常以平脉为安,藏奸之处,若在右脉易复,左脉之异,即使症状向好,仍常有遗留,概由左脉主血分,右脉主气分之故。

又 脉左数,耳聋胁痛,木失水涵养,以致上泛。用补阴丸。

补阴丸五钱,又虎潜丸羊肉胶丸。

笔记:仅言左数,想来气分已靖,药用补阴养血。

姚 劳伤下血,络脉空乏为痛,营卫不主循序流行而为偏寒偏热,诊脉右空大,左小促。通补阳明,使开合有序。(劳伤营卫)

归芪建中汤。

笔记：营卫气血不能流通，不荣则痛，左小血虚，右大气弱，归芪建中。

唐（四七）　《内经》以阴络伤，则血内溢。盖烧酒气雄，扰动脏络聚血之所，虽得小愈，而神采爪甲不荣，犹是血脱之色，肛坠便甚。治在脾肾，以脾为摄血之司，肾主摄纳之柄故也。（脾肾虚）

晚归脾去木香，早六味去丹、泽，加五味、芡实、莲肉。

阿胶丸。

笔记：烧酒雄浑，动血扰脉。早晚分服，仍是晨服滋肾，晚用健脾。今人酒客，多湿浊之体，六味、归芪往往不受。时移世易，观古今之方，药越发轻灵，非医之胆魄日弱，而是今人之享寿虽增，体质禀赋，却未进毫厘，甚或渐行渐退。

杨（四八）　中年形劳气馁，阴中之阳不足，且便血已多。以温养固下，男子有年，下先虚也。（肾阳虚）

人参、茯苓、归身、淡苁蓉、补骨脂、巴戟、炒远志。

生精羊肉熬膏丸，服五钱。

笔记：血证未必都是阳证，形气渐衰，气不摄血，亦是一途。只是案简文短，未见明证，或有舌胖苔薄，脉濡弱缓之类。

胡（十八）　上下失血，先泻血，后便泻，逾月阴伤液耗。胃纳颇安，且无操家之劳，安养闲坐百日，所谓静则阴充。（肾阴虚）

熟地、萸肉、茯神、山药、五味、龙骨。

笔记：静则阴充，胜于腻药滋填，甚是。只是知易行难，言说易，践行难。

汪　肾虚，当春阳升动咳嗽，嗽止声音未震，粪有血。阴难充复，不肯上承。用阴药固摄。

熟地、白芍、茯神、黑稆豆皮、炒焦乌梅肉。

笔记：咳嗽系由肾虚阳气冲逆，叩动肺金所致，见症于上，滋填于下。

张（三九）　劳力见血，胸背胁肋诸脉络牵掣不和。治在营络。（劳力伤络）

人参、归身、白芍、茯苓、炙草、肉桂。

笔记：诸脉牵掣不和，皆是营血不能荣养，治以益气养营法。

计（五三）　瘀血必结在络，络反肠胃而后乃下，此一定之理，平昔劳形奔驰，寒暄饥饱致伤。苟能安逸身心，瘀不复聚，不然年余再瘀，不治。（血

瘀在络)

旋覆花、新绛、青葱、桃仁、当归须、柏子仁。

笔记:旋覆花一味,多谓降肺胃之气,观仲景方药及叶氏医案,多用于肝络瘀血证。笔者临证,用于左寸关脉浮涩,多获效验。

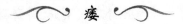
脱 肛

翁(六五)　湿热皆主伤气,气下陷坠肛而痛,溲溺后阴囊筋牵着于肛,其痛为甚。夫厥阴肝脉绕阴,按脉濡弱,绝非疏泄主治。议进陷者举之,从东垣补中益气汤。(湿热气虚下陷)

笔记:辨证眼目,在于脉之濡弱,脾虚气陷。否则肛坠囊牵,极易辨为肝经湿热。

某　便后少腹痛,肛坠,溺则便滑。肾虚不摄。(肾气不摄)

熟地炭、五味、萸肉炭、茯苓、炒远志、炒菟丝子。

笔记:溺则便滑,精气外泄之象,非是阳明中虚,湿热下注。

王(六二)　阳气下陷,肾真不摄,肛坠气泄如风。向老下元阳惫,非升柴能举其陷。

人参、鹿茸、补骨脂、炒大茴香、茯苓。

调入阳起石三分。

笔记:见证老年脱坠,多辨为中气下陷,常是屡用补气升提而未见其效,乃谓草药力薄,实则老年肾真不摄,当补督脉之气以冀阳复气升。

痿

吴(二十)　雨湿泛潮外来,水谷聚湿内起,两因相凑,经脉为痹,始病继以疮痍,渐致痿软筋弛,气隧不用。湿虽阻气,而热蒸烁及筋骨,久延废弃有诸。(湿热蒸烁筋骨)

大豆黄卷、飞滑石、杏仁、通草、木防己。

笔记:外有时气雨湿泛潮,内有脾胃蕴积水谷之热,疮痍系湿热外现。阳明主肌肉,脾胃湿热蕴则肌肉痿软筋弛不用。

廉(三二)　诊脉论体,从遗精漏疡,继而环跳穴痛,遂不堪行走,脏阴伤及腑阳,阳气日加窒塞,经脉不司舒展,食入壅脘欲吐,大便旬日不通,痹阻日甚而为痿症。《内经》论治痿独取阳明,无非流通胃气,盖胃脉主乎束筋骨、利机关窍也。议用加味温胆汤。(胃气窒,筋骨不利)

笔记: 遗精漏疡,皆是耗伤之象,复有阳明壅塞,而成痿症,以加味温胆汤和胃化痰以治痿。虽说治痿独取阳明,然精漏髓空,筋骨则软,肉无以附,阳明通和之后,仍需加入滋养下元之药为妥。

席 雨水后,诊得右脉颇和,左关尺大,坚搏不附骨。春阳初萌,里真漏泄,有风动枯萎之虑。议乙癸同涵意。

熟地、淡苁蓉、杞子、五味、萸肉、牛膝、川斛、茯神、菊花。

山药粉丸。

笔记: 左关尺大,坚搏不附骨,芤脉二字已然不能形容,可称脉革,显为乙癸精血亏损之象,春日阳气外泄,须防中风。笔者所见,左尺芤革多与情欲无关,右尺虚大多有情动之嫌,录之以供检视。

许 金疮去血,乃经脉营络之伤,若损及脏腑,倏忽莫救。后此嗔怒动肝,属五志中阳气逆进,与客邪化火两途。苦辛泄气,频服既多,阳遂发泄。形虽若丰盈,而收藏固摄失职,少腹约束,阳道不举,背脊喜靠,步履无力,皆是痿弱症端,渐至痿废。议以通纳之法,专事涵养生真,冀下元之阳、八脉之气收者收,通者通,庶乎近理。(肾阳奇脉兼虚)

鹿角霜、淡苁蓉干、生菟丝粉、生杜仲粉、归身、五味、大茴香、远志、家韭子、覆盆子、云茯苓。

蒜汁泛丸。

笔记: 金疮伤精、嗔怒动阳,复加苦辛之药,皆是外泄真气之途。少腹约束,仲景谓失精家,阳道不举为肝肾之气不充,背脊喜靠,督阳不旺,步履无力髓海渐空,痿弱诸证皆已显露。然填补并非易事,经络髓道不通,补之无益,鹿角霜、大茴香、归身、家韭子皆有通行引经之意,冀使通者通,收者收。

黄(二四) 冬藏精气既少,当春夏发泄,失血遗精,筋弛骨痿,不堪行走,精血内怯,奇脉中少气。三年久损,若不绝欲安闲,有偻废难状之疾。(骨痿)

鹿筋胶、羖羊肉胶、牛骨髓、猪脊髓、线鱼胶、苁蓉干、紫巴戟、枸杞子、茯苓、沙苑子、牛膝、青盐。

　　笔记：精血奇脉受损，所用皆是血肉有情之药。既曰绝欲安闲，笔者浅见，枸杞一味，似可暂缓。临证用枸杞，确有萌情动阳之效，屡试皆是。

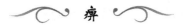

痹

　　吴　风湿相搏，一身尽痛，加以堕水，外寒里热，痛极发厥，此属周痹。（周痹）

　　桂枝木、片姜黄、羚羊角、海桐皮、花粉、白蒺。

　　又　照前方去姜黄、白蒺，加大豆、黄卷、木防己。

　　笔记：读此案，臆测患者应是素有肝胆内热，堕水复加寒湿外袭，合而成痹，桂枝、姜黄、海桐皮通行经络以解寒湿，羚羊角、花粉、白蒺藜以平肝阳而清内热。

　　鲍（四四）　风湿客邪留于经络，上下四肢流走而痛，邪行四犯，不拘一处，古称周痹。且数十年之久，岂区区汤散可效？凡新邪宜急散，宿邪宜缓攻。

　　蜣螂虫、全蝎、地龙、穿山甲、蜂房、川乌、麝香、乳香。

　　上药制末，以无灰酒煮黑大豆汁泛丸。

　　笔记：痹久自然入络，草木之药难达经络支末，虫类搜剔，丸剂缓调最宜，临证制药不易，仲景大黄䗪虫丸亦可用。

　　某　左脉如刃，右脉缓涩，阴亏本质，暑热为疟，水谷湿气下坠，肢末遂成挛痹。今已便泻减食畏冷，阳明气衰极矣。当缓调，勿使成疾。（寒湿）

　　生白术、狗脊、独活、茯苓、木防己、仙灵脾、防风、威灵仙。

　　又　湿痹，脉络不通，用苦温渗湿小效，但汗出形寒泄泻，阳气大伤，难以湿甚生热例治。通阳宣行以通脉络，生气周流，亦却病之义也。

　　生于术、附子、狗脊、苡仁、茯苓、草薢。

　　笔记：所见之证，阳明气衰，阳不通行无疑，然左脉如刃，阴亦大亏，益气温通自然不错，真阴之虚亦要顾及。

　　黎（十九）　长夏湿胜气阻，不饥不食，四肢痹痛，痛甚于午后子前，乃阳气被阴湿之遏，色痿黄，脉小涩。以微通其阳，忌投劫汗。

　　茯苓、草薢、木防己、晚蚕沙、泽泻、金毛狗脊。

　　笔记：证属湿热无疑，然小涩之脉，过剂则伤气血，宜微通。临诊治病，常有类风湿患者,见小涩之脉,常在益气养血之上,复加桑枝、桐皮之属,方可缓缓见功,动辄通利之药,气血未通,口燥、咽干、肤痒先见。

石 脉数右大,温渐化热,灼及经络,气血交阻而为痹痛,阳邪主动,自为游走,阳动化风,肉腠浮肿,俗谚称为白虎历节之谓。

川桂枝、木防己、杏仁、生石膏、花粉、郁金。

笔记:脉数右大,温热系由气分而来,先清太阴阳明气分之热。

又 照前方去郁金,加寒水石、晚蚕沙、通草。

笔记:加用清热化浊之药。

又 脉大已减,右数象未平,痛缓十七,肌肤甲错,发痒,腹微满,大便不通,阳明之气未化,热未尽去,阴已先虚,不可过剂。

麻仁、鲜生地、川斛、丹皮、寒水石、钩藤。

笔记:气分热渐清,但热仍未靖,肌肤甲错而痒,显然已伤及血分,续清阳明之热,并养阴分之血。

沈(三七) 用养肝血熄风方,右指仍麻,行走则屈伸不舒,戌亥必心热烦蒸。想前法不效,杞、归辛温,阳动风亦动矣。议去辛用咸,若疑虑途次疟邪未尽,致脉络留滞,兼以通逐缓攻亦妙。(肝阴虚,疟邪入血络)

熟地、龟胶、阿胶、秋石、天冬、麦冬、五味、茯神。

蜜丸,晨服。

桃仁、穿山甲、干地龙、抚芎、归须、丹皮、红花、沙苑。

香附汁丸,夜服。

笔记:杞归虽亦养润肝血,然辛温之药,药势有向上之意,于息风无益,改用咸滋,又恐络瘀留滞,乃用早晚分服之法。晨滋是叶氏定法,暮用通逐缓攻。

某 痹痛在外踝筋骨,妨于行走。邪留经络,须以搜剔动药。

川乌、全蝎、地龙、山甲、大黑豆皮。

笔记:邪留经络,川乌通行,虫类搜剔,黑豆皮一味,看似平淡,于瘀涩留络之人而言,滋药常常不受,黑豆皮淡然养血却是最宜。

某 病后过食肥腻,气滞热郁,口腻黏涎,指节常有痹痛。当从气分宣通方法。(气滞热郁)

苏梗、杏仁、蒌皮、郁金、半夏曲、橘红。

笔记:所谓风能胜湿,气分药化痰行络,常有佳效。

金(三二) 痹痛在下,重着不移,论理必系寒湿,但左脉搏数,经月遗

泄三四,痛处无形,岂是六淫邪聚? 然隧道深远,药饵未易奏功,佐以艾灸,冀得效灵。(精血虚)

枸杞子、肉苁蓉、虎骨胶、麋角胶、杜仲、桑椹子、天冬、沙苑、茯苓。

溶胶丸。

笔记:症象寒湿,论脉却是搏数,此乃精血虚而不敛之象,更有痛处无形,更添证据,填精充髓为治。

孙 脉右大,阳明空,气短,闪烁欲痛。(气虚)

人参、生黄芪、熟白术、炙草、广皮、当归、白芍、半夏、防风根、羌活。

又 益气颇安,知身半以上痹痛,乃阳不足也。

人参、黄芪、熟于术、炙草、桂枝、归身、白芍、川羌。

笔记:脉右大为气虚之象,营虚不润经络,气虚不充肌肉,皆可致痹,非独风寒湿外邪之属。

王 辛香走窜宣通经隧壅结气分之湿,有却病之能,无补虚之益。大凡药饵,先由中宫以布诸经。中焦为营气之本,营气失养,转旋自钝。然攻病必借药气之偏,朝夕更改,岂是去疾务尽之道? 另于暮夜进养营一帖。(营虚)

人参、茯苓、桂枝木、炙草、当归、炒白芍、南枣。

笔记:痹因气血不能流通,此例即是本于营血亏虚,辛窜之药,攻通一时,却更耗气血,求本之道,自是补中焦之气,以生通润经脉之营血。

某 痹痛偏左,入夜尤甚,血中之气不行。(血中气滞)

归须、桑枝、苡仁、白蒺藜、姜黄、木防己。

笔记:身左属血,方药以行血中之气,案简未详,行气理痹或痛可稍止,笔者浅见,长久之计,仍宜养营和血。

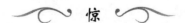

惊

杨(氏) 经血期至,骤加惊恐,即病寒热,心悸不寐。此惊则动肝,恐则伤肾,最虑久延脏躁,即有肝厥之患。

淮小麦、天冬、龙骨、牡蛎、白芍、茯神。

笔记:血舍魂,血旺则心能藏神而不惊,肾主志,恐则气下伤肾元,恰逢经期血去,再加惊恐,气血则作逆乱,小麦、天冬养心,龙牡镇摄,白芍入肝敛阴,茯神导惊越之气下行。

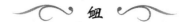

衄

陈(女)　常有衄血,今夏忽起神识如呆,诊脉直上鱼际,大忌惊恐恼怒,天癸得通可愈。(胆火上升,心营热)

犀角、丹参、元参、生地、连翘、知母。

笔记:脉上鱼际,为脉势上冲之象,血虚厥阳上逆,血壅于上,则天癸不能顺而下通,天癸通则是气血回落之佳象。

赵(二十)　脉左数,衄血火升。(阴虚阳冒)

生地、阿胶、天冬、麦冬、淡菜、生白芍、茯神、炒山药。

笔记:脉左数,为心肝火旺,宜养血息风,茯神、山药既可安未受邪之地,茯神亦可导心火下行,顾及左路降逆的同时,兼顾右路。

程　从前衄血都以养阴益气而愈,知非实热,皆劳役阳冒以致阴血之动也。今壮年肌肉不充,身动气促如喘,口中腻涎浊沫,竟是肾精带伤收纳失职之象。急急保养,远戒酒色,犹可向安。

熟地、人参、萸肉、湖莲、芡实、补骨脂。

山药粉丸。

笔记:素有阴虚衄血,久则伤及肾精,喘促、浊沫皆是肾不纳气之象。

某　咳逆失音衄血。

生地、龟板、丹皮、牛膝、山药、茯苓。

笔记:火逆上冲,心之虚火克及肺金,不治肺而治肾。

头　痛

某　高年气血皆虚,新凉上受,经脉不和。脑后筋掣牵痛,倏起倏静,乃阳风之邪,议用清散轻剂。

荷叶边、苦丁茶、蔓荆子、菊花、连翘。

笔记:气血虚而复受新凉,观案未用甘润滋养药物,可见新感为急,下元尚可。

程　既知去血过多,为阴虚阳实之头痛,再加发散,与前意相反矣。(血虚阳浮)

复脉去参、姜、桂,加左牡蛎。

又 脉数虚而动,足证阴气大伤,阳气浮越,头痛筋惕。仍与镇摄之法。

牡蛎、阿胶、人参、生地、炙草、白芍、天冬。

笔记:失血伤阴化风,发散之药更损阴液,复脉去阳药加牡蛎滋润咸降。二诊仍用前法,阿胶血肉有情,滋血而敛虚风之意。

朱 据说就凉则安,遇暖必头痛筋掣,外以摩掐可缓。大凡肝风阳扰,胃络必虚,食进不甘,是中焦气馁,虽咸润介属潜阳获效,说来依稀想象,谅非入理深谈。聊以代煎,酸甘是商,且五旬又四,中年后矣。沉阴久进,亦有斫伐生气之弊,半月来乏少诊之功,姑为认慎,用固本膏。(肝阳犯胃上逆)

笔记:凉则气降神安,暖则气升厥亢,乙癸虚象显然,药宜用咸润介潜,但当虑脾胃受纳。

胃 脘 痛

顾(氏) 天癸当绝仍来,昔壮年已有头晕。七年前秋起胃痛若嘈,今春悲哀,先麻木头眩,痛发下部,膝胫冷三日,病属肝厥胃痛,述痛引背胁,是久病络脉空隙,厥阳热气因情志郁勃拂逆,气攻乘络,内风旋动,袭阳明,致呕逆不能进食。(肝风犯胃,液虚)

九孔石决明、清阿胶、生地、枸杞子、茯苓、桑寄生、川石斛。

笔记:壮年头晕,麻木头眩,皆是虚风上扰之象,天癸当绝仍来,可知不是气血有余,而是虚火逼迫胞宫。诸症种种,皆由血虚而起,甘滋润养即为正治。

某 胁痛入脘,呕吐黄浊水液,因惊动肝,肝风震起犯胃,平昔液衰,难用刚燥,议养胃汁以熄风方。

人参、茯苓、半夏、广皮白、麦冬、白粳米。

笔记:土虚木来克乘,治以通补阳明法,兼润胃燥,虽是胁痛,仅以广皮白通络,未尽用左路之药,深谙见肝病而治脾之法。

某 胃痛已久,间发风疹。此非客气外感,由乎情怀郁勃,气血少于流畅,夫思虑郁结,心脾营血暗伤。年前主归脾一法,原有成效,今食减形瘦。当培中土,而理营辅之。

异功加归、芍。用南枣肉汤泛丸。

笔记:胃痛、风疹看似二病,实归一途,思虑郁结,脾失转运,营血不生,则作风疹,归芍异功法。

高(五十) 素多郁怒,阳气窒痹,浊饮凝冱,汤饮下咽,吐出酸水。胃脘痛痹,已经三载,渐延噎膈。先与通阳彻饮,俾阳气得宣,庶可向安。

半夏、枳实皮、桂枝木、茯苓、淡干姜。

又 脉右弦,不饥,纳谷不运,吞酸。浊饮尚阻,阳仍不宣。

半夏、良姜、桂枝木、茯苓、延胡、淡干姜。

笔记:土运须借木疏之力,郁怒伤肝滞气,土不得疏运而生浊饮,久则痰凝噎膈,以桂枝疏肝木之郁,余四味运通脾阳。二诊阳仍未宣,脉右弦、不饥是木气克土之意,加延胡索以畅肝木。

高 脉虚涩,胃痛久,治在血分。(血络瘀痹)

桃仁、当归、桂枝、茯神、远志、炙草。

笔记:虚涩之脉,为血虚而瘀之象,养血润枯而瘀自散。虚瘀气血不行而易凝津成痰,茯神、远志或是治在左寸痰凝。

席 经几年宿病,病必在络。痛非虚症,因久延体质气馁,遇食物不适,或情怀郁勃,痰因气滞,气阻血瘀,诸脉逆乱,频吐污浊而大便反秘。医见呕吐肢冷,认为虚脱。以理中加附子温里护阳,夫阳气皆属无形,况乎病发有因,绝非阳微欲脱。忆当年病来,宛是肝病,凡疏通气血皆效,其病之未得全好,由乎性情、食物居多,夏季专以太阴阳明通剂,今痛处在脘,久则瘀浊复聚,宜淡味薄味清养。初三竹沥泛丸仍用,早上另立通瘀方法。

苏木、人参、郁金、桃仁、归尾、柏子仁、琥珀、茺蔚。

红枣肉丸,早服二钱。

笔记:久病在络,自是不谬;久病多虚,亦是常理。言非虚症,当有脉证,臆测左关弦涩之属。当年病起,系由肝郁,疏通有效,亦证其瘀,然瘀亦有血虚而涩、血实而瘀之别。

潘(氏) 脉弦涩,经事不至,寒热,胃痛拒格,呕恶不纳。此因久病胃痛,瘀血积于胃络,议辛通瘀滞法。

川楝子、延胡、桂枝木、五灵脂、蒲黄、香附。

笔记:脉弦涩为瘀滞之象,木滞经迟,木乘胃痛,辛通自是常理。痛止后,或以辛润善后,以充血海。

江(二十) 胃疼缓,气逆不降。(气逆不降)

鲜枇杷叶、杏仁、生香附、降香汁、厚朴、橘红、桔梗、白蔻。

笔记：太阴阳明相连，肺气不降，胃气上逆。病在胃，治在肺。

范（氏） 诸豆皆能闭气，浆凝为腐，宛是呆滞食物。食已脘痞痛胀，乃清气之阻，诊脉小涩，舌白黏腻，当理气以开旷胸中。

杏仁、厚朴、老苏梗、广皮白、白蔻仁、枳壳汁、桔梗汁。

笔记：豆入阳明，浊而不化，原本当是右关浊滑之象，今言小涩，舌白黏腻，显然气闭，脉郁不达，药用理气畅中。笔者临证，常见右寸脉郁而关小涩，初以降肺之药乏效，加苏梗一味畅气和中，寸郁常常可解。

胁　　痛

徐（四九） 劳怒阳动，左胁闪闪，腹中微满，诊脉弦搏左甚。当先用苦辛。

郁金、山栀、半夏曲、降香末、橘红、金石斛。

笔记：脉弦左甚，疏木降气自为正治。案中先用二字，症缓之后，当宗肝脏体阴用阳之意，继以柔养药。

汤（十八） 气逆，咳血后胁疼。（金不制木）

降香汁（八分冲）、川贝（一钱半）、鲜枇杷叶（三钱）、白蔻仁（五分）、杏仁（二钱）、橘红（一钱）。

笔记：气逆胁疼，病在金木，笔者浅见，常有左关弦涩，右寸浮郁之象，清金疏木，常可见效。

李（十九） 左胁痞积攻疼。

生牡蛎、南山楂、炒延胡、川楝子、炒桃仁、归须、丹皮、桂枝木。

笔记：病入血络而成痞积，纯用气药则病势深而药轻不灵，叶氏用化瘀行气软坚之法。

沈 暮夜五心热，嗌干，左胁痛，肝肾阴亏。（肝肾阴虚）

人参、生地、天冬、麦冬、柏子霜、生白芍。

笔记：五心热兼有嗌干，肝血渐涸之证，养血即是通络，柏子霜一味，已有辛润之意，不必再用香燥疏木而耗阴血。

程 胁下痛犯中焦，初起上吐下泻，春深寒热不止，病在少阳之络。（胆络血滞）

青蒿根、归须、泽兰、丹皮、红花、郁金。

笔记：胁痛寒热，病在少阳枢机，药用润养疏通，定是阴血不足，调枢之方并非仅有小柴胡一途。

腹　痛

俞(十九)　腹痛六七年，每发必周身寒凛，吐涎沫而痛止，此诸气郁痹，得涌则宣之象。法当升阳散郁。(郁伤脾阳)

半夏、草果、金铃子、延胡、厚朴、生姜、苏梗。

笔记：气凝则作腹痛，气不周流而致周身寒凛，药用理气通阳。见吐涎沫而痛止句，不知吴茱萸加入可否。

程　秽浊阻遏中焦，气机不宣，腹痛脘痹。当用芳香逐秽，兼以疏泄。(秽浊阻气)

藿香、厚朴、杏仁、莱菔子、半夏、广皮白。

笔记：腹痛脘痹，多责气郁，见所用之药，应是肺胃气逆不降。

郑　脉沉微，腹痛欲大便，阴浊内凝，乃阳气积衰，通阳必以辛热。(阴浊内阻，腑阳不通)

生白术、吴萸、良姜、川熟附、茯苓、小茴。

笔记：脉沉微，阳虚浊凝，虽叶氏常嫌白术守中，此例书生白术一味，于大队温通之药中，想来可资通行之力。读医书，曾见老人虚秘用大剂生白术者，取润通阳明之意。

袁(四五)　当脐腹痛，发于冬季，春深渐愈，病发嗳气，过饥劳动亦发，宜温通营分主治。(营分虚寒)

当归、炙草、肉桂、茯苓、炮姜、南枣。

笔记：冬季腹痛，春深渐愈，应是借天地木气升发之力，当归养肝血，肉桂通厥阴，过饥劳动伤脾阳而痛作，更以姜、枣、草顾及中土。

某　长夏腹胀，减食微痛，是暑伤在气分。东垣每调和脾胃，疏泄肝木，最属近理。若守中之补及腻滞血药皆左。(暑伤中气)

人参、广皮、白芍、茯苓、谷芽、生益智仁。

笔记：阳明以通为补，叶氏治胃，善用疏木运脾，术、草守中常不用。笔者地处江南，临证之初，用四君子汤，炙甘草常用6g，用后患者胃脘胀闷不减反增,后宗叶氏通补阳明之法,减术、草,加半夏通降阳明,则常可取效。

肩臂背痛

徐(五二) 左指胀痛引肩,男子血虚风动,病在肝,形脉不足,以柔药温养。

制首乌、枸杞子、归身、三角胡麻、菊花炭、柏子仁、刺蒺藜。

桑枝膏丸。

笔记:身左属血,用以辛润柔养药,菊花用炭,应是减其轻清上升之势而降虚动之风。笔者为阴血不足之体,用菊花后常颜面发红脱屑,将菊花炒后再用,则不见脱屑之症。

俞(妪) 高年阳明气乏,肩胛痛难屈伸,法当理卫阳通补。

黄芪、桂枝、归身、片姜黄、海桐皮、夏枯草。

笔记:观药测脉,当左关弦凝,右关虚大,黄芪一味补阳明之气,余药皆通行厥阴。

陈(氏) 《内经》论诸痛皆寒。时当冬腊,口鼻吸受寒冷,阻气隧之流行,痛自胸引及背,甚则手足厥冷。只宜两通气血主治。

川楝子、延胡、生香附、橘红、吴萸、乌药、红花、苏梗。

笔记:寒则经脉收引,口鼻吸寒,气机阻滞,用以温阳行气通络之药。

沈(氏) 脉芤汗出,失血背痛。此为络虚。

人参、炒归身、枣仁、炒白芍、炙草、茯神。

笔记:汗血同源,汗出失血,脉络亏空,则见脉芤,背痛自是营血不润所致。

庄(三四) 督虚背疼,脊高突。

生毛鹿角(切片,三钱)、鹿角霜(一钱半)、杞子(三钱)、归身(一钱)、生杜仲(一钱半)、沙苑(一钱)、茯苓(一钱半)、青盐(调入三分)

笔记:老年督脉见虚,而见脊突。每见老人背驼,常思早年用以温养之药,是否可以缓其督损之势?

❧ 腰 腿 足 痛 ❧

某 便溏,腰痛无力。

术菟丸方。

笔记:脾肾同治之法。

汪(妪) 老年腰膝久痛,牵引少腹两足,不堪步履。奇经之脉隶于肝肾为多。(腰膝痛)

鹿角霜、当归肉、肉苁蓉、薄桂、小茴、柏子仁。

笔记:论及奇经,鹿角霜、小茴香、当归等辛润药常见。

❧ 诸 痛 ❧

陈 久痛必入络,气血不行,发黄,非疸也。(血络瘀痹)

旋覆花、新绛、青葱、炒桃仁、当归尾。

笔记:久痛入络,所发之黄,为瘀血留于络脉,成为败血所致。旋覆花汤通行厥阴络脉。

庞(四八) 络虚则痛,有年色脉衰夺,原非香蔻劫散可效。医不明治络之法,则愈治愈穷矣。

炒桃仁、青葱管、桂枝、生鹿角、归尾。

此旋覆花汤之变制也。去覆花之咸降,加鹿角之上升,方中惟有葱管通下,余俱辛散横行,则络中无处不到矣。

笔记:气滞血瘀而致身痛,常以香燥行气,此例血不润络所作身痛,为不荣之痛,以旋覆花汤意,辛润通络。鹿角虽为升阳之药,《本草经疏》谓其:"咸能入血软坚,温能通行散邪。"葱管通络,自仲景亦有用之。

黄 痛则气乱,发热,头不痛,不渴饮,脉不浮,非外感也。暂用金铃散一剂。

金铃子、炒延胡、炒桃仁、桂圆。

笔记:气乱发热,未见头痛,邪未从上袭扰,不渴饮,热未入阳明,脉不浮,非是外感正邪交争,臆测或有脉弦之证。疏气养血并用,通行厥阴之脉。

又 痛而重按少缓,是为络虚一则,气逆紊乱,但辛香破气忌进。宗仲景肝着之病。用《金匮》旋覆花汤法。

旋覆花、新绛、青葱管、桃仁、柏子霜、归尾。

笔记:虚痛喜按,不宜辛散伤血之药,仍宗旋覆花汤,辛润通络之意。

汪(妪) 脉小涩,久因悒郁,脘痛引及背胁,病入血络,经年延绵。更兼茹素数载,阳明虚馁,肩臂不举。仓促难于奏效,是缓调为宜,议通血络润补,勿投燥热劫液。

归须、柏子仁、桂枝木、桃仁、生鹿角、片姜黄。

笔记:情志所伤,最耗阴血,久则血不荣脉而至小涩。茹素不食荤腥,血气不得有情之物滋养,阴血更无来源,宜辛润通络。

许(二一) 痛为脉络中气血不和,医当分经别络,肝肾下病,必留连及奇经八脉,不知此旨,宜乎无功。(肝肾奇经脉络不和)

鹿角霜、桑寄生、杞子、当归、沙苑、白薇、川石斛、生杜仲。

笔记:肝肾久虚,脂液无以灌注奇经,论及奇经,鹿角霜、杞子为叶氏常用药。

范 病后精采未复,多言伤气,行走动筋,谓之劳复。当与甘温,和养气血。下焦痛,肝肾素虚也。(肝肾虚,下焦痛)

人参、小茴香拌炒当归、沙苑蒺藜、茯神、炒杞子、菊花炭。

笔记:病后劳复,气血皆伤,枸杞用炒,菊花用炭,笔者以为系减其上升之性,当归以小茴拌炒,为引药入经之举。

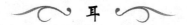

耳

某(女) 风温发热,左耳后肿痛。

干荷叶、苦丁茶、马勃、连翘、杏仁、黑栀皮。

笔记:言简案短,病位指向少阳,为风温火郁之象,用杏仁者,笔者以为,应有右路不降见症,或咳,或右寸脉浮而不降。

倪(十三) 因大声喊叫,致右耳失聪。想外触惊气,内应肝胆,胆脉络耳,震动其火风之威,亦能郁而阻窍。治在少阳,忌食腥浊。

青蒿叶、青菊叶、薄荷梗、连翘、鲜荷叶汁、苦丁茶。

笔记:情志触及五脏,惊伤肝胆,化而为火,方以清少阳胆火为治。

汪 耳聋咳嗽,形体日瘦。男子真阴未充,虚阳易升乘窍。书云:胆络脉附耳。先议清少阳郁热,以左耳为甚故也。

桑叶、丹皮、连翘、黑山栀、青蒿汁、象贝母。

笔记:真阴不足,胆热上扰,观方用贝母,是为散结之用,笔者常见肝胆火灼,凝津成痰,而见左寸脉浊者,便用贝母,非但散结有效,睡眠多梦亦有佳效。

丁　肾开窍于耳,心亦寄窍于耳,心肾两亏,肝阳亢逆,故阴精走泄。阳不内依,是以耳鸣时闭。但病在心肾,其原实由于郁,郁则肝阳独亢,令胆火上炎。清晨服丸药以补心肾,午服汤药以清少阳,以胆经亦络于耳也。(郁伤心肾,胆火上炎)

水煮熟地(四两)、麦冬(一两半)、龟板(二两)、牡蛎(一两半)、白芍(一两半)、北味(一两)、建莲(一两半)、磁石(一两)、茯神(一两半)、沉香(五钱)、辰砂(五钱为衣)。

煎方:夏枯草(二钱)、丹皮(一钱)、生地(三钱)、山栀(一钱)、女贞子(三钱)、赤苓(一钱半)、生甘草(四分)。

笔记:肾开窍于耳,是为常理,然心不在焉,亦可充耳不闻。笔者外祖母,九旬有余,平素对谈,声虽响而常不闻,但笔者电视台录制健康节目,外祖母喜观,竟是声声句句,入耳入心。此例耳鸣之治,滋养肾元,清降心火。分服之法,早服滋药,以利受纳,午清少阳,以折火势。

某　八十耳聋,乃理之常。盖老人虽健,下元已怯,是下虚上实,清窍不主流畅。惟固补下焦,使阴火得以潜伏。

磁石六味加龟甲、五味、远志。

笔记:老年精气渐衰,下元虚则虚阳上冒,清窍不畅。思及今时之人,年四十而见下元虚者,不在少数,静心息火,方能少汲肾水。

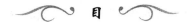

目

某　风温上郁,目赤,脉左弦。当用辛以散之。(风温)

桑叶、夏枯草、连翘、草决明、赤芍。

笔记:外来之邪,辛散而解,笔者察脉,左弦者,若指下兼有郁急之象,常诊为外感证,所谓郁急,并非单指脉率,而是脉势。

某(二三)　失血后复受燥热,左目赤痛,当以辛凉清之。(燥热)

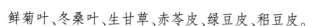

鲜菊叶、冬桑叶、生甘草、赤苓皮、绿豆皮、稆豆皮。

笔记:失血复受燥热,虽有燥邪,当虑血虚。黑豆皮一味,乃叶氏习用养血之药,虽质轻力薄,但受纳最易而不伤中土,笔者临证,用以养虚人营血,久久为功,甚妙。

汪 目痛偏左,翳膜红丝。诊脉左弦涩,由肝胆气热所致。

草决明、冬桑叶、夏枯草、小胡麻、丹皮、谷精草。

笔记:左为血分,脉证均在左侧,则清肝胆之热。

王(妪) 高年目暗已久,血络空虚,气热乘其空隙攻触脉络,液尽而痛,当夜而甚,乃热气由阴而上。想外科用酒调末药,必系温散攻坚,因此而痛,虚症可知。(血络虚热)

羚羊角、连翘心、夏枯草、青菊叶、全当归、川桂枝、丹皮。

笔记:年高目暗,为血不润养,桂枝一味,虽谓疏通肝络,却有温热之意,笔者用之临床,肝络不通而见左关弦者,常以桑枝代之,亦有佳效。

祝(四八) 当夏形懒,不耐大气发泄,入冬两目无光,精气无收藏。凡五脏精华皆聚于目,失藏失聚,内乏生真,不独一脏之损。当用养营汤。(营阴虚)

笔记:叶氏言案,常论及四季节气之变,夏气过度开泄,入冬则无气可藏。思及观医书有跪膝一法,有医家谓此为天然杞菊地黄丸,然血虚之人用之,二三日内,头晕脚酸,此为气血不足,不耐引动。欲顺夏散冬藏之势,当以充养营血为先。

某(三六) 脉涩细,左目痛,泪热翳膜,此肝阴内亏,厥阳上越所致。(肝阴虚)

冬桑叶(一钱)、炒枸杞(一钱半)、小胡麻(一钱半)、望月砂(三钱)、制首乌(三钱)、石决明(一具)、黄菊花(一钱)、稆豆皮(三钱)。

笔记:细涩之脉,血虚之故,仅痛左目,病在血分无疑,清上滋下为治。

某(三六) 目痛无光。(肝肾虚)

制首乌(六两)、枸杞子(二两)、柏子仁(一两)、细生地(二两)、石决明(四两)、小胡麻(三两)、望月砂(三两)、刺蒺藜(二两)、冬桑叶(一两半)、黄菊花(一两)。

用稆豆皮八两、谷精珠二两,煎浓汁泛丸,每服五钱,开水送。

笔记:血虚不能荣木,以润养药,稍加桑叶、菊花清已成之虚火。

某 眦胀目昏,心中嘈杂,当治肝肾。

熟地(六两)、枸杞子(三两)、桑椹子(二两)、沙苑(二两)、石决明(二两)、茯神(二两)、女贞子(一两半)、青盐(一两)、黄菊花(一两)、川斛(四两)。

加蜜丸,早上开水送四钱。

笔记:此例所指心中,笔者以为应是膻中穴,乙癸之水不能上荣,则膻中嘈杂而痛,笔者临证,常有心肝血虚之人,指膻中谓痛。若是胃脘,滋药下填,岂不更甚。

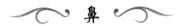

鼻

毛(十四) 热壅,肺气失降,鼻柱窒痹。(热壅肺气)

知母、水梨肉、川贝母。

水熬膏。

笔记:热壅于上,应有右寸脉郁涩之象,故而用润养散结药。

杨 咸降滋填,鼻渊止,得寐。用虎潜法,减当归、陈皮,加天冬、淡菜胶,脊筋丸。(脑热鼻渊)

笔记:鼻渊多责之胆热上移于脑,常用清降之法,此例谓咸降滋填获效,应有下元不足之证,依笔者临证所见,或是尺脉虚大,或是寸关虚浮。

牙

王(四一) 酒客牙宣,衄血痰血,形寒内热,食少。阴药浊味姑缓。(阴虚火炎)

小黑豆皮、人中白、旱莲草、川斛、左牡蛎、泽泻。

笔记:酒客湿热,不耐浊药滋填。所谓形寒,是湿热蕴结于中,气血不能充达肌腠所致,切不可用温通药物。

咽 喉

汪(二三) 左脉弦数,咽痛脘闷。阴亏体质,不耐辛温,当以轻药,暂清上焦。(肺燥热)

桑叶、生绿豆皮、白沙参、川贝、元参、川斛。

笔记：阴亏复受燥邪，清润养阴，津液得复，即是祛邪之途。

徐（五六）　老劳咽疼。

生鸡子白（一枚）、糯稻根须（水洗五钱）、甜北沙参（一钱半）、炒麦冬（三钱）、川石斛（一钱半）、生甘草（三分）。

笔记：观案用药，应是肺胃津伤所致，鸡子白血肉有情，为阴中之阳，象应肺金。

孙（四九）　肾液不收，肝阳上越，巅胀流涕，咽喉微痛。（阴虚火炎）

六味加牛膝、车前、五味。

笔记：肾液不足则不能敛藏肝胆之火，厥阳上攻则作巅胀，虚气叩肺则流涕，既知本元之虚，当养肾精。

伍（四六）　咽喉痛痹，发时如有物阻膈，甚至痛连心下，每晚加剧。是阴液日枯，肝脏厥阳化火风上灼。法以柔剂，仿甘以缓其急耳。

细生地、天冬、阿胶、生鸡子黄、玄参心、糯稻根须。

笔记：阴液枯涸于下，肝阳化风上扰，故作虚火喉痹，以黄连阿胶鸡子黄汤意，去黄连苦燥，改天冬清润，复以生地、玄参下滋阴液，糯稻根须养脾胃以生阴血。

张（二三）　阴损三年不复，入夏咽痛拒纳，寒凉清咽，反加泄泻。则知龙相上腾，若电光火灼，虽倾盆暴雨不能扑灭，必身中阴阳协和方息，此草木无情难效耳。从仲景少阴咽痛用猪肤汤主之。

笔记：龙相火灼，非清凉苦寒可息，少阴虚火，以猪肤汤润养。

又　阴涸于下，阳炽于上，为少阴喉痛，乃损怯之末传矣。用猪肤甘凉益坎有情之属而效。今肉腠消烁殆尽，下焦易冷，髓空极矣，何暇以痰嗽为理？议滑涩之补，味咸入肾可也。

牛骨髓（四两）、羊骨髓（四两）、猪骨髓（四两）、麋角胶（四两）。

用建莲肉五两、山药五两、芡实二两，同捣丸。

笔记：髓虚而至龙火上越，咽痛为少阴证，现阴损及阳，下焦易冷，仅以猪肤汤显然力有不逮，以血肉有情填补亏空。

金（四二）　脏液不充，阳气虚风鼓动，病起喉辣心震。频频举发，多因劳怒，用《内经》甘缓一法。

人参、黄肉炭、白芍、炙甘草、茯神、小麦。

又　复脉汤去桂。

笔记: 喉辣心震,系虚阳扰心,小麦养心气,萸肉、白芍敛肝火,茯神一味,有导心火下行之意。

疮　疡

秦(十七)　久热疮痍五六年,环口燥裂,溺涩茎痛。

鲜生地、熟首乌、丹皮、丹参、茺蔚子、银花、地丁、紫草。

共熬膏。

笔记: 久热疮痍,暗耗阴液,精血不能润养,故致环口燥裂,溺涩茎痛。今日临证,亦可见男子,房事之后,茎中作痛,是为精泄之后,玉茎失于濡润而作涩痛,为不荣之痛,可仿此例用药。

张(三四)　初因呕吐,是肝胃不和致病,故辛香刚燥愈剧。然久病必入血络,热则久疮不愈矣。夫木火皆令燥液,易饥易饱,间有呕逆,斯胃病仍在。凡呆滞药味,皆非对症。

三角胡麻、冬桑叶、生首乌、杏仁、郁金、佩兰叶、茯苓、苡仁。

熬自然膏。

笔记: 辛香刚燥,虽有理气疏肝之功,却易耗阴伤液,今热入血络而成久疮之势,不宜再用香燥,胡麻、首乌、桑叶、郁金等清润轻灵之药以复其阴,息虚火,佩兰、茯苓、苡仁芳香淡渗以祛湿浊,均是顾及中土脾胃之虚。

杨(十五)　身瘦久疮,血分有热。精通之年,最宜安养,脉象非有病。

生首乌(三两)、三角胡麻(一两五钱,捣碎水洗)、细生地(四两)、地骨皮(二两)、金银花(二两)、丹皮(二两)、生白芍(二两)、生甘草(一两)。

蜜丸。早服。

笔记: 脉象非有病,而身有久疮,血分有热。笔者以为,应是脉中未见独处藏奸之象,而非脉息平和之意。臆测其脉,或是弦细之类,药用养血清润之方。

王(十四)　脉左数右长,颈项结瘿,时衄。(瘿)

生地(三两)、丹皮(一两半)、犀角(二两)、生夏枯草(一两半)、生钩藤(一两半)、黑山栀(二两)、土贝母(二两)、生薄荷(五钱)。

笔记: 脉左数而衄,为血分有热,故以犀角地黄汤凉血。脉右长颈项结

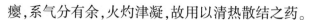

瘿,系气分有余,火灼津凝,故用以清热散结之药。

刘(氏) 乳房为少阳脉络经行之所,此经气血皆少,由情怀失畅,而气血郁痹,有形而痛,当治在络,恐年岁日加,竟成沉痼,非痈脓之症,以脉不浮数,无寒热辨之。

柴胡、夏枯草、归身、白芍、川贝、茯苓、甘草。

笔记:肝郁气结,最能致使乳房结块而痛,逍遥散去白术,应是叶氏嫌白术守中之故,加夏枯草、川贝散已成热结。笔者临证,治乳疾,亦常以疏肝散结法,但曾遇一例乳腺肿瘤,诊脉右关凝浊如薏苡仁状,思及乳头属肝,乳房属胃之余,从阳明痰结论治,颇效,可资参考。

孙 因嗔忿失血以来,致颈项左右筋肿,痛连背部。此属郁伤气血,经脉流行失司。已经百日不痊,竟有流注溃脓延绵之忧,治在少阳阳明。(流注)

小生香附、夏枯草、鲜菊叶、薄荷梗、黑山栀、钩藤、丹皮、郁金。

笔记:嗔忿最伤肝血,复有失血之疾,更是雪上加霜,经脉流行失司,气血不能正化而成脓液,观案用药,清热散结,凉血解郁为主。草木之药不能怡情,尚须静心宁神以安气血。

徐 营伤心辣,纳食无味,此伤痛大虚,当调其中。

人参、归身、炒白芍、木瓜、熟术、广皮、茯神、炙草。

笔记:笔者临证,有见舌辣者,有见膻中辣痛者,或辨为心血不足不能润养,或辨以乙癸水涸,不能上滋手少阴经,多有见效。此例纳食无味,应是生生乏源,营血来源无由,不能涵养心火,药以调中养营,当为正治。

某 脓血去多,痛犹未息。胃伤不嗜谷,口无味。左关尺细弱无力,正虚之著。据理进药,仍宜补托。

人参、熟地、玉竹、柏子仁、归身、丹参、茯神、枣仁、远志。

笔记:脓血是精不正化所致,去多则精伤,胃伤则无以生化,虽宜补托,却须时时顾及中土脾胃。

某 疡溃脓血去多,元真大耗,脉无力,不嗜食,恶心,中州不振。寐则惊惕,神不守也,以养营法。

人参、熟术、广皮、茯神、炙草、归身、白芍、五味、枣仁。

笔记:溃疡脓液,皆是精血失于流通布化,而腐化为脓浊败血,久漏则耗伤元真之气,加之中土不运,后天来源又乏,心神失于安养,寐作惊惕,方以归芍四君健中州而生气血,王道之法。

王(四五) 痛久,屈伸不得自如,经脉络脉呆钝,气痹血瘀,郁蒸上热,旬日频频大便,必有血下。复喘促烦躁,不饥不食,并无寒热汗出。全是锢结在里,欲作内痈之象,部位脐左之上,内应乎肝。痈者壅也,血结必入于络。吐痰口气皆臭,内痈已见一班矣。(肝痈)

炒桃仁、新绛、降香末、野郁金汁、紫菀、冬瓜子、金银花。

笔记:内痈热结,血络不畅,则生屈伸不得之外证。此例用药,皆是清降肺金,化散心包痰瘀之药,思及笔者临证所见热结血瘀证,常有浊滑脉见于两寸,用以清金散瘀常可见效。

戴(十九) 痔疮下血,湿热居多。今色衰微,显是虚寒,无速效法则,当补脾胃。因痔疮犹痛,肿势尚存,佐以淡渗通腑。(痔)

生于术、生菟丝粉、生象牙末、生白蜡。

笔记:痔疮多从湿热下注论治,此例察神观色,为虚寒之象,则不泥固于湿热一说,以脾虚湿浊论治。今诊病论疾,言辄整体观念,一及用药,依然套方惯法,时时自省。

调 经

朱(二六) 经水一月两至,或几月不来,五年来并不孕育,下焦肢体常冷。是冲任脉损,无有贮蓄,暖益肾肝主之。(肝肾虚寒)

人参、河车胶、熟地(砂仁制)、归身、白芍、川芎、香附、茯神、肉桂、艾炭、小茴、紫石英。

益母膏丸。

笔记:经乱肢冷,冲任少蓄,暖肝益肾以充奇脉气血。

朱 当节令呵欠烦倦,秋深进食,微有恶心。病起至今,月事不来,夫冲任血海,皆属阳明主司,见症胃弱。此阴柔腻滞当停,以理胃阳为务。(胃阳虚)

人参、半夏曲、广皮白、茯苓、生益智仁、煨姜。

笔记:呵欠烦倦,气不上养心肺之状,深秋阳回脾胃当旺之时,症见恶心、月事不来,系为生化乏源,当理胃阳而培生生之气。

某 脉数,形疲,咳,经闭半年,已经食减,便溏浮肿,无清嗽通经之理,扶持中土,望其加谷。(脾胃阳虚)

四君子汤。

笔记:脉数系为气血亏虚,食减便溏,生生乏源,经闭咳嗽,均是标症,土旺血气自生。

金 面无华色,脉右弦左涩,经阻三月,冲气攻左胁而痛,腹时胀,两足跗肿。是血蛊症,勿得小视。

桂枝、茯苓、泽泻、牡蛎、金铃子、延胡。

笔记:脉右弦左涩,左涩系血虚致瘀,右弦为虚木乘克,面无华色为血不充养,方中有疏木咸平之药。愚见似乎后继仍需益气养营之方。

某 阳升风动,眩晕心悸,鼻衄,经停两月。(阴虚风阳动)

生地、阿胶、麦冬、白芍、柏子仁、枣仁、茯神、炙草。

笔记:女子以血为本,血虚于下,因而生风,养血即是息风,茯神一味,叶氏用来,常有导心经热气下行之意。

尼(十七) 少年形色衰夺,侧眠咳血,天柱骨垂,经水已闭。皆不治见症。

归芪建中汤去姜。

笔记:形衰色夺,仅以建中充养气血,略嫌不足,或是因其为尼,未用血肉有情之品。

朱(女) 冲年天癸未至,春阳升动,寒热衄血。平昔溺后腰痛,耳目甚聪明,先天质薄,阴本难充易亏,最多倒经之虑。(倒经)

雄乌骨鸡、生地、生白芍、茯神、天冬、知母、牛膝、茺蔚子、女贞子、阿胶。

诸药除阿胶用水煎汁二次。其乌鸡去毛及翅足。另以童便一碗,青蒿汁四碗,醇酒二碗,米醋一碗,同煮。再加入前药汁收膏,入阿胶收。炖暖,服五钱。

笔记:冲年天癸未至,显然精血未充,复加春日木气升动,虚阳厥逆作衄,先天不足,补之以血肉有情。叶氏常以童便接引气血下行复元,观古方亦常用之,今弃而不用。

张 十七岁天癸不至,咳嗽失血,乃倒经重症,先以顺气导血。

降香末、郁金、钩藤、丹皮、苏子、炒山楂、黑山栀。

又 震动气冲,咳呛失血。

鸡子黄、阿胶、鲜生地、天冬、生白芍、炒牛膝。

又 脉细数,腹痛,营热,经不通。

人参、天冬、鲜生地、白芍、丹参。

调入琥珀末三分。

笔记：气逆倒经，先以降气行血，复以养血引血，再以益气养营。循序渐进，颇有章法。

淋　带

龚　带淋日久，脂液垂涸，奇脉俱伤，营卫亦偏，内风自动，则中焦气夺，浮肿腹膨，为寒为热矣。暂以咸缓和阴。（液涸风动）

阿胶、牡蛎、苁蓉、柏子霜、郁李仁。

笔记：带淋譬如男子泄精，久久则津枯血涸，内风自动，方用润养咸摄，颇为轻灵。

姚（二三）　自乳血耗，脉络空豁。脊脊椎𩨚酸软，带下不已。问下部已冷，阴虚及阳。速速断乳，不致延劳。

人参、鹿角霜、枸杞、桑螵蛸壳、杜仲、茯苓、沙苑、白薇。

笔记：常有女子血虚不孕，养血调经后有孕生产，复以母乳喂养，气血大伤，面色失华而发坠，笔者常嘱急断其乳，以养自身。自身气血已伤，纵然勉强哺乳，母血更伤，稚儿却也未必强壮。

崩　漏

张（五十）　五旬天癸当止，而经淋周身牵掣，右肢渐不能举。不但冲任督带损伤，阳明胃脉衰微少气，乃最难向安之病。（冲任胃皆虚）

人参、生黄芪、炙草、炒沙苑、炒杞子、炒归身。

笔记：女子七七天癸竭，此时依然经淋不断，若非气血有余，便是精血损耗，经络失于润养，周身牵掣，肢不能举皆缘于此。阳明为气血生化之源，胃脉弱则生化乏源。益气养血法。

顾　髓虚，崩淋不止，筋掣痛，不能行。（髓虚筋痛）

苁蓉、枸杞、柏子仁、茯神、川斛、紫石英、羊内肾、青盐。

笔记：久崩淋漓，先损肝肾，再及督任奇脉，故曰髓虚。紫石英一味，《本草便读》载"温营血而润养，可通奇脉"，引药入奇经。

黄　长斋有年，脾胃久虚，疟由四末，必犯中宫。血海隶于阳明，苦味辛散，皆伤胃系。虽天癸久绝，病邪药味，扰动血络，是为暴崩欲脱。阅医童便、阿胶味咸润滑,大便溏泻,岂宜润下?即熟地五味补敛阴液,咽汤停脘,顷欲吐净。滋腻酸浊之药,下焦未得其益,脘中先已受戕,议以仲景理中汤。血脱有益气之法,坤土阳和旋转,喜其中流砥柱。倘得知味纳谷,是为转机,重症之尤,勿得忽视。(苦寒辛散伤中阳)

理中汤。

笔记:长斋之人,脾胃久虚,大便溏泻,气血乏于生化。长斋持素,未进血肉有情,肾精来源无由。滋腻充填,阳明不堪受纳,先固中焦为要。

罗(二四) 病属下焦,肝肾内损,延及冲任奇脉,遂至经漏淋漓,腰脊痿弱,脉络交空,有终身不得孕育之事。(肝肾冲任虚寒)

制熟地(砂仁制)、河车胶、当归、白芍、人参、茯苓、于术、炙草、蕲艾炭、香附、小茴、紫石英。

笔记:经漏初损肝肾,久则延及冲任奇脉,滋填充养,均需脾胃受纳,四君先固中土,再以胶艾四物去芎养血温摄,小茴、石英引药入奇经。曾遇一女子,漏下淋漓,经年不止,问及上次月汛,答曰一年之前曾以药止血,稍止复来,面黄而萎,予胶艾汤,一周漏止,调血养营,经月面色稍华。

胡 心痛如饥,口吐腻涎浊沫,值经来甚多。因惊动肝,阳化内风,欲厥之象,治以咸苦,佐以微辛,使入阴和阳。

阿胶(二钱)、牡蛎(三钱)、川楝子(一钱)、小川连(三分)、川芎(二分)、当归(一钱)。

笔记:论及男子,常谓诵读劳心,馆客劳神,心动阳升。女子更多经带一途,经来多则阴血虚,阴血虚则易受惊,厥阳故而化风,治用咸苦意在清热敛阴,佐用微辛,仅用川芎二分,滋敛不忘疏络。

又 和阳固阴,诸病大减。因经漏阴伤,阳易浮越,心忪悸,肢末痛,内风未熄,药以甘柔,使胃汁日充,则砥柱中流矣。

人参、阿胶、麦冬、生白芍、炙草、茯神。

笔记:和阳固阴,仅是救急,经漏血伤,阳明为气血生化之源,甘柔养胃,即是充填血海。

卢 停经半载,雨水节后,忽然暴崩,交春分节血止。黄白淋漓自下,寒则周身拘束,热时烦躁口干,晡至天明,汗出乃止,寐必身麻如虫行,四肢骨节皆痛。盖血既大去,冲任之脉伤损,而为寒为热,阴损及乎阳位矣。书云:崩中日久为白滞,漏下多时骨髓枯。由脂液荡尽,致形骸枯槁,延为瘵疾矣。

天热气暖，所当谨慎。

乌贼骨、阿胶、生地、生白芍、茜草、小麦。

笔记：崩漏带下皆耗精血，比之男子遗精，更为甚之，日久髓枯脂尽。天热气暖，气血外泄，耗伤更甚。临证常见女子夜卧身痒，必询经带是否如常，入暮阳气归宅，阴血不足则攻窜作痒。乌贼骨一药，今时仅用以治胃酸之症，颇有未全其能之感。

胎　前

程（二六）　殒胎每三月，是肝虚。（肝虚滑胎）

人参、阿胶、当归、白芍、川芎、桑寄生。

笔记：分经养胎之说，可资参考，临证用药，定当察其脉证，而非机械套用。

钱（三九）　上年夏产，过月经转，今经停四个月，左脉弦滑流动，乃为妊象，此气急脘痞咳嗽，热气上乘迫肺之征。形肉日瘦，热能烁阴耗气。议清金平气，勿碍于下。（热伤肺阴）

桑叶、川贝、桔梗、广皮、黑山栀、地骨皮、茯苓、甘草。

笔记：妊娠滑脉，多见尺部，此案称左脉弦滑流动，且兼有厥热迫肺之征，应是指左关脉。笔者曾治一女性，当地医院以抗生素治肺炎，仍咳嗽不止，素体肝瘀痰热，面生痤疮粉刺，前二诊，脉异均在右寸关，三诊时觉脉象大变，左关弦滑而有郁数之象，再三询问是否怀孕，均否定，第二日来报，回去后尿液检测，已有身孕云云。此例妊娠显在左关，系由素体肝瘀痰热所致，妊娠气血养胎，素体所郁之处，脉异则显。素体差异，对于妊娠脉象影响，近年多有遇到，如心火旺者，常在基础脉象上左寸转滑。

金　怀妊五月得热病，久伤阴液，身中阳气有升无降，耳窍失聪，便难艰涩。议用仲景复脉法，以生津液。（热邪伤阴）

炙甘草、人参、生地炭、阿胶、天冬、麦冬、生白芍、麻仁。

笔记：复脉汤去参姜桂，此乃叶氏习用之法，既是阴液不足，养阴便是复脉，有言去参姜桂便不称复脉汤者，未得其要旨也。

某　怀妊百日，丙丁养胎，胎热，从戌亥时升，耳前赤痱刺痛，当养阴制火。

细生地、茯神、生白芍、建莲、桑叶、钩藤。

笔记:百日正是三月稍余,丙丁火盛,子火宜养,养阴制火。

某 脉右虚左弦,身麻肢冷,胎冲胀闷。五六月当脾胃司胎,厥阴内风暗动,不饥吞酸,全属中虚。(肝风犯脾胃)

人参、枳壳、半夏、姜汁、桔梗。

笔记:脉右虚左弦,为土弱风动之象,正值五六月脾胃司胎时,和胃即是养胎。分经养胎之说,今人少用,见证拆招,倒也无妨。

某 交节上吐下泻,况胎动不安,脉虚唇白,急用理中法。(吐泻伤热阳)

附子、人参、于术、茯苓、白芍。

笔记:产前多热,此例吐泻伤阳,但用理中法,加白芍者,泻土中之木,以安胎元。今人有白芍解痉一说,亦可资参考。

潘 血液护胎,尚且不固,心中如饥空洞,食不能纳,况又战栗呕逆。凡内外摇动,都是动胎。从来有胎而病外感,麻桂硝黄等剂,必加四物,是治病保胎第一要法。(热邪伤阴)

小生地、白芍、阿胶、知母、黄芩、青蒿梗。

笔记:妊娠血液护胎而虚,复受外感,治外感必护阴血。

某 胎漏鼻衄,发疹而喘。(胎漏)

淡黄芩、真阿胶、青苎。

笔记:妊娠多热,热气上迫则衄,火气下逼作漏,发疹而喘,系是血虚生风,药仅三味,养血清热皆备。

程 怀妊八月,子肿,腹渐坠,正气虚弱,补剂必须理气。预为临产之算。(子肿)

人参、茯苓、广皮、大腹皮、苏梗、砂仁末。

笔记:子肿应由气虚不能行水所致,以补气理气之法。

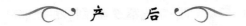

产 后

张 产后郁冒,汗出潮热,腹痛。

炒生地、炒山楂、丹参、茯神、浮小麦、黑稆豆皮。

笔记:产后郁冒,血虚生风所致,腹痛者,应是恶露未净,加用炒山楂应为此设。

项 初病舌赤神烦,产后阴亏,暑热易深入。此亟清营热,所谓瘦人虑

虚其阴。(暑伤营阴)

竹叶、细生地、银花、麦冬、玄参、连翘。

笔记:阴亏复受暑热,清热并养阴液。

某 浊阴上逆,恶心不食,冷汗烦躁,最防暴脱。不可但执恶露滞满,而专泻气攻血也。(阳虚欲脱)

人参、干姜、附子、泽泻。

冲入童便。

笔记:产后多血虚而热,以例阳虚浊逆,值得留意。

顾(三一) 产后真阴不复,阳越风动,四肢麻木,先厥后热。

熟地、阿胶、炒杞子、生白芍、茯苓、菊花炭。

笔记:生产耗血,血虚失于润养,不能荣养四末而致麻木。杞子用炒、菊花用炭,应是减其上升之势。

冯(四二) 产后两月,汗出身痛。(营卫兼虚)

归芪建中汤。

笔记:产后汗出身痛,营卫虚弱所致,归芪建中汤可用。曾用之治产妇"感冒",身痛汗出,清涕时作,自服感冒药发汗,症状不减反剧,用归芪建中加杏仁、厚朴得愈。

杨(三一) 自幼作劳,即患头眩,加之刮痧,一月之内必发数次。前岁产后体甚不健,右耳日夜响鸣,鸣即头眩,神色衰夺,唇黄舌白,带下,手冷脚肿,脉右大。是阳明空,气泄不固。暖下温中主之。(胃虚,下焦虚寒)

人参(二两)、桑螵蛸(三两制)、鹿角霜(一两半)、淡苁蓉(一两半)、炒杞子(二两)、柏子霜(一两半)、茯苓(一两半)、紫石英(一两半,醋飞)、白龙骨(一两半)。

红枣四两,蕲艾五钱,水煮捣丸,服四钱。

笔记:暑热内闭所见头眩,正气不虚者,刮痧可泄郁热。此人系虚劳,复用刮痧,更损气血。今时街头,多有以刮痧为保健手法,常见虚人用后,翌日即患外感,明明正虚外感,店家常谓"排病反应",可笑。

赵 蓐损八脉,经水不来,带下频频颇多。产后下焦先虚,继及中宫,乃血液脂膏之涸,桂附热燥,更助劫烁。此温药,是温养之义,非温热之谓。

人参、河车、麋茸、鹿角霜、归身、茯苓、紫石英。

笔记:叶氏温养下元常用温润药,而不用刚燥之桂附。今时一言温阳,便是桂附,虽说阳主阴从,然阴血不足,譬如车无汽油,徒然点火发动,更伤正气而已。

金(三八) 经后即背寒不热,逾月不愈,嗽痰有血。自秋令产蓐,屡屡若伤风咳嗽,正月至谷减,思产后不复是下虚,形寒减食。先调脾胃,即和营卫法。(中虚)

人参建中汤。

笔记:经后营血亏虚,背寒不热是为营不荣养所致,营虚卫弱自然屡屡伤风。人参建中汤益气养营。仲景言:"妇人得平脉,阴脉小弱,其人渴(呕),不能食,无寒热,名妊娠,桂枝汤主之。"即以桂枝汤调营和卫之意。

某 产后十年有余,病发必头垂脊痛,椎尻气坠,心痛冷汗。此督任气乖,跷维皆不用,是五液全涸。草木药饵,总属无情,不能治精血之惫,故无效。当以血肉充养,取其通补奇经。

鹿茸、鹿角霜、鹿角胶、当归、茯苓、杞子、柏子仁、沙苑、生杜仲、川断。

笔记:产褥之伤,多及督任奇经,草木之药,难充养奇经气血,当用血肉有情之品。

某 产后下虚,血病为多,今脘中痞胀,减食不适,全是气分之恙。但调气宽中,勿动下焦为稳。(气滞脘痞胀)

香附、神曲、苏梗、白蔻仁、茯苓、桔梗。

笔记:虽产后多血病,见气分之病,仍以气分治之。然笔者所见,气药多用,终是伤血之途,宜中病即止。

陆 背寒,夜卧气冲欲坐,乃下元虚乏,厥浊饮邪皆令上泛。胎前仅仅支撑,产后变症蜂起。奈何庸庸者流,泄肺冀其嗽缓,宜乎药增病势矣。(下虚饮浊上逆)

桂枝、茯苓、炙草、五味、淡干姜。

笔记:苓桂术甘汤原治中焦水饮,以干姜之温易术之守中,复加五味收引,用治下虚饮浊,甚妙。

许 实喘属肺,虚喘属肾。产后下虚最多,痰饮易于上泛,喘嗽食减,有浮肿胀满,不得卧之忧,不可小视。

茯苓、生白芍、干姜、五味。

笔记:产后虚喘,责之下虚,痰饮水泛,药仅四味,阅之似真武之意,去术之守中,以五味敛收代附子之刚燥,果是叶氏手法。

沈 产后未复,加以暑热上干。暑必伤气,上焦先受,头胀,微微呕恶,脘闷不晓饥饱,暮热早凉,汗泄不已,经水连至,热迫血络妄动。盖阴虚是本病,而暑热系客气,清上勿得碍下,便是理邪,勿混乱首鼠,致延蓐损不复矣。(暑伤上焦气分)

卷心竹叶、生地、炒川贝、连翘心、元参、地骨皮。

笔记:生产耗伤阴血,复加暑热伤气,迫汗行经,气血更伤,病症纷繁,总由阴虚热结而致,滋养下焦并清上焦。见川贝母、连翘心,笔者臆测之心又起,或可见两寸浊脉,暑热灼津凝痰所致?

某(三五) 产后不复元,仍自乳抚育,损不能复,即是蓐劳。速速断乳,药力可扶。凡产必下焦先损,必以形质血气之属,莫以心热,再用寒凉,伐其生气。(蓐劳)

人参、当归、沙苑、杜仲、补骨脂、茯苓、羊内肾(二枚)。

笔记:气血元精大虚,心热系为血不养心,并非客热,养正即可祛热。乳为母体精血所化,临证曾见乳母发白而坠,嘱速断乳,谓母乳营养,笔者常言,母壮子肥,母弱乳稀,不如断乳,断乳后发坠渐止,面色转华,即是气血渐复明证。笔者支持母乳喂养,但仍需顾及母体血气荣华。

顾 小产三日,脉数,头痛,脘痞,小腹坠痛,欲厥,此属郁冒。(小产郁冒)

连翘、郁金汁、丹皮、钩藤、茯苓、炒山楂。

益母草汤煎。

笔记:小产失血,厥气上冒,虚阳不可过用镇压,仅用清降气热之药,兼化残留瘀血。

某(二五) 小产后,恶露淋漓,营血内亏,厥阳由是鼓动,头胀耳鸣,心中洞然,病在下焦矣。(营血虚阳升)

枸杞子(三钱)、柏子仁(一钱)、全当归(一钱半)、白芍(一钱半)、稆豆皮(三钱)、茯神(三钱)。

笔记:经、带、胎、产,皆是营血内亏之由,血虚于下,厥阳风动,润养下焦以息虚风,茯神一味,有导厥气下行之意。

孔 形畏寒凛凛,忽然烘热,腰膝坠胀,带下汗出。由半产下焦之损,致八脉失其拥护,少腹不和。通摄脉络治之。(奇脉阳虚不升固)

鹿角霜、炒当归、杜仲、菟丝子、小茴香、桂枝。

笔记:半产伤及正气,气虚血弱者,不耐寒热,奇脉受损,鹿角霜、小茴香引药入奇脉。

顾 上年小产,下虚不复。冬令藏聚未固,春夏阳升,风温乘虚上受,清窍不利,耳失聪,鼻多塞,咽燥痰稠。悉见上焦不清,究竟下虚是本病,议食后用清窍,早上用镇纳。(下虚上受风温)

青菊叶(三钱)、羚羊角(一钱)、黑栀皮(一钱)、连翘心(一钱半)、玄参心(二钱)、苦丁茶(一钱)。

磁石六味加龟胶、北味。

笔记:所见上焦诸症,皆是冬失于藏,春令木之虚气独升,招致风温之邪,此先由本虚,复受外贼,皆由下虚不复而起。叶氏手法,晨用肾药以利胃纳,食后用上焦药,以助药势趋上。

常有患者谓常年"感冒"、鼻塞不适,以"感冒药"治之,用后症状稍减,旋即又起,实为正虚不敛之象,笔者常用健脾补肾法,缓缓可见其功。

咽燥痰稠,乃为厥阴虚火上扰,灼津凝痰,清上仅是治标,水旺火息方是正治。

程 久泻延虚,痛后而泻,气弱不司营运,病因小产而来,法当中下两调。(阳气虚久泻)

人参、炒菟丝子、木香、茯苓、炒白芍、炒补骨脂。

笔记:小产伤及下焦,肾失温养之意,脾土如釜,须借少阴肾经之火以烹,治脾兼用温肾法。

瘕

周(三十) 瘕聚结左,肢节寒冷。病在奇脉,以辛香治络。

鹿角霜、桂枝木、当归、小茴、茯苓、香附、葱白。

笔记:瘕聚结左,系由寒凝血瘀,气血不能畅行,则致肢节寒冷,故用温通润养之药。论及奇脉,叶氏常以鹿角霜、小茴入药。

林 脉左弦涩,少腹攻逆,痛即大便。肝气不疏,厥阴滞积。

香附(一钱半)、鸡肫皮(炙,一钱半)、茯苓(一钱半)、麦芽(一钱)、香橼皮(八分)、青皮(五分)、炒楂肉(二钱)、砂仁壳(五分)。

笔记:脉左弦涩,为肝郁而滞之象,鸡肫皮、炒楂肉不仅消食,更有通瘀化滞之功。

中医经典临证启悟

《黄帝内经》篇

肺合大肠,大肠者,传道之腑(《灵枢·本输》)。

气郁痔疮案:陈某,男,27岁,教师,2017年11月6日初诊,近日劳累后复感风寒,痔疮复作,肛门坠胀不适,舌胖齿痕苔薄,脉右寸独郁。从脉而论,证属肺热内郁,思及《灵枢·本输》篇"肺合大肠"之语,从肺治肠,以麻杏甘石汤改麻黄为前胡试治:

前胡10g,杏仁10g,石膏15g(先煎),炒甘草3g。

3剂,水煎服,如不愈则需更方另治。

3剂后坠胀感已明显减轻,其痔若失,唯仍觉神疲乏力,右寸肺由郁转虚,转以益气补肺,肺气旺则肠不下坠:

党参12g,南沙参12g,山药15g,麦冬10g,黄草石斛12g。

7剂,水煎服。

按:诊脉右寸属肺络肠,右寸脉郁,如有一团气鼓于脉中,有别于浮脉之感,临床咳嗽患者遇此脉证,常以麻杏石甘汤应手而愈,此例患者为肺脾气虚体质,舌胖、有齿痕、苔薄应合其日常体质,劳累、多言则伤肺气,《素问·生气通天论》云:"阳气者,烦劳则张。"时值天凉,感凉热郁于肺,呈现右寸脉郁之象,证属麻杏石甘汤,思及素体气虚,且病位在肠不在肺,不宜太过开破,以前胡易麻黄试治,竟得佳效。只予3剂,如不愈,脉证一变,再守旧抱缺,则效必不显。

凡阴阳之要,阳密乃固(《素问·生气通天论》)。

阳虚身热证:李某,女,33岁,工人,2012年1月12日初诊,因"体检发现甲状腺结节",要求中药调理,诉白天较旁人怕热,晚间又较旁人怕冷,时有心情烦躁,余无明显不适。查体:形体略胖,腹部赘肉明显,舌质淡、苔薄白、有齿痕,脉弦缓。予以真武汤合吴茱萸汤:

制附子 15g(先煎),茯苓 12g,炒白芍 12g,生白术 12g,生姜 10g,吴茱萸 6g,炒党参 12g,大枣 12g。

7 剂,水煎服,每日 1 剂,早晚各一次。

7 剂后复诊,诉余症不觉,竟觉白日畏热感明显减轻,空调温度太低时会觉有凉意。所用药物一派大辛大热之象,用后竟有如此之功,正应《素问·生气通天论》所言:"凡阴阳之要,阳密乃固"。少阴肾火衰微,不能化气行水,腰为带脉所系,阳不能化气则腰部水气积聚,真武汤温少阴肾阳而化气行水,水气得行,真阳归于肾府,虚热之象渐渐得以收纳,故而怕热好转。再用原方善后。

调理 3 个月,再行 B 超检查,甲状腺结节竟较前减少,原有的经期胁痛亦得缓解。

按:甲状腺结节,笔者多从少阳论治,但此例患者有明显的白天畏热、夜间畏寒之症,阳气昼行于外,夜伏于内,阳不足则固密失常,日散太过,虚热外扰,而成怕热之标,夜阳入于内,阳虚不足之本则显。加之腰部赘肉明显,系为带脉不固之象。肾阳蒸腾,水气疏布,五脏得以润养,则身不畏热,阳气固密,沉潜于命门,则身不畏寒,此例患者昼热夜寒,看似病机繁杂,实是少阴火弱之故,当从补少阴之火,行寒水之气着手。下元少阴火衰,蒸腾气化失常,三焦通行不畅,厥阴亦有寒结,而致甲状腺结节,欲散甲状腺结节,除温养少阴之外,亦当从厥阴入手,故选真武汤合吴茱萸汤。

诸气膹郁,皆属于肺(《素问·至真要大论》)。

气郁腰痛案:韩某,女 60 岁,2013 年 8 月 12 日来诊,慢性肾炎史,尿蛋白(+),常年腰痛,1 年前跌仆后疼痛加重,1 个月前感受风寒,予以桂枝加厚朴杏子汤后得愈。但腰痛较前明显。刻诊,舌质裂,舌苔淡而水滑,脉弦寸部略大。予以肾着汤:

干姜 10g,炙甘草 6g,茯苓 30g,生白术 30g,炒杜仲 15g,怀牛膝 12g,桑寄生 15g。

7 剂,每日 1 剂,水煎,早晚分服。

二诊:腰痛如旧,患者言痛甚时,"腰就像要断了一样",思及患者腰痛为痼疾,日常调理都能缓解,此次腰痛之剧,甚过以往,且右寸脉浮,舌苔水滑,应为表邪未尽,水湿内停。予麻黄加术汤:

炙麻黄 10g,桂枝 10g,杏仁 10g,炙甘草 6g,生白术 30g。

3剂,每日1剂,水煎,早晚分服。

三诊:上方药后,其症若失,诉"腰上疼痛突然解除",舌质裂、水滑已减,脉濡缓,右寸已不浮。予以黄芪建中汤加茯苓、白术善后:

生黄芪30g,桂枝10g,炒白芍12g,炙甘草5g,生姜10g,大枣10g,茯苓15g,生白术15g。

7剂,每日1剂,水煎,早晚分服。

按: 本例患者素有肾病,平素均以真武汤、肾着汤等调治而缓解,此次腰痛仍以套方治之,效果不显,细思病程,乃由外感而起,虽以桂枝汤解外,但素体水湿较重,表邪未尽,内湿更甚,符合麻黄加术汤解表邪、清里湿的证候,遂以麻黄加术汤原方调治,考虑患者年老,素有痼疾,以炙麻黄缓其发散之性。药后效如桴鼓,再次验证了方证对应时,经方的良好疗效。

少阳为枢(《素问·阴阳离合论》)。

更年期烦躁案: 陈某,女,47岁,因"时发寒热数月"前来就诊,诉近几个月来,常有突发潮热、汗出,额头津津,欲脱衣吹风。然时又有畏寒怕冷之感发生,欲添衣保暖,如此反复往来,且常无缘无故发脾气,夜间睡眠不佳,月经两月未至,自诉用"热药"则咽痛加剧,用"寒药"则畏寒怕冷益甚,现已无所适从。察其咽部见扁桃体Ⅱ度肿大,舌质红、苔薄白,脉细。此属肝气不疏,郁结少阳之证,方用柴胡加龙骨牡蛎汤:

柴胡10g,黄芩10g,竹沥半夏12g,炒党参12g,桂枝6g,茯神12g,生龙骨15g(先煎),生牡蛎15g(先煎),磁石15g(先煎),制大黄3g(后下),连翘10g,酸枣仁12g。

7剂,每日1剂,效仲景去渣再煎之法,煮后取汁再煎5分钟,早晚分服。

二诊:药后潮热感似有好转,睡眠略好,且服药物咽痛似有减轻,余症同前,舌质红、苔薄,脉细。

前方去香附,加夜交藤30g,女贞子12g。

7剂,每日1剂,分服。

前后调理两月余,诸症好转,自诉服药后,最明显的感觉是情绪转佳,笑谈以前易发脾气之事:"真像是换了一个人"。

按: 笔者常用柴胡加龙骨牡蛎汤治疗更年期综合征,本例患者除潮热汗出等更年期综合征常见的症状外,还有一个很突出的咽痛症,常见的治疗咽痛的"清热"之法不效,亦属寒热错杂之症,故用本方寒热并调,并效仲景去渣再煎之法,以期使药物寒热之性加以融合。

月经不调案:余某,女,36 岁,职员,因"月经量少半年余"前来就诊,诉半年来月经日趋减少,带有血块,心情烦躁,经前乳房胀痛,睡眠不深,大便干结。妇科检查无明显异常,经人介绍前来就诊。查体:脸色偏红,神情紧张,舌质偏红,苔薄,脉弦。此属肝郁血热,郁久生瘀之证,方用柴胡加龙骨牡蛎汤合桂枝茯苓丸加味:

柴胡 10g,黄芩 10g,竹沥半夏 12g,炒党参 12g,桂枝 5g,茯神 12g,生龙骨 15g(先煎),生牡蛎 15g(先煎),磁石 15g(先煎),制大黄 6g(后下),桃仁 10g,赤芍 10g,丹皮 10g,丹参 12g。

7 剂,每日 1 剂,分服。

二诊:夜寐较前好转,大便转畅,每日 1 次,舌质红苔薄,脉弦。

前方加红花 6g,合欢皮 30g。

7 剂,每日 1 剂,分服。

三诊:月经量较前增多,血块仍有,脸红明显好转,经前乳胀明显好转,睡眠质量较前提升,胃纳好,大便正常。舌质红苔薄白,脉弦。

前方继用 7 剂,每日 1 剂,分服。

按:本例以月经不调为主诉,常规思路,当以润养厥阴肝木为主,患者情绪不稳,乳房胀痛的症状,可以视为"胸满烦惊",显然为肝木郁滞之象,少阳为枢,枢机不利,则血气周流不畅,久则血郁凝结,柴胡加龙骨牡蛎汤为和解少阳枢机之方,既可调理气机之郁,又能清泄内郁热毒,枢机自利,门轴复转,气血自复,故能取得较好疗效。

疏涤五脏,故精自生,形自盛(《素问·汤液醪醴论》)。

少年精瘀案:王某,男,13 岁,2019 年 7 月初诊,经年腹泻,屡治乏效,颜面粉刺散布,毛孔粗而堵塞,舌尖红、苔薄腻,诊脉觉右尺郁数,询是否有遗精之苦,曰否,再询是否股沟阴囊湿痒,夜间尤甚,其母惊奇代答,皮炎多年未愈,屡治屡犯,以激素涂抹见效,停药复发,湿热郁于下焦,先化下焦湿热瘀浊为先:

白头翁 10g,北秦皮 10g,马齿苋 12g,鸡内金 10g,生瓦楞子 15g(先煎),金荞麦 15g,丝瓜络 10g,炒谷芽 15g,炒麦芽 15g。

7 剂,水煎服。

二诊:大便较前成形,湿痒亦获大减,其母喜出望外,谓原本对湿疹已不抱希望,仅想调治慢性肠炎,未想药后湿疹明显减轻。并述回家后询问,确

171

有遗精之苦,碍于面子前次未讲,舌尖红、苔薄腻,诊脉右尺郁数减轻,右关缓,以健脾益气,并清余热之法:

党参 12g,茯苓 12g,白头翁 10g,马齿苋 12g,鸡内金 10g,生瓦楞子 15g(先煎),金荞麦 15g,丝瓜络 10g,炒谷芽 15g,炒麦芽 15g。

7 剂,水煎服。

三诊:大便较前明显好转,每日 1 次,稍稀软,颜面粉刺大减,毛孔堵塞明显减轻,容貌较前清秀不少,舌淡、苔薄、尖稍红,右尺郁热已然不显,转用扶正健脾之法:

党参 12g,茯苓 12g,马齿苋 12g,鸡内金 10g,山药 15g,丝瓜络 10g,生瓦楞子 15g(先煎),炒谷芽 15g,炒麦芽 15g。

7 剂,水煎服。

后又随诊调理数次,颜面明显转白,湿痒未作,大便基本转调。

按:曾于此诊之前遇男子右尺脉弦涩,有茎中痛之苦,笔者谓该患有浊精败血瘀堵,答曰前日行房被迫中断,以致觉茎中胀痛不适,此少年之脉亦有浊精败血之弦涩感,且兼有郁数,思及少年情欲初萌,未得疏泄,郁滞下焦,热无所泄则颜面发痘,腹股沟湿痒,大肠亦居下焦,湿热旁迫大肠而作泄泻,看似症多而杂,从脉而论,则清下焦湿热即可,以白头翁、北秦皮、马齿苋清泄湿热,以鸡内金、生瓦楞子化下焦瘀涩,丝瓜络通经理络。少年脏腑轻灵,一诊便得小效,脉弦涩郁数之感便减,随脉加减,逐加健脾固正之品,数诊下来,颇有一步一景之感,让笔者颇为欣慰。

关于惜精涩精之说,笔者以为,五脏清灵方能容纳精气,肾为先天之本,精气不可枉泄,然情欲是人之常情,非修道之人,无以炼精化气,炼气化神,疏泄有度,才是正理。对于少年而言,少食鸡羊等助火生风食物,少读少看涉及情欲之书籍影视,身心俱静,则有助于养生,现在部分年轻人受家庭教育影响,以情欲为羞耻之事,身欲已动而强压心火,致使浊精败血留于经络,变生他病,并非上选。

心气通于舌,心和则舌能知五味矣(《灵枢·脉度》)。

舌辣腹痛案:虞某,女,58 岁,2018 年 9 月初诊,舌痛半年余,痛甚觉辣,右下腹痛 1 年余,今年 1 月份某医院 CT 示:未见明显脑梗死表现,本院右下腹彩超未见明显异常。要求中药调理,舌质浊、苔薄腻,脉左寸关濡浊,右关虚浊,治拟健脾养血化瘀法:

党参 12g,茯神 12g,麸炒白术 10g,蜜炙甘草 3g,生瓦楞子 15g(先煎),金荞麦 30g,佩兰 10g,郁金 10g,浙贝母 10g,丝瓜络 10g,生龙骨 15g(先煎),生牡蛎 15g(先煎),槲寄生 15g,黑豆衣 12g,紫苏梗 10g。

7 剂,水煎服。

二诊:舌痛似有缓解,右下腹嘈作则痛,某医院 MR 报告:腰 2 椎体陈旧性骨折伴轻度骨髓水肿,腰 1/2 椎间盘变性,腰椎退行性变,右肾多发囊肿考虑。舌质干、苔薄腻,脉左关虚涩,右关浊涩,治拟养血化瘀法:

槲寄生 15g,黑豆衣 12g,郁金 10g,预知子 9g,丝瓜络 10g,金荞麦 30g,生瓦楞子 15g(先煎),土鳖虫 3g,芦根 15g。

7 剂,水煎服。

三诊:舌痛缓解,右下腹痛稍好转,舌质干、苔薄腻,脉左关弦凝,右关虚弦,治拟养血化瘀法:

郁金 10g,预知子 9g,土鳖虫 3g,丝瓜络 10g,桑枝 15g,南沙参 12g,党参 12g,生瓦楞子 15g(先煎),芦根 15g。

四诊:舌痛进一步缓解,臀部起身时痛,右下腹痛缓解,舌质干、苔薄腻,脉左寸凝涩关虚尺涩,右关虚浊,治拟化瘀养血,和胃化浊法:

郁金 10g,凌霄花 6g,槲寄生 15g,黑豆衣 12g,土鳖虫 3g,预知子 9g,丝瓜络 10g,南沙参 12g,芦根 15g,红藤 12g,炒谷芽 15g,炒麦芽 15g。

7 剂,水煎服。

五诊:舌痛明显缓解,右下腹痛缓解,舌质干、苔薄腻,脉左寸右关凝浊,治拟化瘀养血,和胃化浊法:

郁金 10g,浙贝母 10g,南沙参 12g,丝瓜络 10g,土鳖虫 3g,芦根 15g,天花粉 10g,酸枣仁 15g,首乌藤 15g,金荞麦 15g,炒谷芽 15g,炒麦芽 15g。

7 剂,水煎服。

按:此例患者就诊时,诸般不适,腹痛舌辣,诊脉见左寸关濡浊,为心经痰浊之象,右关虚浊为脾土不转,心为舌之苗,脾土虚而不能运转,郁化为热,上扰心神,久则耗伤心液,凝津成痰,郁结心包,由脉观证,舌辣虽为心经痰热火灼,根源却由脾土郁化成热而来,徒用清心之药,或可获效一时,则脾胃更伤,腹痛益甚,从其机宜,方药以健脾化湿,清心散结为治,则脾胃湿热散,非但腹痛可止,心经痰浊亦能随之而散,舌辣亦解。

……独小者病，独大者病，独疾者病，独迟者病，独热者病，独寒者病，独陷下者病(《素问·三部九候论》)。

乳腺恶性淋巴瘤案：胡某，女，53岁。2016年9月19日初诊。患者因体检发现乳腺恶性淋巴瘤，在某三甲医院手术并放化疗，术后1个月前来本科调养。来诊时，需多人陪同，氧气面罩吸氧，站立不稳，行走几欲仆地，面色苍黄无华，自觉气虚气促，站而欲倒，舌瘦裂、苔白腻，两脉缓弱无力，右关稍浊。此为术后气血大虚，虽有虚中夹滞之象，仍拟扶正益气为主，且体虚脉弱，宜用缓补气血之药：

生黄芪30g，金荞麦30g，党参15g，桑寄生15g，炒谷芽15g，炒麦芽15g，茯苓12g，黑豆衣12g，八月札12g，丝瓜络10g，橘络3g。

7剂，水煎服，早晚分服。

上方出入调整2月余，患者前来就诊时，已无须他人陪同，精力气色明显好转，苔腻渐去，脉象渐转有力，此时右关脉出现一硬物，大小如薏苡仁，轻取即得，按之不散。患者诉放化疗前此处即有一硬物，放化疗后曾一度变软，现又复现，十分担心。思及右关属脾土，女子乳房属胃，正应脾土，此时正气渐复，遂拟健脾化痰法：

金荞麦30g，党参15g，桑寄生15g，炒谷芽15g，炒麦芽15g，茯苓12g，黑豆衣12g，八月札12g，僵蚕10g，丝瓜络10g，山慈菇9g，三棱6g，莪术6g，炮山甲粉3g(吞服)，橘络3g。

7剂，水煎服。

此后，患者每周复诊，出入调养，先后2年余，精神状态大为好转，右关硬物有渐消之象，至2018年年底前来就诊时，十分欣喜，述自摸手腕，似乎硬物已散，赴上海复诊，各类生化指标正常，与友人登山，体力恢复如常。诊脉右关缓弱夹有浊涩之象，已无明显如薏苡仁般硬物，再以扶正化痰法出入调治。

按：本例患者，行肿瘤手术并用放化疗，癌肿虽除，却亦气血大虚，诊脉弱而无力，扶正养血之后，脉中异样方显，右关独见浊硬如薏苡仁状物，乳房属胃，此为胃经痰瘀凝结，治拟扶正化瘀祛浊之法。本案中所用金荞麦为民间习用中药，唤之为"开金锁"，多用于肺系疾病，笔者在临床中常用来健脾化浊，见右关有浊象，常随证加用。三棱、莪术入肝脾经而破瘀血，癌肿为正虚瘀结，非破血化瘀不能治，笔者曾以三棱单味15g煎水试药，用药后2~3小时后，双关脉由弦细而成弦大，认为该药确能入肝脾经而化瘀血，亦为临床习用之药,再配以山慈菇、炮山甲、僵蚕入脾经破痰结,意图使患者带病延年。

乳腺恶性肿瘤案：张某,女,45 岁。2018 年 6 月 11 日初诊。患者因体检发现乳腺恶性肿瘤,已行手术治疗,ER、PR、Her-2 三项检测均为阴性,且患者素有慢性乙型肝炎史,术后曾服"抗肿瘤中药",观方以益气扶正配大剂清热解毒药物为主,自诉服药后脚酸异常、体力不支,故停药。现感双腿酸软、口干舌燥、纳谷不馨、夜寐浅显,刻下见形瘦色苍,舌瘦质红、苔腻,诊脉见左关弦硬,右关濡缓夹滞,此为肝瘀血虚不润经脉,故而口干舌燥,脾虚不运,因此纳谷不馨,双腿酸软。治当从中焦肝脾着手,方药：

党参 12g,南沙参 12g,北沙参 12g,茯神 12g,山药 30g,金荞麦 30g,生牡蛎 30g(先煎),黑豆衣 12g,桑寄生 15g,生瓦楞子 15g(先煎),炙鳖甲 15g(先煎),炒谷芽 15g,炒麦芽 15g。

7 剂,水煎服,早晚分服。

复诊时,患者诉药后精力改善,腿酸减轻,但口干仍有,考虑病久入络,加土鳖虫 5g,丝瓜络 10g,前后调治半年余,精神大为好转,口干未作,夜寐改善,体重增加,复查未见明显异常。

按：此例患者久患肝病,素体虚弱,再生癌肿,属于典型的因虚生瘀,因虚生痰,虚瘀痰证型齐备,癌肿虽属痰瘀,却由气薄血弱,运化无力而致,中医肿瘤科予以抗肿瘤治疗,虽宗扶正祛邪之法,怎奈患者虚弱之极,不耐寒药攻伐。诊脉觉异在两关,病位属肝脾,证属土虚木壅,渐生痰瘀,乏力脚酸系正气大伤,口干舌燥为血瘀而虚之象,选方用药从益气养血入手,以扶正为主,稍佐咸寒软坚之品,以化血中之痰瘀,生瓦楞子、炙鳖甲、生牡蛎是笔者临床习用之药,不易伤正,更配以党参、桑寄生、黑豆衣,意在瘀祛新生之意。对于体质虚弱,因虚致实的肿瘤患者,脉证相合,当以扶正为主,切不可一味"攻邪抗癌"。

宫颈癌伴心律失常案：韩某,女,65 岁。2015 年 11 月 23 日初诊。宫颈癌术后半年,心慌心悸,动态心电图示:频发室性期前收缩。因自觉体质虚弱,遂要求中药调理,且患者述对于各种中药均不耐受,服用后易胃脘胀闷,胸闷不适,期望尽量开"平和之剂",刻下见形色尚可,舌红、苔薄,脉左关弦细,右关浊滑。此为肝脾不和之象,先拟柴胡加龙骨牡蛎汤出入：

醋柴胡 10g,炒黄芩 10g,姜半夏 12g,炒党参 12g,茯苓 12g,桂枝 6g,生龙骨 30g(先煎),生牡蛎 30g(先煎),炒谷芽 15g,炒麦芽 15g。

7 剂。水煎服,早晚分服。嘱心内科会诊。

二诊:患者诉心内科予以酒石酸美托洛尔,但其配而未服。服中药 7 剂后心慌、心悸明显减轻,夜间寐浅,时有发作,诊脉见其左关弦减,右关仍浊滑,前方加减:

醋柴胡 10g、炒黄芩 10g、姜半夏 12g、炒党参 12g、茯苓 12g、桂枝 6g、生龙骨 30g(先煎)、生牡蛎 30g(先煎)、焦山楂 12g、神曲 12g、炒谷芽 15g、炒麦芽 15g。

7 剂。水煎服,早晚分服。

药后心悸基本未作,要求继续调治肿瘤。

2016 年 7 月 22 日再次复诊时,谓外出劳累,心悸又作,因未预约到门诊号,遂自行按当时标记有"早搏有效方"的方子在药店配取 7 剂,服 1 周乏效,刻见形色尚可,舌红质浊、苔腻,脉右寸虚、关虚缓夹浊。此为阳明痰瘀内阻,土壅金虚,当用通降阳明,兼补肺气之法。方药:

生黄芪 30g、党参 12g、茯苓 12g、姜半夏 12g、金荞麦 30g、山药 30g、神曲 12g、生鸡内金 10g、炒谷芽 15g、炒麦芽 15g。

7 剂。水煎服。

药后复诊,诉心悸明显缓解,但觉腰酸,脉见左关虚芤,右寸渐平关缓,遂以前方加杜仲以补肝肾气血,减消痰化浊之金荞麦、神曲。心悸遂平,再以扶正调脉法防治肿瘤,随访至今,状态良好。

按:此例肿瘤患者,亦属正虚之体,气薄血弱久则生瘀凝痰,却不耐重药攻伐。两次期前收缩,患者主观症状几乎一致,然脉象不同,第一次病在左关肝胆之经,为左路郁而不升,气机不畅,当和少阳疏机为主。第二次病在右关脾胃,为右路阳明痰瘀,气郁不降,则以补肺气、降阳明为主。临证之初,常套用西医病名而用书中经验之方,虽时能中的,医者往往如盲人摸象,中之谓幸,不中谓患者体质差异。近年来,察脉诊异,常有独处藏奸之象,知其何部不利,药以畅达气机,则可使全身一气,周流而畅,症亦随之而解。

《伤寒论》篇

血弱气尽,腠理开,邪气因入。

肝寒经闭案:刘某,女,35 岁,民工,2014 年 3 月初诊,经闭一年余,妇科予以人工周期治疗,初时月经能至,但经量渐稀,现即便使用药物,月经仍然点滴不行。追溯病因,谓数年前冬日行经之时,赤脚入河浣洗衣物,翌日经便闭止,伴时作偏头痛,难以忍受。后月经逐渐延期,近一年多来点滴未出,妇科检查无明显异常发现。现整体状态尚可,舌淡苔白腻,脉弦滑。予以吴茱萸汤合当归芍药散:

吴茱萸 6g,党参 15g,大枣 12g,生姜 12g,当归 10g,炒白芍 12g,川芎 10g,茯苓 12g,泽泻 12g,炒白术 12g。

7 剂,水煎服,早晚分服。

二诊:月经虽仍未行,但似有乳胀、小腹胀满等经前症状,偏头痛发作减轻。舌质淡,白腻苔较前减轻,脉弦滑。仍以前方出入:

吴茱萸 6g,党参 15g,大枣 12g,生姜 12g,当归 10g,炒白芍 12g,川芎 10g,茯苓 12g,泽泻 12g,炒白术 12g,生蒲黄 10g(包煎),五灵脂 10g(包煎)。

三诊:月经已行,色暗量少,头痛减轻,舌质淡苔白,脉弦。以温经汤善后:

吴茱萸 6g,川芎 10g,当归 10g,炒白芍 10g,丹皮 10g,桂枝 6g,生姜 10g,姜半夏 12g,麦冬 15g,党参 12g,炙甘草 6,阿胶 12g(烊服)。

调治 2 个月,月经量、色渐复如常。

按:妇人经行,血弱气尽腠理开,加之冬日赤脚入河,寒气内侵,厥阴肝经受寒而凝,气血不通则头痛。偏头痛位属少阳,但此例病机属寒气凝而肝血滞,厥阴少阳互为表里,故用吴茱萸汤温肝寒、畅气血。此类患者亦可考虑温经汤治疗,但此例患者初诊舌苔白腻,体质状态尚可,径用吴茱萸汤破肝寒,奏效更捷。取效后再用温经汤通补并用,使肝经气血得畅,月经生化有源。

食谷欲呕,属阳明也,吴茱萸汤主之。

寒凝便秘案:宋某,男,85 岁,退休教师,2012 年 9 月初诊,便秘渐进性加重十余年,常年使用含大黄、芦荟、决明子等成分的通便药物。近一年来大便每每秘结十余日不行,用开塞露加手指掏肛方能稍解,胃脘时觉冷痛,脘腹痞硬如有硬物置于其中,甚觉口中臭秽欲呕。平素喜食螃蟹、咸蟹等食品,但近年来,进食后常觉腹痛,饮姜茶后方能缓减。胃肠镜检查无明显器质性疾病发现,肛肠科谓其肛门狭窄,平素自用扩肛器扩肛。舌质淡、苔白腻,脉弦硬尺大。

吴茱萸 6g,党参 15g,大枣 12g,生姜 12g,莱菔子 30g,槟榔 12g,火麻仁 30g。

7 剂,水煎服,早晚分服。

二诊:前方药后 1 周内大便已解,色黑臭秽,腹部转畅但仍觉胀满,精神压力大为缓解,舌质淡,白腻苔较前减轻,脉弦硬。以前方加苏梗畅通腑气:

吴茱萸 6g,党参 15g,大枣 12g,生姜 12g,莱菔子 30g,槟榔 12g,火麻仁 30g,苏梗 30g。

7 剂,水煎服,早晚分服。

药后大便隔日一次,腹胀已解,舌苔转薄,脉弦缓。继用方前巩固疗效:

吴茱萸 6g,党参 15g,大枣 12g,生姜 12g,莱菔子 15g,槟榔 12g,火麻仁 30g,苏梗 30g。

按:患者年老,阳虚而脾运不畅,加之常年使用寒凉药物通便,喜食螃蟹等寒性食物,肠腑寒结。《伤寒论》第 243 条谓:"食谷欲呕,属阳明也,吴茱萸汤主之。"寒凝便结,腹胀如有物置于其中,下行不畅则浊气上攻于口,呕恶臭秽。吴茱萸汤破肠腑寒结而行滞气,腑气通则呕恶除、下行畅。

少阴病,吐利,手足逆冷,烦躁欲死者,吴茱萸汤主之。干呕,吐涎沫,头痛者,吴茱萸汤主之。

厥阴头痛案:陈某,女,43 岁,工人,2013 年 6 月初诊,主诉头痛欲裂两年余,上海某三甲医院诊断为"甲状腺功能减退伴贫血",予以左甲状腺素钠片及利血生片等治疗后,甲状腺功能基本正常,血红蛋白 60g/L,但头痛症状丝毫未减,伴恶心、干呕,且夫妻同房时即出现恶心、呕吐加剧,上海主诊医生谓其有神经官能症,转精神科治疗用药,效果仍然不佳,症状依旧。经人介绍前来我科就诊。刻证:头痛欲裂,几欲撞墙方能止,面唇苍白如纸,舌质淡伴齿痕,苔薄白,脉沉弦而弱。予吴茱萸汤合小半夏汤:

吴茱萸 6g,党参 15g,大枣 15g,生姜 15g,姜半夏 12g,陈皮 6g。

7 剂,水煎服,早晚分服。

二诊:头痛稍减,觉精神亦好转,面唇稍有血色,舌质淡伴齿痕,苔薄白,脉沉弦弱。处方:

吴茱萸 6g,党参 30g,大枣 20g,生姜 20g,姜半夏 12g,陈皮 10g。

三诊:头痛大为好转,平日恶心亦未作,面唇色稍华,舌质淡齿痕减,苔薄白,脉沉弦较前有力。前方继进:

吴茱萸 6g,党参 30g,大枣 20g,生姜 20g,姜半夏 12g,陈皮 10g。

四诊:头痛未再发作,同房时恶心亦未发作,面唇色转华,舌质淡、苔薄白,脉弦弱。

吴茱萸 6g,党参 30g,大枣 20g,生姜 20g。

本方前后调理三月余,症状未作,血红蛋白恢复正常。

按：《伤寒论》309 条谓："少阴病,吐利,手足逆冷,烦躁欲死者,吴茱萸汤主之。"《伤寒论》378 条谓："干呕,吐涎沫,头痛者,吴茱萸汤主之。"一般甲状腺疾病多从少阳论治,以柴胡证多见,但此例患者一派厥阴寒象,径以吴茱萸汤治厥阴头痛,合小半夏汤加强止呕之力,未做过多加味,剂量均较大,效专而力宏,厥阴肝寒得解,气血生化复原,则血色亦复,精神转佳。

发汗不解,其人仍发热,心下悸,头眩,身瞤动,振振欲擗地者,真武汤主之。

阳虚肢颤案：陈某,女,43 岁,职工,2012 年 6 月 23 日初诊,乙肝病史,数年来常有手抖,手部偶有水疱,近来有加重迹象,要求中药调治。查体:形瘦,舌偏暗有瘀点,苔薄白有齿痕,脉沉弦。考虑其有乙肝病史,予以当归建中汤养脾调中:

炙桂枝 6g,炒白芍 12g,炙甘草 3g,生姜 6g,大枣 10g,当归 10g,生麦芽 30,僵蚕 10g。

7 剂,水煎服,每日 1 剂,早晚各一次。

调治半月,略有好转,但手抖仍有,察体时发现其手掌有水疱,再思其齿痕舌,沉弦脉,均示水气为病所主,肝病日久亦伤肾气。《伤寒论》言:"发汗不解,其人仍发热,心下悸,头眩,身瞤动,振振欲擗地者,真武汤主之。"此处手抖亦可理解为身瞤动的一种。处真武汤:

制附子 30g(先煎),茯苓 15g,炒白芍 12g,生白术 12g,生姜 12g,赤芍 12g,桃仁 10g,僵蚕 10g。

7 剂,水煎服,每日 1 剂,早晚各一次。

7 剂后,患者又自行续方一次,前来复诊,诉手抖大为好转,原端水杯时杯盖触碰杯身,常有震响,前几日无意间发现端杯时已无明显声响,再行观察双手,数年来手抖之症,竟已十愈八九,且自觉颜面部雀斑亦明显淡化。查体:舌偏暗,瘀点略少于前,齿痕仍有,苔薄白,脉弦缓而弱。仍以真武汤加味善后:

制附子 30g(先煎),茯苓 15g,炒白芍 12g,生白术 12g,生姜 12g,赤芍 12g,桃仁 10g,僵蚕 10g,当归 10g。

7 剂,水煎服,每日 1 剂,早晚各一次。

按：肢颤症,多从肝风内动而治,加之此患有肝病病史,极易落入健脾养肝之常规套路,虽用健脾养肝法亦可有所起效,但颤终不除。《素问·阴阳应象大论》言:"北方生寒,寒生水,水生咸,咸生肾,肾生骨髓,骨髓生肝。"可知肾不足,无以济肝,肝肾同源。少阴肾阳不足,不能化水,水气为病,亦可出现震颤,从肾入手,化气行水当为正治,此例患者同时有瘀血之象,同时加用活血药物,效如桴鼓。

厥阴之为病,消渴,气上撞心,心中疼热,饥而不欲食,食则吐蛔,下之利不止。

厥阴胸痹案:沈某,男,60 岁,退休工人,2013 年 9 月 12 日来诊,自诉近 1 年来,反复发作左胸部抽掣、憋闷,近 1 个月来加重,严重时有濒死感,时间无固定,曾在乘坐公交车时突发,不能行动,痛及肩臂。刻诊:舌质偏红,根部黄腻苔,脉弦缓,右关濡弱。有慢性肠炎史,曾用理中汤、参苓白术散等加味治疗,便质有所改善,但便次仍多。予以枳实薤白桂枝汤合温胆汤:

枳实 10g,薤白 10g,桂枝 6g,瓜蒌皮 12g,厚朴 10g,陈皮 10g,茯苓 15g,姜半夏 12g,清甘草 3g,生姜 10g,大枣 10g,姜竹茹 12g。

7 剂,每日 1 剂,水煎,早晚分服。

二诊:胸闷仍有发作,症状似有减轻,大便仍多,舌苔偏腻,舌根部黄腻苔明显,脉弦缓,关部濡弱。思及《伤寒论》有"厥阴之为病,消渴,气上撞心,心中疼热,饥而不欲食,食则吐蛔,下之利不止"之语,胸部掣痛,即可视为"气上撞心,心中疼热",且患者又有久泄,符合乌梅丸"又主久利"之说。遂开乌梅丸改汤方:

乌梅 15g,制附子 12g(先煎),桂枝 6g,细辛 3g,干姜 10g,炒党参 15g,川椒 6g,炒当归 6g,炒黄柏 10g,炒黄连 6g。

7 剂,每日 1 剂,水煎,早晚分服。

三诊:服上药后胸闷疼痛已未发作,大便性状亦明显改观,次数减少,舌苔明显减淡,根部仍有少量附着,脉略弦而缓。诉精神大为好转。

再予上方加砂仁 6g 调理。

按:此例患者以胸部掣痛为主诉,诊为胸痹病,用《金匮要略》枳实薤白桂枝汤,亦属对证,然效果不显,关键在于未能把握上热下寒,寒热错杂之病机实质,改用乌梅丸后,寒热并治,则效果显著。慢性肠炎所致腹泻,属于旧病,但纳入六经体系一思辨后,厥阴病证则一目了然了。

发汗后,腹胀满者,厚朴生姜半夏甘草人参汤主之。

气虚腹胀案:李某,女,56 岁,2013 年 9 月 6 日初诊,自诉慢性胃炎 10 余年,慢性风湿性关节炎 3 年,关节疼痛不可忍,常服止痛药,近来胃疾又作,腹胀、腹痛,尤以夜间明显,痛甚不能入睡。往往食后便胀,直至第二餐饭前饿透方止,不进食又痛,再进食则胀。赴上海某三甲医院检查,胃镜示慢性萎缩性胃炎,幽门螺杆菌检查阳性,予以四联抗菌。药后症状未减。刻下舌质裂,苔厚腻,脉弦弱。诊为肝郁乘脾,予以四逆散合平胃散。

柴胡 10g,枳壳 10g,炒白芍 10g,炙甘草 3g,厚朴 12g,陈皮 10g,苍术 12g,生姜 10g,大枣 10g,苏梗 12g,八月札 12g,生麦芽 30g。

7 剂,每日 1 剂,水煎,早晚分服。

二诊:症状未明显改善,就诊前因进食后腹痛难忍赴医院急诊,因所开药物与其之前所用药物相同,患者不愿继服西药,遂前来就诊。刻诊:腹胀、腹痛,尤以进食后明显,大便次数偏多,欲解而不解,舌质裂,舌苔薄,脉濡弱。腹胀以理气药不愈,当思其虚。《伤寒论》言:"发汗后,腹胀满者,厚朴生姜半夏甘草人参汤主之。"患者患风湿性关节炎日久,常服止痛之药,体质已虚,徒用理气而不扶正,则难以速效。此时大便欲行不行,系为气虚不运之故,改拟厚朴生姜半夏甘草人参汤:

厚朴 20g,生姜 12g,姜半夏 15g,炙甘草 3g,炒党参 10g,八月札 12g,苏梗 12g。

7 剂,每日 1 剂,水煎,早晚分服。

三诊:腹胀腹痛明显减轻。饱胀感好转,夜能入睡,舌质裂苔薄,脉缓弱。脾胃之气尚未全复,当缓加调补脾胃之品:

厚朴 20g,生姜 12g,姜半夏 15g,炙甘草 3g,炒党参 10g,八月札 12g,苏梗 12g,炒白术 10g,茯苓 12g,砂仁 6g(后下)。

7 剂,每日 1 剂,水煎,早晚分服。

按:本例患者,以腹胀为主诉,套用理气和胃之剂,效果不显,考虑其有慢性风湿性关节炎史,止痛药久服体虚,部分止痛药有类似"发汗药"作用,笔者外婆年高心梗,放置支架后予服阿司匹林,自诉药后汗出涔涔,受风如受箭,停药汗出即渐止。正与厚朴生姜半夏甘草人参汤证合拍,改用此方而获效。此例亦以理气降胃为主,甘草仅用 3g,以防壅滞气机,加用少量党参以复胃气,药后症状即缓,仲景遣方用药之精,可见一斑。

胸满烦惊,小便不利,谵语,一身尽重,不可转侧者,柴胡加龙骨牡蛎汤主之。

甲状腺功能亢进案:张某,女,50 岁,工人,2011 年 9 月首诊。夜寐不佳 1 年。患者 1 年余前体检发现甲状腺功能亢进,遂一直服用甲巯咪唑等药物,指标虽有下降,但甲状腺功能尚未完全正常。诉每日情绪极差,常因丈夫做菜多放一勺盐等极小之事脾气暴躁,事后自己能意识到此种情绪不正常,但仍难以控制。同时,自觉从骨髓至皮肤均有难以忍受的痒感,甚则因痒而夜不能寐,但虽痒而皮肤不红、不肿。平素大便偏稀,胃纳尚可。查体:双眼略突,眼泪汪汪,颈部偏大,舌质红苔薄,脉弦滑。证属肝气不和,痰浊互阻之证。用柴胡加龙骨牡蛎汤合半夏厚朴汤加味:

柴胡 10g,黄芩 10g,竹沥半夏 12g,炒党参 12g,桂枝 5g,茯神 12g,生龙骨 15g(先煎),生牡蛎 15g(先煎),磁石 15g(先煎),川朴花 10g,苏梗 10g,炒白芍 10g,蝉蜕 6g,浮萍 10g,酸枣仁 12g,绿梅花 10g。

7 剂,每日 1 剂,分服。

二诊:睡眠明显好转,情绪随之略有好转,深入骨髓之痒也已"外透"至皮肤,舌质红,苔薄白,脉弦滑。

前方龙骨、牡蛎改为 30g(先煎),另加浙贝母 15g、生薏苡仁 30g 以化痰散结。

7 剂,每日 1 剂,分服。

三诊:精神明显好转,皮肤痒感明显减轻,舌质红,苔薄白,脉弦滑。

7 剂,每日 1 剂,分服。

按:本例患者原发病系甲状腺功能亢进,主诉繁杂,但以精神症状为主,符合仲景"胸满烦惊"之症,故用柴胡加龙骨牡蛎汤为主治疗,取得明显效果。

发汗过多,其人叉手自冒心,心下悸,欲得按者,桂枝甘草汤主之。

心阳虚哮喘案:吴某,女,43 岁,2017 年 2 月初诊,素有哮喘,发作时用气道解痉剂,平素亦在中医科调养,症状控制尚可。近 1 年来常觉形寒畏冷,甚则心悸时作,夜卧需盖紧肩背,受凉则喘咳立作,要求中药调理,诊见面色无华,唇舌色淡,边有齿痕,苔薄白,脉左寸虚浮而大,观其原先用方,多有麻黄、细辛等发散之药,予以桂枝甘草汤加味温补心阳:

桂枝 10g,炙甘草 6g,生龙骨 30g(先煎),生牡蛎 30g(先煎),杏仁 10g,厚朴 12g。

7 剂,水煎服。

二诊:患者诉畏寒好转,近 1 周咳喘未作,心悸减轻。前方减杏仁、厚朴再服。

按:麻黄、细辛系临床治疗咳嗽常用之药,然对于慢性哮喘患者,发作即用,用之症缓,下次复作,再用发散,久则正气易虚,再用则觉乏效,甚至出现气短不接之象,是正气耗散之故。见之小儿,常有眼圈发黑、山根发青之证,此例患者,诊脉时觉左寸明显异于余脉,显然是心阳受损之象,仲景"发汗过多,其人叉手自冒心,心下悸,欲得按者"之语,有如情景再现。《长沙药解》谓:"桂枝入肝家而行血分。"仲景以桂枝加桂平冲降逆。《素问·生气通天论》云:"阴阳之要,阳密乃固。"左寸脉虚大,正是肝血虚寒不能涵养心气之证,遂用桂枝甘草汤温养固正,加龙牡以固上脱之阳。

其人发狂者,以热在下焦,少腹当硬满,小便自利者,下血乃愈。

瘀血不寐案:孙某,女,35 岁,2012 年 7 月初诊,因失眠数年,加重 1 年前来就诊。就诊时一脸愁容,患者因婚后多年不孕,曾在上海某医院治疗,行试管婴儿术失败,后渐渐开始夜不能寐,近 1 年来症状加重,自诉整夜不睡,脾气暴躁,几欲发狂。诊见舌红瘦,可见瘀点,苔薄,脉弦细,左尺郁而略数,予以桃核承气汤:

桂枝 6g,桃仁 10g,生大黄 6g(后下),炙甘草 5g,玄明粉 6g(冲服),酸枣仁 15g,夜交藤 30g,丝瓜络 10g。

5 剂,水煎服。

第三天电告,诉药后腹泻数次,色黑,竟一夜睡了五个多小时,甚为欢喜。

二诊:因近期又将赴上海行试管婴儿术,心中忧虑,后几夜稍能入睡,但仅能睡三四个小时,醒后无法再次入睡。舌红瘦、苔薄,脉弦细,左尺郁数稍减,久病正虚之人,攻破之药,不宜久用,改养血化瘀之法:

酸枣仁 30g,夜交藤 30g,桑寄生 15g,黑豆衣 12g,土鳖虫 3g,生龙骨 30g(先煎),生牡蛎 30g(先煎),制大黄 3g(后下),生地黄 12g。

7 剂,水煎服。

三诊:药后夜寐改善,一夜能睡 5 个小时左右,醒后精神较前好转,情绪较易平复,舌红苔薄,脉弦细,左尺郁数已经不显。

再予前方去大黄,加桑椹 12g。

后因患者前去行试管婴儿术,停服中药。

按:患者形瘦体弱,因不孕而致心理负担,多次行妇科检查、手术,舌见瘀点,为正虚而瘀之象,常规治法应用血府逐瘀汤,见左尺郁数之脉,再思及其多次行妇科检查、手术,病应在下焦。仲景言:"其人发狂者,以热在下焦,少腹当硬满……"瘀热结于下焦,桃核承气汤正合其证,遂予以桃核承气汤。药后瘀血果下，下焦瘀血稍减，经脉略通，相火稍能复位于肾府，夜稍能安卧，这于病情而言，仅仅是万里长征第一步，然正虚久瘀，攻破之药不能久用，二诊即改养血化瘀之法，血得养，瘀方去。

《金匮要略》篇

夫心下有留饮，其人背寒冷如掌大。

太阳寒郁咳嗽案：2012年2月，儿子3岁半，咳嗽近半月未愈，至夜尤甚，中西叠进，竟无寸效，家中焦急不安，欲于第二日用激素以暂缓其咳。夜间卧于床侧，苦思对策，以手抚小儿背，由腰顺势而上，觉上部凉而微汗。脑中闪现《金匮要略》此句，翌日，疏桂枝加厚朴杏子汤1剂，药后1小时许，咳嗽竟仅剩数声，3剂而痊。

阳虚身寒案：2013年3月，母亲告知85岁外婆病危，已嘱后事，与妻同去看望，老人诉喘疾复作，形寒畏冷，坐于庭中，觉微风似箭，所到之处，痛不可言。背上一处，如冷水浇灌，舌光无苔，诊脉觉两尺虚浮而大。"其人背寒冷中掌大"，疏真武汤7剂，嘱煎服。翌日阿姨拉其去诊所输液，老人觉输液3日身愈冷未瘥，坚决不愿再输，回家待死，见灶头中药，想来去世后，中药浪费，遂再煎煮。药后形寒竟日见好转，后再予追服，至21剂，入夜觉身痒不可忍，如从骨髓而出，抓后腿起白屑，护士表妹探望时觉系中药过敏，电告我去处理，匆匆赶到，老外婆神采奕奕，卷裤腿见皮肤光滑甚前，并察舌苔已复，脉尺大已收。老人告诉我她的判断："这是排毒。"诉近来纳谷转馨，晨起食宁波汤圆十余个，自觉暂不死矣，重拾佛经念佛云云。

按：写以上两例时，种种场景如在眼前，至亲之疾，以中药治愈，深感中医之功。背为督脉及膀胱经所过之处，肾之气化如常，膀胱经开阖有度，则经脉得温煦而不寒。小儿阳气尚旺，未至少阴肾寒之境，《素问·咳论》言："五脏六腑皆令人咳，非独肺也。"膀胱经阳气不能温升，身体欲自救，气冲于上，肺气不能顺降则作咳。仅以桂枝汤开营助卫，配厚朴、杏仁顺降肺气，则咳嗽见愈。外婆年高体弱，素有喘疾，遇寒而发，尺脉浮大，系阳气欲脱之象，舌光无苔，为肾失气化，津不上呈之故。妻为中药房主任，对于真武汤尚存疑问，舌光无苔，应是阴虚之象，岂非沙参麦冬汤证？笔者回答，阴虚则燥，老人并无虚热之象，加之背寒如掌大之证凿凿，更是印证了阳不化气之机，大剂温阳方能转危为安。

桂枝汤解：桂枝，《中药学》教材谓其归心、肺、膀胱经，入肺经之语，应是从桂枝解肌推论而来。《神农本草经》谓："牡桂，味辛温，主上气咳逆，结气喉痹，吐吸，利关节，补中益气。"《长沙药解》则进一步说："桂枝，味甘、辛，气香，性温。入足厥阴肝、足太阳膀胱经。入肝家而行血分，走经络而达营郁，善解风邪，最调木气，升清阳脱陷，降浊阴冲逆，舒筋脉之急挛，利关节之壅阻，入肝胆而散遏抑，极止痛楚，通经络而开痹涩，甚去湿寒，能止奔豚，更安惊悸。"愚甚为认同桂枝入肝经行血分之说，桂枝入肝经行血分，是为木气之"直"，芍药入肝经养肝血，是为木气之"曲"，一曲一直正合肝体阴用阳之性，生姜、大枣、甘草则入中土脾胃以生化气血，五药相合则人身之气血周流而顺。

真武汤解：肾主水液，少阴肾火亏于下，则水失蒸腾之源，《长沙药解》谓附子"走中宫而温脾，入下焦而暖肾，补垂绝之火种，续将断之阳根"。肾如火堆，脾如锅釜，附子温肾阳，生姜、白术暖脾土，茯苓利水液，一派火势燎原之象，辅以芍药入肝经、养肝血以防温升伤血，体现阴阳相合。外婆之阳虚舌光，正是阳不化气之象，真武汤之芍药，对于阳复之后，化阴生津上呈于舌，亦是功不可没。

病痰饮者，当以温药和之。

胃饮咳嗽案：王某，女，3岁，2013年2月6日初诊，外感后咳嗽不止，咳甚欲呕，舌淡水滑，脉弦缓。诊时女孩坐于面前，令其试咳，咳则喉中辘辘有声，其父诉孩子年幼，明知有痰，却不会咳出。此系痰饮之证，予苓桂术甘汤5剂：

茯苓6g，桂枝5g，炒白术6g，甘草3g，杏仁6g，厚朴6g。

5剂后复诊，其父谓服药3剂，咳嗽基本已愈，只是药后小便增多，未及时赴厕，尿湿裤裆。予以小建中汤善后：

桂枝6g，炒白芍6g，生姜5g，大枣6g，炙甘草3g，饴糖自备。

寒饮郁肺案：许某，女，50岁，2015年12月16日初诊，素有喘疾，因受凉后发热外感，咳嗽不止，某医院摄片示：急性支气管炎，予以住院治疗，抗生素及气管扩张药对症治疗，体温渐退，咳仍不止，甚则胸闷不适，患者要求出院调养。出院未及归家，即来我院就诊，见其形色憔悴，面白无华，舌大有齿痕，苔薄腻湿滑，脉弦细而缓。予以苓甘五味姜辛夏仁汤：

茯苓12g，干姜10g，五味子3g，甘草3g，细辛3g，姜半夏12g，杏仁10g。

5剂，水煎服。

至傍晚接其丈夫电话，谓替其煎药，觉药味甚少，汤色甚淡，恐病久药浅,药力有所不及,嘱少安毋躁,药后以观疗效。

5日后复诊,言咳嗽大减,胸闷亦减,舌胖苔薄,水滑之象已减,脉弦缓较前有力,前方去细辛、五味子再进:

茯苓12g,干姜10g,甘草3g,姜半夏12g,杏仁10g。

7剂,水煎服。

后因他疾来诊,笑称药后咳喘便愈,早知如此,一早便该使用中药,药味一次比一次少,效果越来越好。

按:平素所见咳喘,多有右寸脉郁之象,皆从肺热内郁论治,麻杏石甘汤起手便效,此二例则不然。王某之咳,舌淡水滑,脉弦缓,并无肺热内郁之象,令其试咳,觉喉间水声辘辘,咳甚欲呕,显然是水液停于中焦,不能化饮所致,疏苓桂术甘汤以温化中焦痰饮,药后小便增多,系痰饮从下而化之象。许某之咳喘,起初之脉证已无从考证,素有喘疾,非强盛之体,因炎症而输液,体温虽退,于寒饮却是无功而有碍,遵仲景痰饮以温药和之之意,予以苓甘五味姜辛夏仁汤,温中化饮,辛散发阳,故药后而愈。

苓桂术甘汤解:茯苓淡渗,《神农本草经》谓其有治"咳逆,口焦舌干,利小便"之功,"口焦舌干"四字,可谓点睛之笔,既言利小便,岂有不伤津液之理？可此之谓口焦舌干,应是脾失健运,水停中焦,津不上呈之干,运化转常则小便利而口和生津。白术,《神农本草经》谓其"主风寒湿痹死肌"。《长沙药解》称其:"味甘、微苦,入足阳明胃、足太阴脾经。补中燥湿,止渴生津,最益脾精,大养胃气,降浊阴而进饮食,善止呕吐,升清阳而消水谷,能医泄利。"可以健脾化浊四字统而言之。甘草则为国老之药,甘润调中,定中轴。桂枝入肝经,走左路,左路温通,右路顺降,有肝脾同调之意。小儿咳嗽,多病在肺、证在胃,饮食不节,多进寒凉水果之后,常见水咳之证,以麻黄、细辛之属,用之虽也取效,但患儿久用,常见眼下瘀青,应是伤正之象,临床常以本方加厚朴、杏仁,用于小儿脾湿作咳、喉中水声辘辘之证,多获良效,且患儿体质能逐步得到好转,有减少咳喘发作之效。

苓甘五味姜辛夏仁汤解:茯苓淡渗,健脾利水,甘草润中定轴,此方妙在顾及肺胃升降之气,生姜解表散寒,走阳明脾胃,细辛《长沙药解》谓其:"味辛,温,入手太阴肺、足少阴肾经。降冲逆而止咳,驱寒湿而荡浊,最清气道,兼通水源。"愚以为,久有咳喘之人,正气素虚,邪中手太阴之余,常能侵入少阴肾经,尤其是抗生素的广泛使用,对于寒饮之人,更是寒上加寒,细辛则能入足少阴经而引寒邪外出，生姜续接其力，再散脾胃寒邪外达，半夏通降阳明痰浊，与生姜共成脾胃开阖之枢，杏仁降肺气，五味子则收耗散之肺气入肾，与细辛共成肺肾之开阖枢纽。此例患者，脾胃素虚，兼受表邪未散，光用温痰化饮，力有不逮，需兼用宣收之药共奏其功，苓甘姜辛五味夏仁汤正合其时。

妇人有漏下者；有半产后因续下血都不绝者；有妊娠下血者，假令妊娠腹中痛，为胞阻，胶艾汤主之。

血虚漏下案：陈某，女，46岁，2015年7月就诊，诉产育之后，常年月经淋漓，近一年来一直淋漓不断，量时多时少。患者苦笑曰，医生问前次月经是何时，我只能答一年前，当时用止血药后，月经稍止，停药复作，常年茹素，面少血色，唇暗不华，舌瘦、色淡暗，苔薄，脉缓弱兼涩。思及《金匮要略》半产漏下之语，遂予胶艾汤：

阿胶珠9g，艾叶炭10g，熟地炭12g，炒川芎6g，炒白芍12g，当归炭10g，土鳖虫3g，炒谷芽15g，炒麦芽15g。

7剂，水煎服。

二诊：患者面露喜色，诉7剂后漏下已止，觉精神为之一振，心情大好。告之患者，漏下虽止，久病气血尚未全和，仍须调治使其复原，舌瘦、色淡暗，苔薄腻，脉缓弱兼涩。

阿胶珠9g，艾叶炭10g，熟地黄12g，炒川芎6g，炒白芍12g，炒当归10g，土鳖虫3g，金荞麦15g，炒谷芽15g，炒麦芽15g。

7剂，水煎服。

前后加减调治3月余，月经基本复常。

按：妇人经带胎产，皆须胞宫气血冲和，都与冲任二脉息息相关，此例患者，生产后月经淋漓漏下，应是素体气血不足，复加生产耗气伤血，瘀血内留不去，新血不生，瘀虚相关，气血不能畅行周流，故而淋漓不断。患者就诊时，笔者见其一派气血不足，兼有瘀血之象，心中思及《金匮要略》漏下半产之治，遂书以胶艾汤。

胶艾汤以四物汤养血和血，艾叶温经止血，阿胶养血敛血。窃以为，阿胶虽有补血之功，但在此方中，更为重要的是收敛虚散之血，《长沙药解》谓其"味平，入足厥阴肝经。养阴荣木，补血滋肝，止胞胎之阻疼，收经脉之陷漏，最清厥阴之风燥，善调乙木之疏泄"。"收经脉之陷漏"六字，最为得其妙趣。

一诊时阿胶用珠，当归、熟地黄、艾叶皆用炭，一是用血见黑则止之意，更是患者气血久虚,常年茹素,恐其脾胃运化不利之故。二诊时加入金荞麦,系笔者用药之习惯。金荞麦,又称野荞麦,系蓼科植物野荞麦的根茎,一般用于治疗肺炎,笔者用于健脾助运,较之白术、砂仁之温燥,此物性质甚平,不温不燥。

五劳虚极羸瘦,腹满不能饮食,食伤、忧伤、饮伤、房室伤、饥伤、劳伤、经络营卫气伤,内有干血,肌肤甲错,两目黯黑。缓中补虚,大黄䗪虫丸主之。

血瘀苔腻案:许某,女,45岁,2013年7月初诊,患者诉因盆腔炎会阴湿痒在中医妇科就诊,因舌苔厚腻,妇科医生先予健脾化湿方剂以治其湿,但用药近1个月,舌苔仍然厚腻不减,妇科医生嘱其转诊到笔者处,常年不吃米饭,喜吃番薯之类粗粮,大便秘结难解,诊见面色黯黑,诊脉时见手指开裂,手臂皮肤粗糙如鱼鳞,舌苔满布不能见舌质之色,令其卷舌则见舌底静脉曲张,脉沉缓而涩,问其从事何工作,答曰家中在建筑市场开店,很少体力劳动及日光暴晒,指甲裂开和手臂皮肤粗糙都曾在皮肤科就诊,皆乏效果,现已不抱希望,仅要求化其舌苔,思及《金匮要略》肌肤甲错,两目黯黑之语,先予理气活血化瘀法:

醋柴胡10g,炒赤芍12g,炒枳壳10g,炒甘草3g,炒当归6g,炒川芎10g,熟地黄12g,生大黄6g(后下),土鳖虫5g,八月札12g。

7剂,水煎服。

二诊:前方药后,大便转畅,舌苔仍腻,脉仍沉缓而涩。再予前方7剂。

三诊:症状仍然同前,舌苔仍腻而不化,笔者几乎失去信心,但患者十分坚定,谓妇科医生对笔者医术大为称赞云云,要求续方再用。因觉确属瘀血无疑,再以前方续进。

前后用药两月余,舌苔渐化,舌质显出色黯之象,患者诉精神较前好转,因笔者要求,近来也勉强进食米饭,皮肤粗糙似乎有所好转。此时告诉笔者,其还有难言之隐,近年来性欲低下,几无欲求,要求一并治疗。

醋柴胡10g,炒赤芍12g,炒枳壳10g,炒甘草3g,炒当归6g,炒川芎10g,熟地黄12g,生大黄6g(后下),土鳖虫5g,八月札12g,枸杞子15g,三棱6g,莪术6g,丝瓜络10g。

7剂,水煎服。

患者在我处前后调治近1年,脸色较前转白,皮肤粗糙竟愈,指甲开裂闭合,性欲较前转佳。

按:此证表象是湿阻气血,然本质却是瘀血之证,临证时脑中闪过"肌肤甲错,两目黯黑"八字,竟字字相合,于是开处理气活血化瘀之方,笔者临床常以生大黄、土鳖虫二味入汤剂以代大黄蟅虫丸之意,前后用药两月,竟未见寸功,此时医者更比患者心焦,数次劝患者再寻高明,由于患者坚持,继续用药,虽觉是瘀血证无疑,却也忐忑不安,后见佳效,不仅是医者之功,更有患者之信任。

叶天士谓"女子以肝为先天",女子多见肝郁之证,久郁未得及时疏解而成瘀血之证,人之经脉血络有如自然界之江河湖海,瘀浊阻于络,则河流不清,鱼虫不生,以致失去活力,气血不能荣养皮肤则见肌肤甲错,不能荣养四肢之末则见指甲开裂,血不旺于经络则性欲低下。《黄帝内经》云"五谷为养",此患者不喜食米饭,常年食用番薯,更是进一步加重了精血不足。但反而言之,也有因瘀血阻络,而致其不喜食米饭之可能。这可从诊疗后,患者逐步接纳米饭中看出。这里值得一提的是,此例患者的性欲低下,笔者没有用温肾壮阳之法,而是在理气活血的基础上,仅加枸杞一味,充养其气血,民间俗语有云:"离家千里,勿食枸杞。"正是赞其有血充阳旺之功,对于血虚而致的功能低下,再以温肾助阳之品,有耗散精血之虞,宜慎,笔者常用枸杞温充其血脉,常获良效。

各 家 篇

盖肾气怯弱,真元衰削,是以不能消化饮食,譬之釜底无薪,水谷不能腐化也(《张氏医通》)。

肾阳虚腹胀案:张某,男,63 岁,农民,2012 年 2 月 6 日初诊,诉腹胀闷不适年余,素日畏寒怕冷,常有腹泻,用中西药物调治无效,有心脏病、高血压史。查体:形体胖,肤色暗,手足肿胀,舌体大而有齿痕,脉沉。此为脾肾阳虚之象,当用真武汤合理中汤温脾肾之阳,而消寒积之水,水去腹胀当减:

制附子 12g(先煎),茯苓 15g,炒白芍 12g,炒白术 9g,生姜 12g,炒党参 12g,干姜 12g,清甘草 3g,车前子 12g(包煎),泽泻 12g,猪苓 12g,炒米仁 30g。

7 剂,水煎服,每日 1 剂,早晚分服。

7 剂后,腹胀减轻,手足水肿见消,自诉轻松无比,腹泻亦减轻。久病脾肾阳衰,非一日可以建功,需缓缓调治,再以前方出入:

制附子 12g(先煎),茯苓 15g,炒白芍 12g,炒白术 9g,生姜 12g,炒党参 12g,干姜 12g,清甘草 3g,车前子 12g(包煎),泽泻 12g,猪苓 12g,煨葛根 30g。

7 剂,水煎服,每日 1 剂,早晚分服。

调治数月,间或因为进食生冷、西瓜之类,出现腹泻,腹泻之后,腹胀又加重,再予温补脾肾之阳汤剂而缓解。

按:此例患者以腹胀为主诉,笔者治疗腹胀,多从肝郁脾虚着手,多以疏肝、健脾之法。但此例患者,观其全身症状,脾肾阳虚症状明显,用真武汤后肢肿见消,腹胀亦减,病程中进食生冷则症状加重,亦可作为反证。老年体弱,阳气日衰,常须固护阳气,寒凉之食饮、药物亦当慎用。

肾阳虚腹胀案:许某,女,53 岁,2011 年 10 月,因"胃胀、肢肿、尿少、便溏渐进性加重数年"就诊,觉胃部如有物堵,晨轻暮重,时有反胃之感,脸部圆大、四肢偏肿,但按之凹陷不明显,大便一日数次,小便量少。舌质胖大,苔白腻,脉沉弦。曾在他医处使用理气和胃之药,效果似乎不显。

辨为水逆之证,久则兼有太阴阳虚。予以五苓散合附子理中汤:

猪苓 12g,茯苓 12g,泽泻 12g,炒白术 12g,炙桂枝 6g,制附子 6g(先煎),炒党参 12g,干姜 6g,清甘草 3g,车前子 15g(包煎),炒米仁 30g,砂仁 6g(后下)。

7 剂,水煎服,早晚分服。

二诊:患者诉胃脘胀满明显减轻,大便次数略有减少,原肿胀的手指也有明显消退,偶有气促。舌胖略减,苔白,脉沉弦。考虑患者病程日久,少阴肾阳已伤,前方加真武汤:

猪苓 12g,茯苓 12g,泽泻 12g,炒白术 6g,炙桂枝 6g,制附子 9g(先煎),炒党参 12g,干姜 6g,清甘草 3g,车前子 15g(包煎),炒白芍 12g,生姜 10g。

7 剂,水煎服,早晚分服。

三诊:患者诉水肿、手指肿胀明显消退,旁人看其脸时,亦觉脸肿明显消退,大便次数减为每日 1~2 次,较前成形。既已起效,守方继用。

调理数月,诸症见缓,中间患者因感冒,曾予桂枝加附子汤调理,有效缩短病程,未如从前感冒时迁延发作。

后考虑病久入肾,径温少阴肾气或许效果更佳,则出五苓散合真武汤方:

猪苓 12g,茯苓 12g,泽泻 12g,炒白术 9g,炙桂枝 6g,制附子 12g(先煎),炒白芍 12,生姜 10g。

7 剂,水煎服,早晚分服。

复诊,患者诉此方用后,效果虽有,但明显不及感冒前用的处方,胃胀、水肿。再用前方加炒党参、干姜、甘草、车前子、莲子、芡实,取理中汤之意。

7 剂,水煎服,早晚分服。

复诊,患者诉前方用后,效果明显,大便次数减少,已经不溏,胃胀、水肿消退。

后用此方一直调理至今,水肿明显消退,劳累后偶有加重,但亦能缓解。

按:本例患者,属于典型的少阴心肾阳虚不能化气行水之证,然单以温肾化气之法,虽能起效,却不如并用温养脾胃之方,可见温脾阳能更好地助肾阳化气行水,起到协同增效的作用。

肺为水之上源,肾为水之下源(《医方集解》)。

劳淋案:胡某,女,36岁,2019年9月初诊,尿频尿急近2个月,伴有夜寐不安,曾测尿白细胞阳性,泌尿科予以抗菌治疗后转阴,但尿频尿急症状仍在,遂前往中医科治疗,医予补肾固精之方,服药1个月,未见其效,前来笔者处就诊。刻见舌淡苔薄,脉左寸脉浮,右寸虚郁关略涩,思及肺为水之上源,予以补肺宣郁法:

生龙骨30g(先煎),生牡蛎30g(先煎),槲寄生15g,黑豆衣12g,金荞麦30g,仙鹤草15g,紫苏梗10g,山药30g,麻黄根9g。

7剂,水煎服。

二诊:诉前方药后,症状明显缓解,尿频尿急减轻,夜寐转佳,舌红苔薄,脉左寸浮浊,右寸虚郁较前减轻,右关由涩转虚涩,再以前方加八月札导左路郁气,生鸡内金除右关之涩:

生龙骨30g(先煎),生牡蛎30g(先煎),槲寄生15g,黑豆衣12g,金荞麦30g,仙鹤草15g,紫苏梗10g,山药30g,麻黄根9g,预知子9g,生鸡内金10g。

7剂,水煎服。

按:《素问·阴阳应象大论》云:"故清阳为天,浊阴为地;地气上为云,天气下为雨;雨出地气,云出天气。"人体水液循环,肺气肃降而行水,脾主运化水液,肾者主水。《医方集解》称肺为水之上源,肾为水之下源,亦是此理。此例患者,因尿频尿急先按泌尿系感染进行抗感染治疗,在白细胞指标正常后,仍有临床症状,遂请中医调理,前医用药,为补肾固涩之药,按理不也算错,既然前方无效,再行补涩之法,显然无效。诊脉之时,明显感觉右寸脉虚浮与关脉形成落差,显然是肺气上郁,笔者在开肺郁和补肺气之间举棋不定,细察其脉,重按无力,稍用指力,指下即空,应是肺虚不能下摄水之故,遂用补肺气之法,用苏梗一来有舒肺郁之意,更是思及右寸虚郁,或与右关略涩,阳明不能顺降相关,苏梗理气而畅达中土。至于左寸脉浮,或与夜尿频多导致夜寐欠佳，心气虚浮相关，或与他由导致心气虚浮，而致夜寐不安有关，左路过升，亦能导致右路肺气不降，故以生龙骨、生牡蛎潜降左路虚逆之气。用药之后，症状明显减轻，可知人体一气周流，气流顺畅，五脏六腑方能调和，见尿频一症，便直指下焦，施以固涩之法，则为套方用药。

入营尤可透热转气（《叶香岩外感温热篇》）。

病毒疹案：笔者小儿，男，9岁，2016年4月，初起仅是咽痛作咳，稍作鼻塞，未予重视，第二日身上渐出红疹小点，经询皮肤科后谓可能为春季病毒疹，予以清热灵颗粒口服，红疹未减反增，改用银翘散加僵蚕、蝉蜕，仍未见效，红疹加重，漫及周身皮肤，红斑扩大而连绵成块，高热不退，至39℃。遵皮肤科医嘱，服抗过敏药及布洛芬混悬液，外用炉甘石洗剂，红疹不退，热亦不退，体温虽高，却自觉畏寒，自行以家用小太阳烤火取暖。皮肤科告知病毒疹是自限性疾病，但病程需要2周左右，诊疗以对症治疗为主。夜间陪小儿入睡，觉其浑身发烫，身体蜷于一团，诊脉郁急而数。思此应是温病无疑，漏夜读书，读至"入营尤可透热转气"一句，心中思及一方，以犀角地黄汤合银翘散意：

水牛角15g（先煎），生地黄10g，赤芍10g，丹皮10g，金银花10g，连翘10g，僵蚕10g，蝉蜕5g。

先配一剂，第二日门诊结束，匆匆回家煎煮。大致中午12时服下，因前夜未得安眠，笔者在小儿床上午休，约1小时后醒来，见全身红疹肿胀竟已消退大半。笔者母亲大呼疗效之快。至傍晚，红疹又有复作之势，再以汤药服后，再次消退。

前后用药大致三日，疹退身凉，完全恢复。

按：热入营血，瘀滞腠理，热不得作汗而泄，故而用布洛芬混悬液，高热分毫不动，而叶天士谓入营尤可透热转气，方用凉血散瘀，透热转气之药，一剂效显，三日病愈，不可不谓效捷。笔者临证之初，重视仲景方药运用，忽视温病学派著作。经此一役，始觉不可偏颇。从《黄帝内经》以降，中医学的变化，与气候变迁、社会环境改变等都有不可分割的关系。至明清时代，温病学派的兴盛，必有其环境基础。笔者以为，一来读经典不可偏颇，应广泛涉猎。二来做临床需有自身思考，因时、因地、因人制宜。古之先贤，今之同道，所列理、法、方、药，都有其特定运用环境，学习使用之时，务必结合医者自身所处情境，加以思考，方能事半而功倍。

临证用药验证录

初涉医道,喜读各类方药经验,每读及奇效方药,喜不自胜,如获至宝。但临证日久,验之病患,有效验者,亦有不验者。笔者以为,名医名家,著书立说者,刻意博人眼球者少,真实记录分享者多。验之不效者,一如《素问·异法方宜论》所言,医者所处地域不同,患者禀赋各有差异,二是药物对证与否。笔者从医以来,喜读方药书,更喜在临床验证其效验。近年来,更是结合脉证,体会诸贤所述方药之功效,稍有点滴体会,录之如下,供同道参考:

麻 黄

临床之初,辨证未精,脉诊未达。遇咳嗽患者,习他医经验,喜用麻杏石甘汤,多有治验,小获薄名,喜不自胜,以为治咳法宝。逢咳便用麻杏石甘汤,后有老妇告知,药后咳减,但汗出体虚,时觉心悸。尤其是虚咳、久咳之人,初用或可见效,延至二诊、三诊疗效不增反减。曾自用麻黄6g单味煎水试服,药后确有汗出、头晕、体虚之感。再思及接触到的儿科易感患儿,常有久服麻黄的经历,可见面白无华,山根常有青筋,甚至有黑眼圈,《本草经疏》言:"多服令人虚,走散真元之气故也。"果然真实不虚。而《珍珠囊》言:"去荣中寒。"笔者认为一语道破病机,寒邪外束,荣气被郁,可以麻黄祛之,然荣虚体弱之人,用之却宜慎。

临证日久,脉诊渐精,见右寸脉外紧内空者,常是内有郁热,复加外感寒邪,则用麻杏石甘汤,往往效如桴鼓,且未见明显虚虚之患。笔者称之为肺郁脉。遇此脉用此方,复诊转方,如证减脉仍有外紧内空之感,仍可再用,许多患者往往药后脉变,则不可再用前方作为巩固之用。

推而广之,思及肺与大肠相表里,痔疮初起,见右寸脉郁者,体壮者以麻杏石甘汤,体弱者用前胡易麻黄,竟也获效。

桂　枝

《中药学》教材将桂枝列于解表药,认为性温而归心、肺、膀胱经。以此解释经方用药,似乎不够妥帖,《长沙药解》言:"桂枝,味甘、辛,气香,性温。入足厥阴肝、足太阳膀胱经。入肝家而行血分,走经络而达营郁,善解风邪,最调木气,升清阳脱陷,降浊阴冲逆,舒筋脉之急挛,利关节之壅阻,入肝胆而散遏抑,极止痛楚,通经络而开痹涩,甚去湿寒,能止奔豚,更安惊悸。"笔者认为,以这段论述去体会仲景用药法则,则十分合理。桂枝入厥阴肝经,走肝经行血分,桂枝与芍药相配则最符合木曰曲直之性。

笔者在临床中,常以体虚、舌淡、苔薄、脉弦细作为用药眼目,以小建中汤、黄芪建中汤、当归建中汤作为体质调理方,具有较好的效果。其中脉弦细,尤其是左脉弦细最为重要,弦细由营虚血弱而致者,以桂枝配芍药调肝气、养肝血,姜枣甘和中以滋化源,气血周流顺畅则精血自壮。

黄煌教授在《经方一百首》中提出,治疗腹痛为小建中汤所擅长,认为此方有改善小儿体质作用,对于虚弱儿的一些疾病有一定治疗效果,并援引日本经方家大塚敬节的治验。笔者以此方试治多例体虚易感小儿,亦有治验,用药后体质改善,感冒减少。其中一例肠系膜淋巴结炎患儿,反复腹痛,诸般治疗乏效,予以小建中汤后改善明显。笔者小儿自小受风外感,鼻流清涕,也常以桂枝汤加厚朴杏子治愈,平素则以小建中汤调理体质。幼儿园4年,几乎年年全勤,可以说小建中汤、桂枝汤起了很好的作用。

笔者小儿10岁时,冬季发生唇周及肛周皮炎,数日不退,稚阳之体,疑有阳明热火,愈后思及桂枝温热,便未再使用小建中汤调理体质。

曾有一例成人患者,以体虚易感就诊,舌胖苔薄,脉虚缓,遂予以黄芪建中汤调理,药后身上多发脂肪瘤竟明显消退,收获意外之喜。

笔者还依据《伤寒论》"啬啬恶寒,淅淅恶风,翕翕发热,鼻鸣干呕者,桂枝汤主之",用桂枝汤调治过敏性鼻炎患儿,收获亦佳。某西医同道,因笔者用此方治愈其女儿鼻炎,对中医由初始的怀疑到认同,直至自学中医。

脉浮缓是桂枝证的重要依据,笔者自己曾在某年冬季外感风寒,因形瘦体虚舌尖红,阴虚不足,虽然诊得浮缓之脉,且与自身平日脉象明显不同,但虑及桂枝温热,改用荆芥、防风疏风解表,证不减反重,脉仍浮缓,以一剂桂枝汤试用,遂愈。

紫苏、荆芥、防风

将这三味药放在一起来讨论,是因其性味作用接近,都是疏风散寒之药,往往不能细细区分。临床之初,治疗风寒外感,习惯性将荆芥、防风作为对药,凡书荆芥必跟防风,就如风热外感银花必配连翘,僵蚕定合蝉蜕。笔者以为,药对的使用,药物互相的配合能起到增效作用。但若是不在细究药效的基础上盲目使用,久之也易混淆药物之间的区分,在非必要时,多药联用,致使药味偏多。

《中药学》认为紫苏性温,而荆芥、防风都被标注为微温,笔者形瘦阴血不足,凡遇外感初起,清涕时作,每以数克紫苏泡水,常常是门诊初起时还喷嚏不断,待到10点左右,已是神清气爽,宛若新生了。《本草纲目》谓:"紫苏,近世要药也。其味辛,入气分,其色紫,入血分。"紫苏色紫而直入血分,阴血不足之人,风邪外袭,易扰血分,以紫苏直入血分,由里透寒,则可起到速战速决的作用。

《长沙药解》谓:"苏叶辛散之性,善破凝寒而下冲逆,扩胸腹而消胀满,故能治胸中瘀结之证而通经达脉,发散风寒,双解中外之药也。"紫苏能畅达胸腹气机,尤其适宜用于风寒外感兼有脾胃湿浊的患者,用紫苏后不仅外感可解,舌苔亦能转薄。对于脾虚兼湿苔腻、舌质尚润的患者,笔者常以苏梗理气以化湿浊,效果明显,后在网络上也曾见到类似文章,依据风能化湿之语,用风药化湿浊。与笔者经验可资互相印证。

笔者所在地区,来诊患者中,脉中常可触及"浊脉"。所谓"浊脉"是指三部脉流某部似有痰堵脉管之感,但不似滑脉之圆润,触之略硬,亦有贴于脉管边缘者,此类患者往往兼有舌质浊、苔腻。所谓舌质浊是指舌质偏老、舌质颜色分布不均匀,这类患者往往是痰瘀堵于脏腑经络,津液气血似盛实衰,并无明显气血不足之象,但实际上脏腑经络被痰瘀所堵,气血常已亏损,外感之时,一经辛药发散,常感津亏血伤,出现口干舌燥,颜面发红甚至脱屑。紫苏有"双解中外"之功,既有解表之效,又有化浊之功,对于浊瘀体质患者外感之时,短期使用,相对反应较少,值得关注。

因《中药学》教材认为荆芥、防风微温,也曾单用二药以鉴别,则觉脸色略有潮红,口干不适,试之临床,亦有此验证。由此感觉紫苏虽温,但比之荆芥、防风,相对还是偏润。《本草纲目》谓荆芥"入足厥阴经气分",阴血不足之人,邪袭气分而易扰及阴血,与其用气分之药发邪,不如直取苏叶兼解血分之寒,而使邪气易去。

笔者重新重视荆芥,是在临床遇到一些风寒外感的患者,脉于左关偏弦浮,取柴胡、紫苏乏效,思柴胡偏凉、紫苏归于肺脾经,改用荆芥后,往往效果明显,后遇到风寒外感,左关弦浮者,皆用荆芥,常能取效。

防风,《中药学》谓入膀胱、肝、脾经,试之于左关弦浮风寒外感证,效不如荆芥,但风寒外感,脉右寸关浮或是右关浮的患者,用防风则效佳。

总之,紫苏色紫兼入血分,对于血虚不足,感受风寒易扰及血分的患者而言,药效较捷,且兼有疏风胜湿之意,外感风寒兼有脾胃湿浊的患者,更有一举两得的效果。对于不兼外感的脾湿患者,可选用苏梗以理气胜湿。荆芥则是风寒之邪袭及肝经,外感风寒而有左关弦浮的患者,用之颇效。同时,对于血证左关弦者,炒荆芥颇有祛血中邪气而止血之意。防风用于风寒外感,脉浮于右寸,用之解肺卫之邪,部分感冒脉浮于右关,往往肺脾气血不足,感受风寒之后,脾胃脉展现受邪之象,亦可用防风驱表达邪。

细　辛

最初使用细辛,是在麻黄附子细辛汤以及苓甘五味姜辛汤之中。麻黄附子细辛汤用于严重恶寒的感冒、过敏性鼻炎,可取得较好疗效,而苓甘五味姜辛汤则是用于急性气管炎,形寒畏冷,痰多清冷,但却又无明显表证的患者,疗效颇佳。

曾遇一患者,干咳少痰,舌红苔少,予以养阴清肺药却无进展,细查其脉,右寸能察觉脉紧而郁,但脉位较深,非麻杏石甘汤浮紧中空的郁象,在养阴药中加入细辛2g,复诊时患者称咳嗽大减。细辛能入肺肾二经,其所发寒气,是直入足少阴之寒,而麻黄所发之寒,应是手太阴肺经之寒,两者寒邪所入层次不同。《药品化义》认为:"细辛,若寒邪入里,而在阴经者,以此从内托出。"也可作为佐证。

从脉而论,使用细辛的脉象,一般是沉弦或是弦紧,但麻黄的紧脉一般是浮紧,如是脉郁作咳的麻杏石甘汤证,更多的局限于右寸,如果是外感风寒所致的表证,则是整体性浮弦而紧的脉,笔者倾向于使用麻桂剂或是柴桂剂,如果沉弦或是弦紧但脉型较细而无力,则会考虑麻辛附剂。而此例患者久咳不愈,既有舌红少津等肺阴不足之象,右寸脉有紧而郁的见证,所郁脉位较深,采取养阴透邪并用,竟得良效。临床情况变化万千,脉诊亦需灵活看待,知常达变。

葱　白

葱白作为中药,开始并未予以注意,临证坐诊之后,常有早孕妇女感寒来诊,许多人又担心中药对胎儿有影响,思及民间有以天葱(旧时农家种植在屋顶之葱)治疗小儿风寒外感之习俗,安全可靠。便以葱白汤试治孕期风寒外感,以三根葱白煮汤,如伴有咳嗽有痰者,可加白萝卜化痰,常取得不错疗效。

此外,阴血不足之人,不可以将葱作为常用食物,如江浙一带的家常菜葱烤鲫鱼,阴虚之人食用后,可有口干、面红反应。肿瘤患者,诊脉如见浊脉(浊脉详见前述),往往是痰瘀标象之下,有气血不足之本,不耐辛散,葱、姜、蒜、咖喱粉、十三香等,虽为开胃佐料,素体阴血不足,常用久用有动风动血之虞,笔者常嘱患者尽量少食。

蝉　蜕

蝉蜕甘寒,能入肺、肝二经,笔者常取其祛风、利咽、解痉之效,用于干咳声重,左关脉见弦急时尤效,如咳嗽左关浮取弦急,稍用指力觉有浊象,则在蝉蜕基础上加用僵蚕,以蝉蜕祛肝经风郁,用僵蚕化肝经浊痰,多有良效。

《圆运动的古中医学》提出:"世之用钩藤、蝉蜕以治小儿病者甚多。钩藤苦寒,极败胃气,蝉蜕通肺破血,其力不小。如此之类,相习不察,小儿受害多矣。"甚至提出:"钩藤寒中,蝉蜕破肺,小儿忌用。世人惯用以害小儿,可恨。"但《药性论》言:"治小儿浑身壮热惊痫,兼能止。"《名医别录》言:"主治小儿惊痫夜啼,去三虫,妇人生子不下。"

综合诸家之说,蝉蜕能祛肝经之风,用治小儿惊痫夜啼。笔者临床也常以蝉蜕治小儿咳嗽,尚未发现明显不良反应。但笔者曾遇一例患者,素体阴血不足,方中用蝉蜕6g,用后手汗频频,停用蝉蜕即止,值得注意。

至于《名医别录》"主妇人生子不下"之语,后人常作为孕妇用药禁忌,笔者认为也无太多必要。曾请教医院妇科主任,产科临床有不协调性宫缩乏力(高张性宫缩乏力)一说,由于子宫收缩不协调,产妇虽痛不可忍,但不能顺利将胎儿娩出。笔者以为《名医别录》所言生子不下,很可能是处理不协调性宫缩,这与蝉蜕平肝解痉的用法也相吻合。且临床将蝉蜕用于治疗孕期咳嗽,咳甚腹部拘急,也能起到很好的止咳解痉作用,从这一角度来看,反能保护胎儿安住于子宫之内。笔者治孕妇咳嗽,使用蝉蜕,未见不良反应。

柴 胡

柴胡临床十分常用,小柴胡汤、四逆散、柴胡加龙骨牡蛎汤均是习用方药。小柴胡汤最为典型的脉象是左关弦,右关滑,以柴胡、黄芩清疏左路郁滞,以党参、半夏、生姜、大枣、甘草调和右路脾虚所生痰浊。四逆散的典型脉象是左关弦,柴胡加龙骨牡蛎汤的典型脉象则是左关弦急,脉势有上冲寸部之象。曾治一14岁少女外感,诊得左关弦,右尺小滑,随口一句"妇人热入血室",家长不解,问何意,便说可能是经期外感,其母和小姑娘均觉甚为惊奇,予以小柴胡汤3剂,桴鼓而愈。

有医家认为柴胡劫肝阴,叶天士就在《幼科要略》中言:"柴胡劫肝阴,葛根竭胃汁。"但又见诸贤以临床经验反驳,何绍奇教授援引《章次公医案》大剂量(30~60g)柴胡治热病,章次公先生谓其"退热通便,稳当无比"。且常与葛根同用,颇不以"柴胡劫肝阴,葛根耗胃汁"为然。笔者也曾在临床遇外感热病时,大剂使用柴胡,确有一剂热退、二剂而安的体会。

但柴胡用于阴血不足之人,确实宜慎。医院中药房主任之父,仅用6g醋柴胡便出现面色潮红,头晕目眩,血压升高的情况,且反复试用,均出现以上状况,改用其他疏肝理气药,甚至稍用其他香燥药物,也会有如此表现。张志远先生在《张志远临证七十年精华录》中认为:"北柴胡可以重用而临床不存在头痛、目赤、耳鸣的问题,舒肝行滞需重用柴胡(不低于15g)。"特地询问医院中药房所用柴胡种类,答曰正是北柴胡。地域不同,患者存在禀赋差异,因此医者在参考他医经验时,也要有"小马过河"的心理准备。

升 麻

升麻,在《神农本草经》时称其"主解百毒"。《金匮要略》以升麻鳖甲汤治疗"面赤斑斑如锦纹,咽喉痛,吐脓血"的阳毒证,亦有清解热毒作用。

后世则更多以此升举阳气,如补中益气汤中配以柴胡、升麻即是此意。笔者临床观察,今人心思曲运,多见气血虚升于上,无论男女,两寸脉虚大者多,因此,笔者临证少用升提,多用潜降药物。

但偶尔也见部分患者,头晕不适,诊脉见双尺浊郁,寸关偏弱,此时以柴胡升左路,升麻升右路,脉中浊气不显者,往往适当升提后,精神就可有所好转。

葛 根

笔者使用葛根,用得最多的是桂枝加葛根汤和葛根汤,外感风寒自不必说,对于太阳经脉气机不利,气血不能上荣肌肉腠理所致的颈椎病,也有十分不错的疗效。往往察其左脉,脉弦紧,体质强者,可用葛根汤;左脉弦,右关缓者,则用桂枝加葛根汤。桂枝汤调和肝经气血,葛根升提津液以荣养肌腠,取效较捷。

同样,江南患者体弱,叶天士"葛根劫胃汁"之语亦当重视。毕竟葛根仅是"起阴气"(《神农本草经》),而非"生津液"。气血不足不能荣养是颈僵的根源,起阴气而荣经脉毕竟只是起一时之效,平时治疗,还是要以养气血、调血脉为主。

旅日友人生育二胎,当地医院予以葛根汤催乳,友人称较之一胎时手法通乳,效果更佳,产妇更易接受。思及乳汁为产妇精血所化,冲任为气血之海,上行为乳,下行为经。葛根汤升提气血而生化乳汁,与治疗颈僵不适有异曲同工之妙。现代也有葛根丰胸之说,以中医理论思考,亦通。

石 膏

石膏,《中药学》谓其甘、辛,大寒,归肺、胃经。笔者用之最多处在于麻

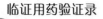

杏石甘汤及白虎汤。

　　江南患者多体弱之人，不耐受寒药攻伐，常有见稍用寒药，则胃痛不适者，但用石膏似乎未见明显异常。因此，即使脾胃不强的患者，临床也可使用。

　　胡希恕教授有小柴胡汤配石膏加强解热的用法，认为石膏具有解除因热而产生的凝结，称此为"解凝"。笔者曾对这一用法进行验证，对于小柴胡证伴有淋巴结肿大的患者，确实有效。

知　　母

　　知母滋阴、清热、泻火，笔者将其配天花粉，用于右寸脉或涩而兼数的干燥综合征，对于解除口干有较好效果。

　　《本草经疏》言："阳痿及易举易痿，泄泻脾弱，饮食不消化，胃虚不思食，肾虚溏泄等证，法并禁用。"《医学入门》言："尺脉微弱者禁用。"笔者依据这一说法，曾以知柏地黄汤治青年男子性欲亢进，稍受刺激即易勃起，右尺脉浮数，效果明显，改用六味地黄汤则效减。

白　鲜　皮

　　《本草求真》言："白鲜皮，阳明胃土，喜燥恶湿，一有邪入，则阳被郁不伸，而热生矣。有热自必有湿，湿淫则热益盛，而风更乘热至，相依为害，以致关节不通，九窍不利，见为风疮疥癣，毛脱疸黄，湿痹便结，溺闭阴肿，咳逆狂叫，饮水种种等症。"

　　湿疹患者，临床多以清热化湿药治之，用白鲜皮有效者，有不效者，笔者据《本草求真》的论述，对于右关脉浊数或濡数的皮炎湿疹患者，常能取效，而尺脉浊数的患者，责之肠腑浊热内盛者，以马齿苋取效者多。左寸郁数，往往是心经火热，《黄帝内经》言："诸痛痒疮，皆属于心。"则选用金银花炭、忍冬藤，金银花用炭者，是因笔者曾遇部分患者用银花后颜面皮疹加重，改用炭后缓解，思及花类升浮，而炒炭则可入血之意。左关弦浊者，用僵蚕、蝉蜕、蒲公英、丝瓜络。左尺脉虚浮，往往是湿热日久，耗伤阴血，但又不宜过用滋阴，常选桑寄生、黑豆衣，若舌苔不腻，可加玄参。

板 蓝 根

笔者妻子曾任所在医院中药房主任,该药房流传一张治疗口腔溃疡的验方,取少量,以水泡服即可取效,笔者初上临床,未精脉诊辨证,竟也取得许多佳效。成分为:板蓝根、黄草石斛、生甘草、玄参、麦冬。

随着临证经验的丰富,笔者逐步拆解该方,遇口腔溃疡患者,左寸浮数者,在整体处方中加入板蓝根即可获效。但左关弦数的患者,用之效果则不如左寸浮数者明显,此类患者改用七叶一枝花研粉单味试用,常可取效。

笔者小儿曾在半夜突发腮腺肿大,诊脉寸脉浮数,家中尚有板蓝根20g,随即煎水服用,第二天晨起肿即消退一半,医院超声检查考虑急性腮腺炎,白天再予煎药服用,3天即肿痛全消。

土 茯 苓

朱良春教授谓土茯苓是治疗头痛和痛风的良药,认为痛风是湿浊瘀堵,停滞经络所致,而土茯苓则可祛湿化浊。关于湿浊所致头痛,笔者尚未能验证,而湿浊所致痛风,则确实具有良好效果,而且对于痛风缓解期,配合方药整体调理,正常剂量即可取效。笔者治疗痛风,双关脉浊者,以僵蚕、丝瓜络、土茯苓化湿祛浊,取得较好疗效。

鱼 腥 草

鱼腥草是治疗肺炎痰黄的专药,《中药学》中还提及其有利尿通淋的作用,临证之初未予留意。后遇到小便热痛的患者,诊脉发现右寸脉郁数,思肺为水之上源,清上以治下,在清金理肺的方药中加入鱼腥草,往往能取得不错的疗效。

金 荞 麦

金荞麦民间有唤之开金锁者,意为治疗肺炎专药,有排脓祛瘀功效,且民间验方有隔水密闭炖服要求,笔者曾亲试金荞麦,对于咳嗽痰脓确有佳效,且较之其他药物,此药不伤脾胃。自行在家煎服,金荞麦有很明显的涩味,回味较重。但在医院予以机器煎药,则没有涩味,自行在家煎药对于肺火痰黄效果明显。

笔者偶然发现,使用金荞麦后,许多原本舌苔厚腻,脉浊的患者,都有明显改变,尤其是对于舌质浊的患者,效果明显优于藿香、佩兰等常规化湿药,以及苏梗等"风药"。所谓舌质浊,是指舌质颜色稍暗,舌体较厚,味蕾形成的颗粒较粗。逐步在临床以金荞麦用来治疗脾胃湿浊患者,取得很好的效果。后在某本书中阅及,部分地区以金荞麦作为健胃药来使用,进一步验证了笔者的观察。许多肿瘤患者都有舌质浊、苔腻,脉浊的共同表现,在使用金荞麦后,舌脉均获明显改善。且金荞麦作为清热解毒药,不伤脾胃,作为健胃药,不会化燥生热,十分难得。此外,金荞麦作为清热解毒药用于肺炎时,最好嘱患者回家自行常压煎药,如作为健脾化浊药物使用,则医院机器高压代煎一样有效,而且高压代煎能明显去除金荞麦的涩味,使患者更易接受。

马 齿 苋

马齿苋是治疗热痢的专药,认识到马齿苋的脉证,是因为一个13岁的少年,以慢性腹泻为主诉来治疗,并伴有顽固性湿疹,用激素可效,停用复发,仅以主诉判断,应是脾虚生湿所致。但患者舌尖红点刺,右尺弦细郁数,颜面额头及下颌见许多粉刺,毛孔较粗。左尺主肾,右尺主命门相火,多与生殖之火相关。遂问该少年是否有遗精,回答遗精较频,阴囊及腹股沟湿痒。双尺又可主大肠之疾,此时右尺弦细郁数,当清肠火与相火并行,选用马齿苋、生鸡内金等药,二诊症状明显好转,前后数次治疗,遗精已愈,多年皮肤瘙痒亦止,颜面痘疹基本消除,皮肤似乎焕然一新。此例患者应是少年相火萌动而未得疏泄,郁于下焦,肾与大肠同居下焦,相火与肠腑之火郁结则湿热不得疏泄,而马齿苋清大肠郁火,大肠火得以清除,相火亦不得单独为患。

白花蛇舌草、藤梨根

抗肿瘤的四大维度,扶正、化瘀、祛痰、解毒,清热解毒药一度成为抗肿瘤中草药的重要阵地,但笔者在临床中常常观察到许多肿瘤患者在使用清热解毒药后,出现脚酸、乏力等脾气受损的现象。这一类患者,在改方以扶正益气为主后,症状能明显减轻,但察其脉,仍会有部分患者存在郁热,需要用清热解毒药物。笔者以为,白花蛇舌草和藤梨根相对刺激性较小,适用于定位在脾胃系统的肿瘤。所谓定位在脾胃系统,是指消化系统肿瘤以及定位在右关脉的乳腺肿瘤,因为依据中医理论,乳房属胃,许多乳腺恶性肿瘤的患者,常在两关出现异常浊脉,定位在右关时,即可选用这两味药物。并且相较而言,藤梨根的刺激性更小于白花蛇舌草,一般用至30g患者亦无明显脾胃不适和全身症状。

山 慈 菇

《本草新编》言:"山慈姑,玉枢丹中为君,可治怪病。大约怪病多起于痰,山慈姑正消痰之药,治痰而怪病自除也。或疑山慈姑非消痰之药,乃散毒之药也。不知毒之未成者为痰,而痰之已结者为毒,是痰与毒,正未可二视也。"

因山慈菇有小毒,临证之初未予重视,后逐步重视脉诊,对于两关脉浊硬的患者,仅用清热散结之药,常常力有不逮,开始选用化痰散结之药时,发现山慈菇具有较好的化痰散结作用,较之半夏似乎力量更峻。配合三棱、莪术使用则效果更佳。曾以山慈菇配合三棱、莪术治疗乳腺恶性淋巴瘤患者,右关脉浊硬似有薏苡仁,用药两年脉证均有逐步好转。另外,笔者经验,右关脉浊硬较之左关易愈,但也需要较长时间。所谓身左属血,身右属气,痰结于气分尚易化散,一入血分则不易消解,很多患者,即使症状已经好转,但左关脉浊硬的改善时间,仍需很长时间。

地骨皮、银柴胡、牡丹皮

地骨皮、银柴胡和牡丹皮都是治疗阴虚血热的重要药物。地骨皮和牡丹皮的区别,一个是以凉血除蒸为主,一个则是以散瘀凉血为主,从脉象而言,地骨皮的脉象偏于弦而虚大,有血虚生风之象,往往在左关或是右寸出现弦大或是虚大脉象,按之脉内空而不软,指下有一定的抵抗力,则效果明显;而牡丹皮以祛瘀为主,则左关脉弦或弦兼涩,可以选用。

银柴胡可清虚热，《本草便读》言："银柴胡，无解表之性。从来注《本草》者，皆言其能治小儿疳热，大人痨热，大抵有入肝胆凉血之功。"如果说柴胡的疏肝，除了疏通肝气郁滞之外，尚有向外发表之意，但银柴胡却无向外发表之意，许多医家以银柴胡代替柴胡来疏肝调肝，如陕西名医米烈汉教授的消瘿汤即以此来调肝。笔者在临床，遇更年期盗汗患者，如左关或是右寸虚大者，则用地骨皮；如左关弦者，则用银柴胡；如弦凝偏硬者，则选牡丹皮。

大　黄

大黄是阳明腑实证的主药，用于阳明热结，临床常取其通便之效，但笔者亲试大黄，服药后常作腹痛，后临床用于脾胃素虚之人，常有类似状况。

《神农本草经》认为大黄有"推陈致新"的作用，仲景大黄䗪虫丸用治虚劳干血，笔者取其活血化瘀之效，常以大黄和土鳖虫同用治疗瘀血久留证。曾有一妇女，肌肤甲错、盆腔炎、甲状腺功能减退、性欲下降，笔者辨为干血内结，瘀血久留，舌苔厚腻，以此二味为主治疗一年，症状明显好转，但在肠镜检查时发现大肠黑变，由于患者十分信任笔者，继续调理，予以停用大黄，改用三棱，再逾半年，行肠镜检查时，未发现大肠黑变情况，各种临床症状亦逐步改善。

桑枝、海桐皮

两者均为祛风通络药物，桑枝性平，《本草备要》称其："利关节、养津液。"海桐皮性平，《药笼小品》称其："入血分，祛风去湿，行经络，达病所。凡病属风湿者宜之。"两者的优点在于性平而不热不寒。临证常见类风湿关节炎、颈椎病、手指麻木等气血不能流通所致的病证，凡见左关脉弦凝者，如属热证，不宜用桂枝疏通，症轻者仅用桑枝，重者桑枝、海桐皮两药并用，常可取得很好的疗效。

桑寄生、桑椹子

笔者所处浙江，患者多见湿浊瘀相合的体质，这类患者又常兼有肾虚、血虚证,但凡一用熟地黄滋肾,舌苔立厚,胃脘格拒,即使用清补不腻的女贞子,也常出现舌厚纳呆的症状。笔者反复筛选,觉桑寄生通行而补,《本草备要》称其:"苦坚肾,助筋骨而固齿、长发(齿者骨之余,发者血之余)。甘益血,止崩漏而下乳、安胎(三症皆由血虚)。"既有补肾益血,又有祛风除湿之功,正适合湿浊瘀而兼有肝肾不足的患者,便常用来补血益肾,药后患者无不适觉。

待到气血较前通和,则可加入桑椹子,对于许多湿浊体质的患者而言,桑椹子是笔者目前发现,最能被消化接纳的补血滋肾的药物。但桑椹偏寒,曾遇脾胃虚寒患者食用桑椹后清涕不止,停药即愈,再用再作清涕,再停再愈的案例。后发现中药房所用桑椹是果实未成熟时所采摘,询问药房人员,称成熟时采摘的桑椹许多指标不能符合国家标准,故而采用青桑椹,《本草新编》有"紫者为第一,红者次之,青则不可用"的记载,从中医医理来看,成熟的桑椹补血滋阴的效果应该更好,如需要加强补血补肾的作用,则宜采用熟桑椹。

藿香、佩兰

两药为芳香化湿药,临证之初,见舌苔厚腻即用,有效者,有不效者,后仔细留意,发现两药对于浅表之湿,效果明显。所谓浅表之湿,是指平素脾胃偏虚,因外感湿邪或进食生冷水果之类所致的湿邪。从临床指征来看,患者舌质一般较胖,舌苔较腻但不干,甚至有些水滑,脉应是濡缓,形寒饮冷都可以造成湿邪内蕴。但如若患者舌质不胖甚,或者偏瘦,舌质较浊,即味蕾较大,颜色与周围舌色不均质,苔腻偏干,脉右关常显浊象,而非濡缓,往往是湿浊久留,郁而伤津之象,笔者称为脏腑之浊,单用藿香、佩兰效果不佳,则可选用金荞麦,健脾化浊,如苔腻而干,还可加用南沙参、芦根润燥化浊。

脾虚之人,使用夏日空调,内服冷饮,关脉濡缓,清涕时作,周身不爽,往往造成外寒内湿型的感冒,藿香、佩兰合用,效果明显。

茯苓、薏苡仁、白术

茯苓和薏苡仁都有健脾利水渗湿的作用,但与白术相比,茯苓和薏苡仁利水渗湿的作用更为明显,而且《中药学》用了一个"渗"字,笔者认为十分形象,这两味药常见的舌象是胖大有齿痕,将水湿"渗"出,减轻了脾胃运化的负担,便能起到健脾的作用,当然两药本身也有健脾助运的作用,但相比白术,应该不强。而白术则是健脾燥湿,"燥"字与"渗"字差别立显。白术的健脾更专注于脾胃本身,脾胃虚而湿浊内留,舌象依然是胖大齿痕,笔者用之区别于前两味药,重点在于脉,右关脉濡虚而缓则可在茯苓、薏苡仁的基础上加用白术健脾燥湿。对于脾虚而湿热化燥者,则以金荞麦代替白术。

猪苓、泽泻

两药都是利水渗湿药,《本草求真》言:"猪苓,凡四苓、五苓等方,并皆用此,性虽有类泽泻,同入膀胱、肾经,解热除湿,行窍利水,然水消则脾必燥,水尽则气必走;泽泻虽同利水,性亦类燥,然咸性居多,尚有润存,泽虽治火,性亦损气,然润能滋阴,尚有补在。故猪必合泽泻以同用,则润燥适均,而无偏颇之患矣。"

《本草求真》一书,笔者求学期间便觉读来亲切,学中医需要有感悟,而《本草求真》能把作者的感悟体会,通过语言传达给读者。作者用一个咸字加给泽泻,来区别两药,通过后来的临床,笔者能体会其中的用意。现代临床,以猪苓含有抗肿瘤的多糖类物质为由,治疗各类型肿瘤,笔者对此存疑。毕竟淡渗之品,久用伤正伤津,仍需结合病证用药。现代研究发现泽泻有降血脂作用,高血脂患者两尺脉有浊数感时运用泽泻,可明显改善脉象,同时起到降血脂的作用。

萆 薢

《本草正义》认为:"萆薢,性能流通脉络而利筋骨,入药用根,则沉坠下降,故主治下焦。虽微苦能泄,而质轻气清,色味皆淡,则清热理湿,多入气分,少入血分。"用于治疗下焦湿浊,可谓妙药,笔者临床常遇中年成功男子,平素喜食肥甘厚味,复加饮酒助湿,形胖舌浊,常有阴囊湿痒的隐疾,见右尺脉浊滑者,便加萆薢,效果明显。但形瘦多火,下焦有湿热者,用之宜慎。

附　子

《本草正义》言："附子,本是辛温大热,其性善走,故为通行十二经纯阳之要药,外则达皮毛而除表寒,里则达下元而温痼冷,彻内彻外,凡三焦经络,诸脏诸腑,果有真寒,无不可治。"这段话很好地描述了附子的作用,附子性走不守,既可温下元(真武汤),又可达皮毛、除表寒(麻黄附子细辛汤)。且要有真寒,才无不可治。

笔者曾自行试用附子,熟附子用至 60g,煎煮 1 小时以上,稍觉身热舌麻,并无大碍,且无用干姜后口干舌燥的感觉。附子通行,干姜固守,古人之言,确实不虚。

附子是温下元复肾之气化,通行十二经的要药。笔者曾受火神派著作影响,对附子颇为倚重,曾以真武汤救回肾阳不足、尺脉浮大的外婆;以大剂附子治疗少阴外感发热不退,一剂烧退;以桂枝附子汤治类风湿疾病取得较好疗效;也曾见肺肿瘤患者在他医处,以附子为主药调理,整体状态良好。火神派之所以能风行,以笔者观察,与以下因素似乎有关:现代人阴虚血亏者不在少数,阳虚气化失司的也越来越多,附子用治阳虚之人,甚有奇效。但临证日久也发现,正如朱良春教授所言,附子要善用,才能取得良好疗效。

将附子温阳比之炉火,则肾阳虚肾水充足才能耐受附子火灼而蒸腾气化,通行十二经脉。若肾水不足,纯用附子蒸腾,必有血枯津涸之患。曾以真武汤治少阴咽痛患者,颇有疗效,甚为得意,再以其治他患咽痛,竟无寸效,后细细探究,必有肾阳不足且肾水不亏之人,肾阳无以蒸腾水液上润咽喉,用之才能起效。

陈皮、青皮、枳壳

三药均为理气药,用之脉诊定位,确有不同。陈皮、青皮作用于两关,两关弦者,且无内热,用之多效。现在药房所进的陈皮,更多的只能称之为橘皮,色黄味淡。以至于某日药商所供之陈皮,色如咖啡,味厚,药房小伙子欲退货而被我阻止。但两药均偏热性,曾遇好几例用药后上火口疮。同为性温的枳壳,作用在右寸右关,肺胃气郁,脉郁如鼓时用之多效,且少见上火症状。所谓脉郁如鼓，有些患者寸部或是关部会有外紧内空，稍重按指下似有气抵抗，手感很像手捏气泡包装纸时的感觉。

木香、香附、八月札

木香理气，用于临床，患者多回复药后口干舌燥，可能与地域不同，笔者所在江南患者多有湿热体质有关。

《中药学》教材称香附味辛能散，微苦能降，微甘能和，其性平而不寒不热。但实践过程中，或许是今人湿浊化热伤及阴分者较多，还是感觉略有伤阴之嫌。曾治疗一例桥本甲状腺炎导致的颈部瘙痒，辨证为肝郁痰凝，予以化痰散瘀后好转，为加强疏肝效果，加入香附，则瘙痒又起，减香附则瘙痒减轻。另在妇科阴血不足兼有肝郁的患者身上使用香附，也有轻微伤阴的感觉。

八月札在五版《中药学》教材中有载，称其有疏肝理气散结作用，后面诸版教材均未见载，《朱良春用药经验集》称其有理气通淋作用，无一般理气药香燥之弊，理气不伤气，反有开胃之功。笔者试之临床，对于淋巴结节、胃脘痛、胁痛见左关脉弦者，多用之而取效。但由于八月札有一定利尿作用，大剂量较长时间使用，原本阴虚体质的患者，用药稍久，会有皮肤光泽度下降、月经量减少等轻微的伤阴症状。笔者曾治一肝郁痰凝咽喉失于润养而导致的慢性咽炎患者，予以化瘀润燥药物后，症状好转，在方中加入八月札一味，咽部不适又有反复，去掉八月札则症状又好转。阴血不足人群，即使阴液从尿而走，也是反应敏感，但相较于其他香燥类的药物，伤阴则不明显。

鸡内金

鸡内金一般作为消食药使用，张锡纯在《医学衷中参西录》中指出："鸡内金不但能消脾胃之积，无论脏腑何处有积，鸡内金皆能消之，是以男子玄癖、女之癥瘕，久久服之皆能治愈。又凡虚劳之证，其经络多瘀滞，加鸡内金于滋补药中，以化其经络之瘀滞而病始可愈。"笔者以此经验，试用于脾胃瘀滞患者见右关脉涩者，多能见效。

笔者曾遇一七旬老翁以生鸡内金粉末治疗胆道结石、肾结石,据其称鸡内金配以 1% 的鸡胆汁水,并以 75℃ 左右低温烘干研粉吞服,效果明显。部分患者的结石在使用该方后,行超声下检查,会呈现先增大后消散的变化。

近年来笔者探索以平脉辨证法治疗内科杂病,常常遇到一些双尺脉涩的患者,临床表现多端,可有女子月经量少,男子前列腺病变、茎中痛、尿路结石等情况。脾胃强者常用熟地黄、生地黄等滋肾水药物,大剂使用,可以精血生而瘀血去;脾胃弱者,兼有血虚而寒的患者,则用鸡血藤,养血通络。但鸡血藤偏温,笔者所处地区患者阴血不足者多见,常常使用后有上火现象。笔者根据张锡纯鸡内金无论何处瘀血皆能化的论断,临床试用鸡内金以化下焦瘀涩之脉,取得较好疗效。如虚象明显的患者,单纯使用生鸡内金后有口干舌燥,甚或皮肤过敏反应,借鉴张锡纯山药配鸡内金的用法,滋肾化瘀,能明显减轻单纯使用生鸡内金出现的反应,取得较好疗效。同时,笔者认为,鸡内金的使用,脉中见涩象者,疗效较好,而非对病论治。

仙 鹤 草

仙鹤草为收敛止血药,民间又称为"脱力草",有脱力劳伤之功。笔者据此经验,临床观察,凡虚劳体弱,脉虚大者,用仙鹤草后疲劳症状有明显改善,且虚大脉象亦能明显改善,若无此脉象者,用之效果稍差。

朱良春教授以大剂仙鹤草治疗肿瘤,取得较好疗效。笔者根据这一经验,发现肿瘤患者,或是术后或是体虚,会在某一阶段,出现气血亏虚的症状,典型的表现是神疲乏力,纳谷不馨,脉则有虚大不耐重按之象,笔者常在处方中加入仙鹤草 30g,如舌胖齿痕无热象者,再加入生黄芪 30g,对于改善肿瘤患者的气血亏虚状态,有十分明显的作用。

三七、茜草、郁金

三七、茜草两药均入肝经,有化瘀止血之功,三七既有活血化瘀的功效,又有补益作用。笔者大学班主任徐晓东先生曾介绍青春期少年使用三七粉后有增高作用,笔者临证后试用多例,都有较为明显的效果。其中一例患者,由于其姐身高较矮,身高仅143cm左右,其父母也不高大,父母担心其身高,笔者嘱其以生晒参粉配三七,按1∶2比例,研粉早晚吞服2g,后该少年身高达到175cm左右。

某卫视健康节目也曾经介绍三七治疗各种慢性瘀血性疾病,许多观众按图索骥,照方用药,笔者遇到部分患者反映,使用三七后"上火"现象严重,此应与其性温有关。

肝病患者肝经瘀血者为数较多,但江南多湿热,三七偏温,用后口舌生疮的不在少数。后笔者读肝病专家关幼波教授经验,见其治肝病组方中,以茜草一味活血化瘀,便以茜草替代三七,治疗肝病胁痛,舌红瘦,脉见左关弦凝者,效果十分理想。后以此舌脉证推而论之,治疗阴血不足肝经郁滞所致的失眠、月经失调、偏头痛等疾病,均有较好疗效。但茜草偏寒,脾胃虚弱者,使用后常有胃脘部不适的反馈,宜注意。

郁金入心、肝经,活血疏肝,解郁清心,与茜草同能化肝经瘀血,但笔者细究其中差别,临证使用郁金往往有肝郁化火之象,所见脉象,其脉势往往左关郁而有上冲之象,甚或是左寸关脉浮浊,寸大关弦尺细成蝌蚪状脉象,临床可有心烦不寐,胸闷胁痛,月经量少或是月经崩漏不止,笔者常以郁金配浙贝母以治左寸关郁结,每每取效。

三棱、莪术、穿破石

三棱、莪术二者为破血行气之药,由于各类临床经验常以两药并用,张锡纯《医学衷中参西录》也两药并提:"两药皆微温,化血之力三棱优于莪术,理气之力莪术优于三棱。"

《朱良春用药经验集》称:"黄芪、莪术同用治慢性胃炎,并消癥瘕积聚。"这一经验与笔者老师的临床经验完全一致,不知老师是否借鉴了朱老的经验,但老师使用莪术剂量较大,多时可达30g,这一点与朱老6~10g的经验略有差异,曾跟踪多位慢性萎缩性胃炎肠化患者,用药半年至一年后许多能逆转肠化,对于肿瘤患者,此方亦能起到带病延年的良效。

笔者体会三棱性较和,莪术性略温,笔者曾以三棱单味15g煎水试药,用药后2~3小时后,双关脉由弦细而成弦大。思及三棱偏于破血,临床便将三棱用于左关脉弦而偏硬的患者，将莪术用于右关脉偏弦硬的患者，发现莪术作用于右关确实较优。脉弦硬时使用三棱、莪术，即使量较大，患者亦无明显不适感，但若脉由弦硬转虚大时，再使用三棱、莪术，即使小量，亦会觉得体虚乏力，颇有破气之感。且确有气郁血瘀的患者，用药后常会矢气频频，矢气较为有力，有患者笑称有弹射感，随着脉证的变化，即使再次使用二药，则矢气亦会减少。笔者经验，待脉象由弦硬转虚大时，可改用八月札理气活血以善后。

穿破石，《中药学》教材未载，在多本现代本草著作中，皆称其性平或是偏凉，善通肝经。读此经验，笔者便托药房购药，煮 30g 煎服，第一次煎服后的脉象反应与三棱颇为一致，脉由弦而变成虚大。但从第二天起，便出现牙龈连及耳前肿痛，大致是少阳经所过之处，经过半月余方消退。过了数月，笔者恐当时可能有其他因素导致胆热化火，遂再试用穿破石 30g 煎水服用，服药时晨起仅进食清淡白粥，外加 2 枚鸡蛋白，约 8 点时饮药，至中午 11 点时，左侧近耳处牙龈已经肿痛，午餐时无法以左侧咀嚼，进而牙龈化脓，半月未愈，后以七叶一枝花研粉吞服，脓肿方渐退。此次试药，证实穿破石确实善走肝胆经脉，确有破瘀通络之效，只是性质偏温，使用时宜有选择。

枇杷叶、款冬花、紫菀

读医书，曾见大剂枇杷叶降肺气治疗各类肺脉上越疾病的思路，笔者用之治疗一中年男子呃逆、小便不利，1 剂药量用枇杷叶 30g，1 周后复诊，谓药后头晕乏力，起初以为是该患者体质因素，未予重视，后发现其他几位用枇杷叶降肺气治疗右寸脉上越的患者，也出现了头晕症状，想来可能笔者所处之地，患者体质整体偏虚所致。

后遇一女教师，偏头痛、月经推迟，诊得右寸脉浮，余无殊，试以款冬花、紫菀润降肺气，以宗清金生水之意，竟获佳效，不仅头痛能止，月经亦能按期而至。后以此治疗右寸脉浮，金不生水型的月经后期，多能收效。再推而广之，将款冬花、紫菀用于虚人便秘，不耐攻下而见右寸虚浮者，具有良好的通便作用。

这一案例让笔者更加明白，读他医经验，当结合自身所处的实际情况，灵活机动，如果依样画葫芦，难免贻笑大方。

酸枣仁、夜交藤

二药皆为养血安神药,夜交藤尚有养血通络止痒之功,临证之初,常二药并用以治不寐患者,后细察二药区别,酸枣仁系酸枣成熟的种仁,而夜交藤则是何首乌的藤。有些顽固性失眠,任你如何使用二药,患者仍夜不能寐,查此类患者脉象,许多皆有左关弦硬之象,肝经瘀滞明显,养血安神药物难以入肝经而起效,故而仲景酸枣仁汤用川芎开肝胆经。笔者曾治一患者,失眠久不愈,左寸脉浊关沉,寸关形成明显断崖式变化,初以丹参、郁金等清心火药加酸枣仁、夜交藤等数月不效,后加三棱以开左关脉郁,竟很快收效。

由此可知,酸枣仁、夜交藤能养肝血,但肝郁血滞,药力不能到达者,往往无效,需要配合理气活血化瘀药物来开通瘀滞,瘀滞较浅者,仅以柴胡疏肝即可收效,稍甚,则以郁金、川芎、丹参、赤芍一类,再甚,久瘀凝滞,脉象弦凝偏硬,则用三棱破血行气,如脉中弦凝偏涩,则再加入土鳖虫破瘀。一般而言,仅仅肝气郁滞者,以柴胡疏肝,肝气疏而血自复,或是加入能养血兼以疏通的夜交藤,睡眠便可恢复。而瘀滞较为严重的患者,用了破血行气药后,脉由弦凝偏硬转为虚大,瘀去而新血未及产生,则需要加入酸枣仁养血以安肝魂。

笔者体会,相较而言,酸枣仁养血之力较强,而夜交藤通行之中兼有润养之意,虽然养血效力不及酸枣仁,但对于肝络兼郁的患者,有一举两得之效,但对于左关脉虚大,肝血明显不足者,则药力稍显不足。

另外,以脉而言,左寸脉浮者,系心气浮越,不能潜藏,患者往往入睡困难,佐以龙骨、牡蛎则能助其阳入于阴以安眠。而左寸如常,左关脉虚大者,往往是易入睡,但却早醒,是以肝血虚不能藏魂之故,常以酸枣仁取效,左关脉弦虚但不大者,用酸枣仁后,往往舌苔有略厚迹象,用夜交藤则无此弊。

同时,胃不和则卧不安,右关脉浊滑,则是阳明虚而不降,阳不能入阴,则用叶天氏半夏、茯苓通降阳明法。

生瓦楞子、生牡蛎

笔者临证,见今人脉象,常有一种脉难以用传统二十八脉来形容,后读王光宇先生《精准脉诊带教录》,书中所提出的"浊脉"一词,觉颇为合适。笔者以为,浊脉的形成,或许与今人饮食结构的变化,各种化学合成物摄入过多有关,应是提示痰瘀久积,常见于两关脉。右关脉浊,常以金荞麦、半夏化痰消积而取效,左关脉浊相对较为难处理,临床症状也更为复杂,笔者经过反复筛选,以生瓦楞子咸平入血而化痰消瘀,生牡蛎化痰软坚,用治左关浊脉,失眠、头痛、眩晕、月经量少,甚至男科诸疾,凡见左关脉浊者,多可用之,唯大便干结者宜慎,往往能取得疗效,但脉象改变却较右关脉浊更难。

化瘀血药的使用,有病则病受之,无病则人受之。比如各类慢性疾病的调理过程中,见左关脉弦伏,可用三棱、莪术,用后患者往往会有矢气频频,并且症状大为改善,此时若脉由伏转弦浊,则不宜再用破血药,否则会觉得体虚乏力,此时可用瓦楞子化瘀,但脉象进一步改变,左关虚大,则即使是瓦楞子,也宜减少剂量,否则也会出现虚象。此时宜用养血通络之药,如桑椹、桑寄生、生地黄等,此时润养肝经即是化余留瘀血。

前　胡

《黄帝内经》言:"五脏六腑皆令人咳,非独肺也。"常遇患者外感作咳,细察右寸无所收获,见左关弦却无明显表证者,常选前胡,用之多效。《中药学》将前胡归于肺经。《本草备要》称其:"苦泻厥阴之热。"《本草求真》言:"降肝胆外感风邪痰火实结。"亦有经方家以前胡代替柴胡,谓柴胡主升,前胡主降。最初治疗肝咳气逆连及胁肋,常以四逆散取效,后思及前胡既可宣散风热,又能降气化痰,似乎已备四逆散升降之性,便于临床试用前胡治疗肝气升逆所致咳嗽,每获良效。

浙贝母、石菖蒲

《金匮要略·妇人妊娠病脉证并治第二十》:"妊娠小便难,饮食如故,当归贝母苦参丸主之。"临证初常以方证对应理论,用其治妇人小便淋漓,有效者,有不效者。思其病机,应是妊娠时胞宫养胎,气血郁滞于上,火结痰凝所致,当归以养肝血,贝母以化痰结,苦参以清心火。临证时便细察患者脉象,凡遇小便淋漓而见寸脉郁结者,便以浙贝母散结,郁金清心,常收良效。

后又将其推而广之,甲状腺结节患者,常有夜寐不安之证,脉见左寸凝结,亦用浙贝母、郁金散结清心,经治后虽未获覆杯之效,但用药1~2周,常可获得睡眠改善。而部分女性月经稀发,周期延迟,见左寸郁结之脉亦用此药对,也可收效。

由此思及仲景以贝母治妊娠小便难,则不难理解。

将石菖蒲与浙贝母一并列出,是因两药同治左寸脉浊,一温一寒之别,笔者常以脉定病位,以舌定寒热。曾遇一老年女性,诉小便淋沥不尽,以浙贝母、郁金治之不效,察舌质淡苔薄,形瘦肌弛,便改用石菖蒲开窍化痰,竟获良效。后以此推论治疗失眠,亦能获效。

顺带提及不寐证治,《黄帝内经》有"胃不和则卧不安"之语,临床见右关脉浊滑,便以半夏、茯苓、竹茹取二陈汤意,常可取效。而心肾不交型不寐,诸家皆以交泰丸交通阴阳,但以笔者江南所见,体内多浊者,以黄连、肉桂二药交泰往往不效,见左寸脉浮大尺弱者,以生龙骨、生牡蛎降逆升之气,以桑椹养心肝肾三经之血常能取效,遇左寸脉浮而兼浊者,舌尖红者用浙贝母、郁金清化痰热,舌色淡者,以石菖蒲化痰开窍,多可获效。而肝血不足者,左关脉弦虚兼大,往往睡而早醒,肝不藏魂,则以酸枣仁养血平肝。

浮小麦、碧桃干、麻黄根、糯稻根

盗汗、自汗临床多见,初临证时,常在辨证选药时无所适从,辨证基础上,随意选取一至二味药物。后细察其别,左寸脉浮者,选浮小麦,小麦皮凉芯热,取浮小麦则意在凉心热而敛虚汗。左关脉虚涩或虚浊者,用碧桃干,《本经逢原》称其:"疗瘀血癥坚。"而《本草汇言》称其:"入手足厥阴经。"肝藏血,汗出则血虚瘀涩,可见于左关脉虚涩或是虚浊,则用碧桃干化瘀敛汗。自汗证常见右寸脉虚,不耐重按,则可以补气药加麻黄根,麻黄入肺发汗,麻黄根则入肺敛汗。汗出较多而见右关脉虚者,则加糯稻根以润胃阴。

45植